AIRPORT KLINIK

Heinz G. Konsalik

AIRPORT KLINIK

Roman

Ungekürzte Buchgemeinschafts-Lizenzausgabe
der Bertelsmann Club GmbH, Gütersloh
der Buchgemeinschaft Donauland Kremayr & Scheriau, Wien
des Deutschen Bücherbundes, Stuttgart
und der angeschlossenen Buchgemeinschaften
Copyright © 1992 by Autor und AVA – Autoren- und
Verlags-Agentur GmbH, München-Breitbrunn
Umschlag- und Einbandgestaltung: Büro Hamburg
Umschlagfoto: Thomas Henning
Druck und Bindung: Mohndruck
Graphische Betriebe GmbH, Gütersloh
Printed in Germany · Buch-Nr. 00945.6

Sie stand schon seit einiger Zeit auf der Terrasse des Flughafenrestaurants, hatte innerlich erregt das eiserne Gitter umfaßt, blickte starr auf das Gewühl unter ihr und sah kaum die hin und her rollenden Gepäckwagen, die Follow-me-Autos und die großen Busse, die Knäuel aus eng aneinandergedrängten Reisenden zu den Flugzeugen irgendwo auf dem weiten Flugfeld brachten. Die in der Sonne glitzernden Zufahrtsstraßen endeten an der langen, breiten Startbahn, wo zum Abflug bereite Maschinen zu ihren Plätzen rollten oder auf weitere Anweisungen vom Tower warteten. Ein quirlendes, faszinierendes Leben, das jeden immer wieder in seinen Bann zieht, wenn er hier steht und den Platz überblickt, von dem aus unzählige Menschen zu weit entfernten Zielen starten.

Die Maschine dort drüben, ein Jumbo mit dem Zeichen der aufgehenden Sonne, fliegt gleich nach Japan. Und da hinten rollt eine andere Maschine mit einem springenden Känguruh am Leitwerk, fährt langsam und majestätisch zur Rollbahn und hat 26 Stunden Flug vor sich – nach Australien, um die halbe Welt. Zum Flugsteig B 15 donnert mit gedrosselten Motoren ein Jumbo aus Singapur in Richtung des herausfahrenden Laufstegs, den man »Finger« nennt. Die Welt liegt offen da, zusammengeschrumpft auf einige Stunden. Es gibt keinen einzigen Platz mehr auf dieser Erde, der nicht erreicht werden kann. Der Planet ist erobert, und hier, von diesem Platz aus, sieht man, wie aus allen Himmelsrichtungen die

Welt in eine einzige große Hand paßt: Airport... das Tor zu allen Ländern und allen Menschen.

Es war ein warmer Tag, doch hier oben auf der Terrasse des Restaurants wehte immer ein Wind, mal schwächer, mal stärker, aber er war da, als wolle er zeigen, daß nicht nur die glitzernden, donnernden und nach Kerosin stinkenden Riesenvögel die Luft beherrschten.

Der Wind hatte auch die blonden Haare der Frau am Geländer erfaßt, hatte sie durcheinandergewirbelt, wehte die Strähnen mal über ihr Gesicht, mal nach hinten in ihren Nacken. Sie ließ es geschehen, faßte sich nicht einmal an den Kopf und band keinen Schal um ihre Haare. Sie stand da an dem eisernen Gitter, unbeweglich, als sei sie eine große Puppe. Man konnte denken, sie falle um, sobald man sie anstößt. Ein Gebilde aus Plastik, kein lebender Mensch.

Das dachte auch der Kellner Josef Hellerfas, der die Frau schon seit geraumer Zeit durch die großen Fenster beobachtete. Er hatte sie nicht ins Restaurant kommen und auf die Terrasse gehen sehen. Ganz plötzlich war sie da gewesen, stand am Geländer, starrte regungslos über das Flugfeld und ließ ihr Haar vom Wind zerzausen.

»Da stimmt was nicht!« sagte Hellerfas zu Sybille, die das Büffet betreute und vor allem die kalten Speisen, die fertigen Platten herausgab. »Die steht nun fast eine Stunde da.«

»Na und?« Sybille warf einen kurzen Blick auf die Terrasse und die regungslose Gestalt. »Wenn's ihr Spaß macht.«

»Das ist doch nicht normal.«

»Es braucht ja keiner so normal zu sein wie du«, meinte Sybille schnippisch. »Mein Gott, wennst keine Ruhe hast, geh raus und frag sie: Warum bewegen Sie sich nicht?«

»Genau das werde ich tun!«

»Bitte... blamier dich nur. Du spinnst ja, Jupp!«

Josef Hellerfas brachte noch ein Gulasch mit Nudeln und eine Flasche Pils zu Tisch 7, öffnete dann die Tür zur Terrasse und trat hinaus. Der Wind erfaßte ihn sofort, zerrte an seiner

Jacke und ließ die Hosenbeine flattern. Um so mehr wunderte er sich, daß die Frau am Geländer so einen Sturm fast eine Stunde lang aushielt, ohne sich zu rühren.

Ungefähr fünf Schritte von ihr entfernt sprach er sie an: »Gnädige Frau, darf ich Ihnen...«

Es war, als habe die Frau einen Faustschlag in den Rücken bekommen. Sie zuckte heftig zusammen, warf sich herum und starrte Hellerfas an mit einem Blick, in dem blankes Entsetzen lag. Ein Blick war es, der Hellerfas wie ein Messer durchdrang. Ein kurzer Blick nur, ein Aufflammen der Augen... dann warf sich die Frau herum, griff wieder nach dem Geländer, stemmte sich hoch, hob die Beine und wollte sich in die Tiefe stürzen.

Im letzten Augenblick konnte Hellerfas gerade noch in ihr Kleid fassen, während sie schon jenseits des Geländers im Freien schwebte und mit weit aufgerissenen Augen auf Hellerfas' Hände zu schlagen versuchte. Dabei strampelte sie mit den Beinen und stieß sich mit ihnen immer wieder vom Gitter ab.

»Hilfe!« brüllte Hellerfas. »Hilfe! Ich kann sie nicht mehr halten!« Verzweifelt warf er einen Blick zurück ins Restaurant. Dort hatte man den Vorfall bemerkt, drückte die Nasen an den Scheiben platt, aber niemand eilte zur Hilfe heraus. Am Büffet schrie Sybille hysterisch, es klang wie eine Sirene. Erst nach langer Verzögerung bewegten sich zwei Gäste, rannten endlich zur Terrassentür, rissen sie auf.

Hellerfas hörte, wie das Kleid der Frau zu reißen begann, wie ihr wildes Strampeln den letzten Halt zerfetzte. Nur noch ein paar Sekunden fehlten, bis der Stoff so weit einreißen würde, daß er nicht mehr hielt, und die Frau in die Tiefe stürzte.

»Hilfe!« schrie Hellerfas noch einmal und hatte das Gefühl, als werde er vom Gewicht der Frau selbst über das Geländer in die Tiefe gezogen. »Hilfe!«

Die beiden Gäste erreichten Hellerfas in dem Augenblick, als der Stoff unter seinen Händen endgültig zerriß und die stumme, strampelnde Frau wie aus einem Futteral herausrutschte. Einen Sekundenbruchteil zu spät griffen die vier Hände nach den Beinen und Armen der Frau... hilflos, mit verzerrten Gesichtern und mit Entsetzen in den Augen, sahen sie zu, wie der Körper hinunterstürzte in das Gewühl aus Menschen, Gepäckkarren, Koffern und Taschen.

Einer der Gepäckwagen, der aus unerfindlichen Gründen – denn es regnete ja nicht – mit einer Plane überdeckt war, wurde für die stürzende Frau zur Rettung. Sie fiel auf die Plane, und die Koffer und Taschen darunter federten den Sturz zusätzlich ab.

Mit einem klatschenden Laut schlug sie auf. An ihrem Kopf platzte die Kopfhaut, Blut überschwemmte das Gesicht – denn nichts blutet mehr als eine Kopfwunde –, und als von allen Seiten die Menschen herbeistürzten, hatte sie die Besinnung verloren.

»Mann, hat die ein Glück gehabt...« stotterte Hellerfas und wischte sich den Schweiß vom Gesicht, »'ne Minute später, und sie wäre voll auf den Beton gekracht. Aus! So etwas Idiotisches, hier runterzuspringen. Wenn man sich umbringen will, gibt's angenehmere Todesarten.«

Drei Flughafenarbeiter hoben die Frau vorsichtig von dem Gepäckwagen und trugen sie zu einem der Follow-me-Wagen. Einer zog sein Hemd aus und wickelte es um ihren blutenden Kopf.

Dann raste der Wagen laut hupend los und verschwand um eine Ecke.

»Wo bringen Sie die jetzt hin?« fragte einer der Gäste, die Hellerfas zu Hilfe geeilt waren.

»In die Airport-Klinik.«

»Airport-Klinik? Was ist denn das?«

»Unsere Klinik, mein Herr.«

»Was? Der Flughafen hat 'ne eigene Klinik? Davon habe ich noch nie was gehört. Eine richtige Klinik?«

8

»Seien Sie froh.«

»Eine Klinik mit allem Drum und Dran?«

»Ja… mit fünf Ärzten, einundzwanzig Schwestern und Krankenpflegern, mit OP und allen Einrichtungen, wie sie auch die Stadtkliniken haben.«

»Und keiner weiß das?!«

»Die es nötig haben, wissen's dann. Diese Selbstmordkandidatin wird die Airport-Klinik nie vergessen, das sag' ich Ihnen.«

Hellerfas blickte noch einmal auf die Stelle, wo die Frau auf den Gepäckkarren gestürzt war, wandte sich dann ab und ging in das Restaurant zurück. Vier neue Gäste waren unterdessen gekommen… einmal Schnitzel Natur, zweimal Kohlroulade, einmal Bockwurst mit Pommes frites.

Das Leben ging weiter. Das Leben, das ein Mensch hatte wegwerfen wollen.

Chefarzt Dr. Hansen war jetzt zehn Stunden im Dienst und hatte Lust auf ein Glas Bier – ein riesiges Glas, dachte er, und ich zische es weg in einem Zug. Außerdem sehnte er sich nach der gemütlichen Couchecke in seiner Wohnung, nach seinem seidenen Hausmantel, nach Musik von einer CD – irgend etwas von Mozart, das ihn umschmeichelte. Und er freute sich auf Evi. Evi Borges, Stewardeß bei der Lufthansa. Laut Flugplan würde sie in etwa einer Stunde, von Karatschi kommend, landen.

Sie würde dann in das nächste Taxi springen und zu ihm fahren, ihm um den Hals fallen und sein Gesicht mit Küssen bedecken. Er würde sie ins Zimmer tragen, und ein Abend und eine Nacht würden beginnen, in der er sagen konnte: Ja, ich bin glücklich. Ich bin der glücklichste Mensch auf der Welt!

Und in dieser Nacht würde er auch vergessen, daß eine andere Frau in seinen Armen lag, wenn Evi irgendwo in weiter Ferne durch die Luft schwebte. Eine Frau, die vor Leidenschaft glühte: Lukrezia Bonelli. Schwester Bonelli aus der

Airport-Klinik. Heute machte sie Nachtschicht... vor Überraschungen war man also sicher.

Dr. Hansen, genannt der »schöne Fritz«, war eigentlich der Prototyp eines Gynäkologen und nicht der eines Chirurgen; denn nach der Volksmeinung hat ein Frauenarzt so auszusehen, daß jedem weiblichen Patienten das Herz und der Puls schneller schlagen. Gerade hatte er jetzt in der Klinik seinen weißen Arztkittel ausgezogen, als das Telefon klingelte.

»Wär' ich bloß schon weg...«, sagte er zu seinem Kollegen Dr. Rolf Gräfe, blickte kurz hinüber zu Schwester Bonelli, spitzte die Lippen, warf ihr einen Kuß zu und zog sein Jackett an. Fritz Wullemann, der Oberpfleger, hatte inzwischen den Hörer abgenommen und lauschte der aufgeregten Stimme am anderen Ende der Leitung.

»In Ordnung«, sagte er dann. »Kleiner Fisch! Keine Aufregung...«

Er legte auf und wandte sich zu den Ärzten um.

»Na, was ist?« Dr. Hansen lachte. »Kleiner Fisch? Ist's eine festsitzende Blähung?«

»Eine Selbstmörderin!« Oberpfleger Wullemann fuhr sich mit der Zunge über die Oberlippe. Er war ein breiter, bulliger Kerl mit Händen, die selbst einem Catcher imponiert hätten – aber diese Hände konnten unglaublich vorsichtig und zart sein; so millimetergenau beim Assistieren, daß sich die Ärzte immer wieder darüber wunderten, wie feinfühlig derartige Pranken sein konnten. Fritz Wullemann war beinahe unentbehrlich in der Airport-Klinik. Was immer auch passierte, wenn zum Beispiel ganze Flugzeugladungen total besoffener Rückkehrer aus den alkoholfeindlichen arabischen Emiraten in die Klinik geschleppt wurden – Wullemann war wie ein Fels in der Brandung. Ihn erschütterte nichts. »Dat iss nun mal der Mensch!« war seine Lebensphilosophie. Das konnte niemand widerlegen.

»Die Frau ist von der Terrasse des Restaurants gesprungen. Mitten auf einen Gepäckkarren... wird gleich hier sein...«

»Schwer verletzt?« Dr. Gräfe winkte zu den drei Schwestern hinüber, die im OP-Zimmer standen. »Sauerstoff fertigmachen, Röntgen vorbereiten, OP-Tisch bereithalten...« Er blickte zu Dr. Hansen, der seinen Trenchcoat überziehen wollte: »Ich mach' diese Stunde noch, ehe die Ablösung kommt. Das ist doch was für dich als Unfallchirurg.«

Dr. Hansen blickte auf seine Armbanduhr. Diese Stunde noch? In einer Stunde würde Evi draußen bei ihm sein in Niddenheim. Na, etwas Zeit war noch drin... für die Erstversorgung der Patientin würde es reichen.

»Na denn!« sagte Dr. Hansen wohlwollend und zog Mantel und Jacke wieder aus. Schwester Bonelli hielt ihm den Arztkittel hin. »Dann woll 'n wir uns die Springerin mal ansehen.«

Zwei Sanitäter mit einer Rolltrage waren unterdessen aus der Station gelaufen und schoben sie vor die Tür der Klinik. Mit knirschenden Bremsen hielt der Follow-me-Wagen vor ihnen, der Fahrer warf sich fast aus dem Auto.

»Wir haben nicht gewartet, bis ihr mit eurem Wagen kommt!« schrie er. »Vielleicht geht's hier um Minuten. Verdammt, die versaut mir mit ihrem Blut die ganzen Polster.«

Schnell, geübt, mit sicheren Griffen zogen die Sanitäter die bewußtlose Frau vom Rücksitz und legten sie auf die Trage. Das um ihren Kopf gewickelte Hemd war durchgeblutet, ihr Gesicht war kaum zu erkennen, nur noch ein roter, bizarrer Fleck.

»Komm mit!« sagte einer der Sanitäter. »Los, komm mit...«

»Warum denn?« Der Fahrer schüttelte den Kopf. »Was hab' ich damit zu tun? Ich muß sehen, wie ich das Blut wieder wegkriege.«

»Du mußt den Tathergang schildern...«

»Tathergang! Die saust von der Terrasse herunter und knallt aufs Gepäck. Das ist alles.«

»Das erzähl mal den Doktors und der Polizei. Los, avanti, avanti...«

Die Sanitäter liefen mit der Rolltrage los, der Fahrer folgte ihnen fluchend und dachte an die versauten Polster.

Dr. Hansen, Dr. Gräfe und natürlich Wullemann beugten sich sofort über die Selbstmörderin. »Tot isse nich!« war das erste, was Wullemann sagte.

Dr. Gräfe, der den Puls fühlte, nickte: »Puls flatternd und sehr schwach.«

Dr. Hansen, der das blutige Hemd von ihrem Kopf wickelte, beugte sich tief über sie. »Platzwunde an der Stirn. Das ist harmlos. Lukrezia: Sauerstoff! Britte: Cordalin-Strophanthin!«

Ein anderer Sanitäter wusch der Frau jetzt das Blut vom Gesicht. Zwei Schwestern begannen, die Bewußtlose vorsichtig auszuziehen. Dr. Hansen kontrollierte Arme und Beine. »Gebrochen ist nichts. Hat Glück gehabt. Röntgen fertig?«

»Ja, Herr Doktor.«

»Dann rüber mit ihr. Vorsichtig, Leute! Sie kann innere Verletzungen haben. Was meinst du, Rolf?«

»Nach inneren Blutungen sieht sie nicht aus. Vielleicht hat sie wirklich unverschämtes Schwein gehabt.«

Zwanzig Minuten später sahen die Ärzte klarer. Röntgenbilder, Puls, Blutdruck, Atmung waren ohne Befund. Den Kreislauf hatte man stabilisiert. Die Frau lag noch unter der Sauerstoffmaske, die Platzwunde auf der Stirn hatte Dr. Gräfe zusammengezogen und mit einem Spezialpflaster fixiert. Eine Naht machte er nicht; es sollte später keine unschöne Narbe zurückbleiben. So blieb vielleicht nur ein dünner, hellerer Strich, den man mit Make-up leicht unsichtbar machen konnte. Innere Verletzungen waren nicht feststellbar; Blutdruck und Puls sprachen dagegen.

»Da hat ein Engel die Hand dazwischengehalten!« meinte Dr. Hansen, ging zum Waschbecken und wusch sich die Hände und Unterarme. »Schon herausgefunden, wie sie heißt?«

»Nein. Sie hat keinerlei Papiere bei sich.« Wullemann hatte

ihre Kleidung untersucht – jedenfalls das, was nach dem Zerreißen des Kleides noch übriggeblieben war. »Aber wenn sie aufwacht, wird sie's uns sagen.«

Im Vorraum hörten sie jetzt Stimmen. Eine Schwester kam in den OP und zeigte mit dem Daumen nach hinten.

»Die Polizei, Chef...«

»Natürlich. Ein Protokoll muß sein. Rolf, wenn sie aufwacht, hol mich sofort.«

Dr. Hansen ging zum Warteraum, in dem sonst die Verwandten oder Bekannten der eingelieferten Patienten saßen, um zu erfahren, wie es weiterging und in welches Krankenhaus der Stadt man die Kranken bringen würde. Jetzt war der Raum fast leer. Nur zwei Uniformierte standen herum, ein Angehöriger der Airport-Polizeiwache und ein Inspektor des Flughafenschutzdienstes.

»Uns ist gemeldet worden, Herr Doktor...« begann der Polizeibeamte.

Hansen winkte sofort ab: »Ja, es stimmt. Eine Frau hat sich von der Restaurantterrasse gestürzt. Warum, wissen wir noch nicht. Die ist noch nicht vernehmungsfähig.«

»Wird sie überleben?«

»Ich hoffe es stark. Ihre Verletzungen sind wunderbarerweise nicht schwer. Man könnte sie, wenn sie wieder aufwacht, nach Hause entlassen. Aber das halte ich für falsch. Ich möchte sie in psychiatrische Behandlung überstellen. Ich hab' – begründen kann ich es nicht, es ist so ein Gefühl – den Verdacht, daß sie es wiederholt. Und dann gelingt es ihr sicher. Das sollten wir verhindern. Ich werde gleich mit der psychiatrischen Uni-Klinik sprechen. Suizidwillige sind immer ein Problem. Und zum Problem gehört auch die Unterbringung. Mehr kann ich Ihnen noch nicht sagen.«

»Wann etwa könnte sie vernehmungsfähig sein? Wir brauchen Name, Adresse, nächste Angehörige, Grund des Selbstmordversuches...«

»Wozu?«

»Rechtlich gesehen ist die Tat eine fahrlässige Gefährdung der Öffentlichkeit. Sie hätte ja auf einen anderen Menschen stürzen können und ihn schwer verletzen...«

»Hat sie aber nicht.«

»Es kommt nicht darauf an, ob das geschehen ist, sondern daß sie es getan hat. Es könnte ja...«

»Ich halte es für unwahrscheinlich, daß ein Selbstmörder vorher das Gesetzbuch durchliest und dann seine Selbsttötung so einrichtet, daß kein anderer gestört wird. Aus der Sicht der Frau ist es Strafe genug, daß sie überlebt hat und gerettet wurde. Das wird sie uns sogar zum Vorwurf machen. Und deshalb halte ich eine Unterbringung für sehr nötig.« Dr. Hansen nickte den beiden Männern zu. »Sie entschuldigen mich, meine Herren. Ich muß zurück zu der Patientin.«

»Sagen Sie uns Bescheid, wenn sie vernehmungsfähig ist?«

»Natürlich. Aber das kann noch was dauern.«

Er verließ den Warteraum ziemlich abrupt und warf die Tür hinter sich zu.

Der Polizist sah den Inspektor betroffen an: »Er scheint uns nicht zu mögen.«

»Typisch Arzt. Sobald sie ihren weißen Kittel anhaben, fühlen sie sich wie die Götter. Arrogant bis zum Kotzen! Da kenn' ich einen Professor in der Uni-Frauenklinik. Geht meine Frau zur Vorsorgeuntersuchung, und da fragt der Kerl: Wie oft haben Sie mit Ihrem Mann ehelichen Verkehr? – Das muß man sich bieten lassen! Ich kann Ihnen sagen – ich hab' einen Horror vor Ärzten...«

Die junge Frau hatte man unterdessen aus dem OP gerollt. Sie lag jetzt, betreut von Schwester Britte Happel, in einem Bett der Durchgangsstation und öffnete die Augen. Große blaue schimmernde Augen. Obwohl sie bei Besinnung war, schien sie ihre Umgebung nicht wahrzunehmen; die Augen blickten ins Leere.

»Puls normal. Blutdruck 120 zu 80...«

»Na, wer sagt's denn!« Dr. Hansen trat an das Bett. »Das hätten wir geschafft.« Er beugte sich über das Fußteil weit zu der Selbstmörderin hin. »Es ist doch schön, zu leben – nicht wahr?«

»Sie spricht kein Wort.« Schwester Britte hob resignierend die Schultern. »Ich kann sagen, was ich will... sie schweigt.«

»Lassen Sie uns bitte allein, Britte.«

Dr. Hansen kam um das Bett herum und setzte sich auf die Bettkante. Das Gesicht der Frau war jetzt dicht vor ihm. Ein schönes, ebenmäßiges Gesicht. Eine schmale Nase. Geschwungene, nicht zu volle Lippen. Ein kleines rundes Kinn. Und diese Augen! So blau, als hätten sie einen Teil eines wolkenlosen Himmels aufgesogen. Das einzige, was störte, war der große Pflasterverband auf ihrer Stirn.

Schwester Happel verließ lautlos das Zimmer.

»Jetzt sind wir allein«, sagte Dr. Hansen sanft und legte seine Hand auf ihre übereinandergelegten Hände. »Wer sind Sie?«

Schweigen.

»Warum haben Sie das getan?«

Schweigen.

»Das Leben ist so schön und kurz, das wirft man doch nicht einfach weg. Da blühen die Blumen. Der Wind rauscht in den Blättern der Bäume. Da ist ein kleiner See, und die Sonne spiegelt sich in seinem glitzernden Wasser. Da sind die Straßen, die Geschäfte, voll von Wünschen. Man hört ein Kinderlachen, Musik klingt aus dem Radio, Tanzmusik oder Beethoven. Da ist eine Disko, ein Theater, ein Kino... die ganze Welt liegt vor einem, weit, weit offen. Das Meer. Das Gebirge, Strände unter Palmen. Oder das Läuten der Kuhglocken auf den Almen. Und über allem ein herrlicher, unendlicher Himmel, von der Sonne bestrahlt und vom Mond gestreichelt. Mein Gott, ist das Leben schön, auch wenn man nur trocken Brot ißt oder nur Wasser trinkt – denn auch das sind Wunder.

Das Wachsen des Getreides und das Wasser der Quellen und Bäche und Flüsse und Ströme... das ganze Leben ist trotz aller Mühsal ein Wunder. Und das werfen Sie so einfach weg! Ist eine Rose in Ihrer Hand nicht viel mehr wert als aller Kummer des Alltags?«

Schweigen.

Nur in den blauen Augen geschah etwas. Sie wurden feucht, begannen zu schwimmen. Tränen rannen an der Nase herunter und über die Wangen.

»Soll ich lieber gehen?« fragte Dr. Hansen.

Schweigen... nur ein kaum wahrnehmbares Kopfschütteln. Aber das war Antwort genug. Dr. Hansen atmete auf. Der Panzer um ihr Herz war aufgebrochen.

»Ich will nicht fragen, warum Sie Ihr Leben wegwerfen wollten. Sie brauchen mir nichts zu sagen. Es ist ganz allein Ihr Wille, Ihr Entschluß gewesen. Sie werden jetzt denken: Warum hat man mich nicht sterben lassen? Warum hat man mich gerettet? Ihr habt mir damit keinen Gefallen getan, ihr habt die Qual nur wieder zurückgeholt... Sie sehen das falsch. Es gibt nichts im Leben, das man nicht überwinden könnte. Es gibt immer einen Weg, und wenn er noch so steinig und steil ist. Aber es sind Wege, die ins Leben hinein und nicht hinaus führen.«

Die Frau bewegte den Kopf, drehte ihn zu Dr. Hansen, und plötzlich sagte sie mit einer schönen, wohlklingenden Stimme: »Was wissen Sie denn, wie grauenhaft das Leben sein kann!«

Dr. Hansen spürte, wie sein Herz schneller zu schlagen begann. Sie spricht, sie ist nun wirklich ins Leben zurückgekommen.

»Ich sehe als Arzt viel Kummer, viele schreckliche Situationen und tiefe Verzweiflung. Aber aus allem gibt es einen Ausweg...«

»Ja. Den Tod.«

»Kein Mensch lebt ewig. Sterben müssen wir alle. Gewiß, eine verdammt billige Weisheit, aber an ihr gibt es nichts zu deuteln. Doch kein Mensch sollte diesem Schicksal zuvorgreifen und Gott ins Handwerk pfuschen.«

»Gott?« Die blauen Augen, von Tränen umgeben, wurden hart. »Gibt es denn einen Gott?«

»Ja! Nur nennt und sieht ihn jeder anders. Wenn ich hier in der Klinik einen Menschen retten kann – nach einem Herzinfarkt oder einer Gehirnblutung oder einem schweren Unfall – dann bin ich als Arzt so gläubig, um hinterher zu sagen: Gott sei Dank! Und auch Sie sollten jetzt sagen: Gott sei Dank, daß ich weiterlebe...«

Die Frau schloß die Augen: »Sie hätten auch Priester werden können.«

»Ein bißchen davon steckt in uns allen.« Er beugte sich über sie und strich ihr mit der anderen Hand eine Strähne der schönen blonden Haare aus der verpflasterten Stirn. »Wollen Sie mir jetzt sagen, wer Sie sind?«

»Herta Frieske...« Sie sprach so leise, er konnte sie kaum verstehen.

»Darf ich Herta zu Ihnen sagen?«

Sie nickte und umfaßte plötzlich mit ihren Fingern seine Hand.

Er fragte: »Was ist so schrecklich, daß man nicht mehr leben will?«

Wieder Schweigen. Sie hielt die Lider geschlossen, aber unter ihren Wimpern quollen wieder Tränen hervor.

»Ich habe kein Herz mehr«, sagte sie nach einer ganzen Weile. »Man hat mein Herz zerrissen. Und ohne Herz kann man nicht leben.«

»Du lieber Himmel!« Dr. Hansen richtete sich auf. »Das darf doch nicht sein! Ein Mann, nicht wahr? Wegen eines Mannes werfen Sie Ihr Leben weg? Herta...«

»Ich habe ihn mehr geliebt als mein Leben. Sie werden es nicht begreifen. So eine Liebe gibt es nur einmal.«

»Das ist Blödsinn... verzeihen Sie das harte Wort. Jeder Liebende glaubt, daß seine Liebe einmalig ist. Daß kein anderer jemals so lieben kann wie er.«

»Wir waren zwölf Jahre lang in der Ehe verbunden, mit zweiundzwanzig habe ich geheiratet. Zwei Kinder haben wir, zwei Mädchen, jetzt zehn und sieben Jahre alt. Ich habe sie zu meiner Mutter gebracht. Dort haben sie ein Zuhause. Dort wird alles für sie getan...«

Sie schluckte und hielt still, als Dr. Hansen ihr die Tränen vom Gesicht wischte. »Vor zwei Jahren ist Horst gestorben, mein Mann. Ein Unfall. Auf der Autobahn Würzburg – Nürnberg. Es regnete, und ein anderer Wagen schleuderte und prallte voll auf Horsts Wagen. Er sei sofort tot gewesen, sagte die Polizei. Das Lenkrad stak halb in seiner Brust. Damals glaubte ich, die Welt gehe unter. Ich konnte es nicht begreifen. Drei Stunden vorher hatte sich Horst wie immer mit einem Kuß verabschiedet... und dann kam er als zerfetzter Körper zurück. Wissen Sie, wie das ist?«

Dr. Hansen nickte. »Ja, ich bin Unfallchirurg.«

»Ein ganzes Jahr brauchte ich, um wieder ein Mensch zu sein«, sagte sie leise. »Und dann lernte ich bei einem Theaterbesuch Helmut kennen. Ein attraktiver Mann, Architekt, selbständig, vermögend. Er fuhr einen Jaguar und wohnte in einem Penthouse, das er selbst gebaut hatte. Ein Mann mit Kultur und Geist, witzig und charmant... ich war fasziniert von ihm.

Ich fühlte zum erstenmal wieder, daß ich eine Frau bin, und es begann eine Liebe, die ich nie für möglich gehalten habe. Ich wußte überhaupt nicht, daß es so etwas Wunderbares gibt. Der Himmel war auf der Erde, alles um uns herum war wie ein Paradies. Es war, als lebten wir zwei auf einer Insel, ganz allein. Auf einer Insel mit weißem Strand und rauschenden Palmen. In einem Bungalow am Meer vor einer nie untergehenden Sonne. Und wir liefen herum wie im Garten Eden und liebten uns, eingebettet in eine völlige Zeitlosigkeit. So ungeheuer war mein Traum, so greifbar für

18

mich… und wenn ich bei ihm in seinem Penthouse war, dann sagte ich: Jetzt sind wir auf unserer eigenen kleinen Insel, hier kann uns keiner mehr vertreiben. Ich war so unbeschreiblich glücklich. Können Sie das verstehen, Doktor?«

»Ja…« erwiderte Dr. Hansen nur. Was sollte man mehr dazu sagen?

»Und dann erfuhr ich, daß meine Insel mit dem blauen Meer, dem weißen Korallensand und den wiegenden Palmen ein Traum war, der mich blind machte. Eine Flucht in eine große, unerfüllbare Sehnsucht.«

Sie schluckte wieder, aber ihre Stimme war fester geworden.

»Gute Freunde – es sind ja immer die guten Freunde – sagten eines Tages zu mir: Ja, bist du denn blind? Weißt du und siehst du denn nicht, was alle wissen? Helmut hat eine andere Geliebte. Er hat ihr ein Haus im Taunus gebaut, eine klotzige Villa. Und zwei Kinder hat sie von ihm. Wenn er angeblich zu Bauten unterwegs ist, geht er meistens zu ihr. Du bist nur ein hübsches Spielzeug für ihn. Ein Püppchen, das man an- und ausziehen kann und das alles mit sich machen läßt. Drei Tage Schwarzwald, zwei Tage in Rom, eine Woche auf Zypern… und du schwebst im siebten Himmel, läßt dich aus der Wirklichkeit entführen. Fällst heraus aus der echten Welt, sobald du mit ihm im Bett liegst und er dich umarmt und du seinen Körper spürst. Er weiß das, ganz genau weiß er das und nutzt es schamlos aus. Und während du dich noch glücklich, völlig wahnsinnig vor Liebe, im Bett reckst und nach ihm sehnst, ruft er vom Wohnzimmer aus seine Geliebte im Taunus an: Mein Herzchen, heute abend, es kann aber spät werden, bin ich bei dir… So etwas sagen einem die guten Freunde.«

»Und da haben Sie durchgedreht?!«

»Ich bin in den Taunus gefahren, habe vor der Villa gestanden und die beiden Kinder gesehen und sie… sie… eine wunderschöne Frau, südländischer Typ, lange schwarze Haare, jünger als ich... ich bin jetzt sechsunddreißig... und dann bin ich nach Hause gefahren und habe zu mir gesagt: Das war's, Herta! Das war dein Leben. Jetzt ist es zu Ende. Laß deine Insel versinken und spring ihr nach. Warum soll ich dieses Leben noch ertragen? Ich bin ja innerlich schon tot... auf die leere Körperhülle kommt es nicht mehr an.«

»Und deshalb fahren Sie zum Flughafen, um sich von der Terrasse zu stürzen? Warum gerade dort? Es gibt doch so viele andere Möglichkeiten.«

Sie nickte und faltete dann die Hände. »Es hängt mit meiner Trauminsel zusammen. Auf der Terrasse des Restaurants haben Helmut und ich einmal gestanden, in der Zeit, wo es nichts gab als unsere Liebe. Wir haben damals den abfliegenden Flugzeugen nachgeblickt, und Helmut hat dann auf eine der Maschinen gezeigt und gesagt: ›Sieh da, die fliegt nach Kenia‹. Oder: ›Da fliegt eine nach Mauritius. Eine wunderschöne Insel mit paradiesischen Stränden. Und da, der Jumbo: nach Japan. Japan... die Kirschblüte. Das ganze Land ein Meer von blühenden Bäumen; so etwas mußt du gesehen haben. Zur nächsten Kirschblüte fliegen wir nach Japan...‹ Es war so wunderschön, ich habe alles geglaubt. Ich schwebte in den Wolken... und nicht weit davon entfernt warteten seine Geliebte und seine Kinder auf ihn. Aber das wußte ich ja damals noch nicht. Heute, wo ich ein Ende machen wollte, bin ich auf diese Terrasse gegangen − an den Ort, wo ich von meiner großen Liebe träumte. Dort wollte ich nun auch sterben. Ist das so unverständlich?«

»Jetzt nicht mehr. Aber Sie leben. Und Sie werden weiterleben. Sie haben zwei Kinder... eine Großmutter kann nie die Mutter ersetzen. Sie haben den Sprung getan, und das Schicksal hat entschieden, daß Sie bleiben sollen. Der Tod will Sie noch nicht haben. Akzeptieren Sie das! Lassen Sie die böse Vergangenheit ruhen, schließen Sie dieses Kapitel Ihres Lebens. Weglaufen ist keine Lösung... das Leben anpacken, das hilft weiter. Bedenken Sie, was Sie mit ihren sechsund-

dreißig Jahren noch alles erwarten dürfen! Haben Sie einen Beruf?«
»Ja. Ich war vor meiner Ehe Journalistin. In der Feuilleton-redaktion der ›Rundschau‹. Dort habe ich auch Horst ken-nengelernt. Er war Pressefotograf und deshalb immer unter-wegs. Als das erste Kind kam, habe ich bei der Zeitung aufgehört.«
»Sie könnten wieder als Journalistin arbeiten, Herta.«
»Ich habe keinen Mumm mehr, Doktor. Ich bin innerlich leer.«
»Es braucht Zeit, bis sich die Seele wieder füllt.« Dr. Hansen erhob sich von der Bettkante. »Ich komme gleich wieder, Her-ta. Nur ein paar Minuten. Wir haben noch manches mitein-ander zu besprechen.«
Sie nickte, und zum erstenmal huschte ein schwaches Lächeln um ihre Mundwinkel.
»Danke, Doktor…«
Dann schloß sie wieder die Augen, und Dr. Hansen verließ das Zimmer.

Im Warteraum saßen noch immer die Polizeibeamten und blätterten in alten, abgegriffenen Illustrierten. Sie standen auf, als Dr. Hansen eintrat.
»Können wir jetzt?« fragte der Inspektor.
»Nein. Die Patientin befindet sich noch in einem lebensbe-drohlichen Schockzustand.« Und sarkastisch fügte er hinzu: »Man nimmt sich ja nicht öfter das Leben. Es ist unmöglich, sie jetzt zu verhören. Ich muß das ablehnen. Im übrigen kann sie ja auch nicht sprechen in ihrem Zustand. Aber die Perso-nalien kann ich Ihnen geben. Die Frau heißt Herta Frieske.«
Der Beamte notierte sich den Namen in einem Notizbuch.
»Wohnhaft?« fragte er dann knarrend.
»Keine Ahnung.«
»Sie haben nicht danach gefragt?«
»Ich sagte Ihnen doch: Sie steht unter Schock. Der Name war

das einzige, was wir aus ihr herauslocken konnten. Kommen Sie morgen wieder.«

»Bleibt Frau Frieske hier in der Airport-Klinik?«

Üblich war es, daß die Patienten nach der Erstversorgung sofort in die umliegenden Krankenhäuser überwiesen wurden. Dafür standen vier Krankentransportwagen und zwei Notarztwagen zur Verfügung.

»Ich weiß es nicht. Ich gebe Ihnen morgen Nachricht, wo sie sich befindet.«

»Wir müssen aber die Angehörigen benachrichtigen!« Der Polizist klappte sein Notizbuch provokant laut zu. »Ist sie aus Frankfurt?«

»Keine Ahnung.« Dr. Hansen hob die Schultern. »Angehörige – so habe ich es in Erinnerung – werden von der Polizei vor allem bei Todesfällen benachrichtigt. Aber Frau Frieske lebt... Guten Tag, meine Herren!«

»Ein arroganter Pinkel!« knurrte der Inspektor, nachdem Dr. Hansen verschwunden war. »Gott in Weiß. Dabei ist Arzt ein Beruf wie jeder andere...«

Im Untersuchungszimmer traf Dr. Hansen auf Schwester Lukrezia Bonelli. Sie schnitt kleine Strips von einer Pflasterrolle und warf die Stücke in einen vernickelten Kasten.

»Sehen wir uns morgen, Liebling?« fragte sie. »Morgen früh um halb acht kann ich bei dir sein. Du hast doch morgen deinen freien Tag.«

»Und den sitze ich in Bad Homburg bei einem Kongreß der Intensivmediziner ab.«

Er trat neben sie, legte den Arm um ihre Schulter und küßte sie in den Nacken. Sie beugte den Kopf zurück, schloß die Augen und seufzte leise. Obwohl sie einen italienischen Namen trug und aussah wie eine glutäugige Schönheit aus Neapel oder Palermo, war sie Deutsche, in München geboren. Mit der Airport-Klinik kam sie in Verbindung, als sie sich auf eine ausgeschriebene Schwesternstelle meldete.

Daß es zwischen ihr und Dr. Hansen zu einem Liebesverhält-

22

nis kommen würde, hätte man fast voraussehen können. Vom Temperament, von der Lebensauffassung und von der Genußfreude her schienen sie sich so ähnlich, daß eine intime Beziehung geradezu zwangsläufig war. Von der Stewardeß Evi Borges, die es außerdem im Leben von Dr. Hansen gab, mit ihren leuchtendroten Haaren genau das Gegenteil der schwarzmähnigen Lukrezia, ahnte sie nichts. Es hätte sonst ohne Zweifel ein sizilianisches Drama gegeben. Dies gehörte zur Kunst von Dr. Hansen, seinen Zeitplan so zu jonglieren, daß es zwischen Evi und Lukrezia nie zu Überschneidungen kam. War Evi beruflich unterwegs nach Australien, Singapur, Hongkong oder flog sie nach San Francisco, ließ er sich von Lukrezias sexueller Wildheit hinreißen. Befand sich Evi hingegen für zwei oder drei Tage »auf dem Boden«, war er für Lukrezia nicht erreichbar. Er wies dann auf seine große Verwandtschaft hin und daß er sich reihum mal sehen lassen müsse. Wie alle Verliebten glaubte ihm auch Lukrezia diese Ausreden. Es war ja immer nur für drei Tage. Danach konnte sie erneut wie eine Raubkatze über ihn herfallen.

Bewundernswert war dabei nur Dr. Hansens Durchstehvermögen. Aber wer erst Ende Dreißig ist… na ja.

»Ich liebe dich«, flüsterte Lukrezia jetzt im Untersuchungszimmer und drängte sich an ihn. »Jeder Tag, jede Nacht ohne dich macht mich verrückt.«

»Du übertreibst, mein Schatz!« Dr. Hansen blickte auf seine Armbanduhr. In wenigen Minuten würde Evi landen, falls die Maschine pünktlich war. Er mußte sofort in die Wohnung fahren und alles für ihren Empfang vorbereiten. Eine Flasche Champagner, Hummer thermidor, Schinkenröllchen mit Spargel – alles schon besorgt, um dekorativ auf dem Tisch angerichtet zu werden. »Mach's gut…«

»Ist das alles, Liebling?«

»Du hast einen anstrengenden Nachtdienst vor dir.«

»Ist dir nie der Gedanke gekommen, daß ich dir untreu werden könnte?«

»Nie. So etwas wie mich findest du nie wieder.«

»Eingebildeter Affe!« Sie lachte, als er sie wieder küßte und bog sich in seiner Umarmung. »Aber du hast ja recht... wie meist. Schlaf gut!«

»Danke, mein Schatz.«

Dr. Hansen ging noch einmal hinüber zur Bettenstation, um nach Herta Frieske zu sehen. Sie saß im Bett und lächelte ihm entgegen.

»Uns geht's jetzt gut, nicht wahr?« sagte Dr. Hansen.

»Mein Kopf brummt und sticht.«

»Ein bißchen Strafe muß sein bei soviel Unsinn! Schwester Britte wird Ihnen ein Schmerzmittel geben. Und dann bringt Sie ein Krankenwagen in die Nord-Klinik.«

»Warum das denn, Doktor?« Ihre blauen Augen wurden wieder groß und rund.

»Wo wollen Sie denn sonst hin?«

»Nach Hause.«

»In diesem Zustand?«

»Ich habe keinen Zustand.«

»Sie wollten sich das Leben nehmen, das ist ›Zustand‹ genug. Wer garantiert mir, daß Sie nicht hier rausmarschieren und sich vors nächste Auto werfen?«

»Ich verspreche es Ihnen, Doktor.«

»Versprechungen von Selbstmördern sind gleich Null.«

»Man kann mich ja zu meinen Kindern bringen, zu meiner Mutter – ist das keine Garantie?«

»Ich... ich habe Zweifel, Herta.«

»Sie wollen mich in eine Klapsmühle einweisen, nicht wahr?«

»Ein hartes Wort. Sie sollen psychiatrisch beobachtet werden.«

»Das ist das gleiche. Als Reporterin hab' ich mal so eine Klinik besichtigt... es war die Hölle! Nächtelang konnte ich nicht mehr schlafen. Mir war der Hals wie zugeschnürt.«

»So sehen sie das, die Gesunden. Für die Kranken ist es eine Geborgenheit.«

»Und da wollen Sie mich hinbringen? Doktor, eher springe ich wirklich vor ein Auto.«

»Nach den gesetzlichen Vorschriften muß ich Sie einweisen. Ein Suizidversuch...«

»Wer braucht das denn zu wissen? Und warum?«

»Mein Krankenbericht...«

»Sie können auch hineinschreiben: Kopfplatzwunde infolge eines Sturzes. Das stimmt sogar. Da müssen Sie noch nicht einmal lügen.«

»Bei der Polizei stehen Sie bereits in den Akten.«

»Sie haben ihnen meine Adresse gegeben?«

»Nein. Die weiß ich ja selbst nicht. Nur Ihren Namen.«

»Damit können sie wenig anfangen, Doktor. Lassen Sie mich gehen. Bitte...«

»Sie verlangen Ungesetzliches von mir.«

»Nein... nur Menschliches.«

»Mit Ihnen zu diskutieren, Herta, ist Schwerstarbeit. Ich werde mit dem Kollegen Dr. Gräfe sprechen und nehme an, er läßt Sie mit einem Krankenwagen nach Hause bringen.«

»Danke, Doktor!« Sie streckte beide Arme nach ihm aus. »Sie sind wunderbar.«

Er nahm ihre Hände, küßte sie und verließ schnell das Zimmer. Es muß auch Verrückte wie mich geben, dachte er, denen das Gefühl manchmal wichtiger ist als der Verstand – auch wenn das hier selten angebracht ist. Ein Glück, daß wir in der Klinik ein verschworener Haufen sind... genaugenommen habe ich mich jetzt nicht ganz korrekt verhalten.

Eine halbe Stunde später brachte ein Krankenwagen Herta Frieske zu einem Reihenhaus in der Nähe von Bad Schwalbach.

Als sie auf die Klingel drückte, hörte sie von innen die Stimmen ihrer Kinder.

Da drückte sie die verpflasterte Stirn an den Türrahmen und begann zu weinen. Doch es war ein ganz anderes Weinen als bei dem versuchten Todessturz in die Tiefe...

Schwester Britte Happel war nervös.

Dr. Gräfe bemerkte es schon seit geraumer Zeit... er beschäftigte sich gerade mit einem Fluggast, der plötzlich eine Nierenkolik bekommen hatte und vor Schmerzen jammerte und immer wieder rief: »Jetzt komme ich nicht nach Mailand, Doktor! Ich muß morgen in Mailand sein, sonst platzt ein großes Geschäft. Ich bin Stoffhändler, und wenn mir die Konkurrenz die Kollektion wegkauft, stehe ich nackt da. Ich muß nach Mailand, Doktor!«

»Das Flugzeug ist eh weg!« sagte Dr. Gräfe. Er hatte dem Koliker ein starkes Schmerzmittel injiziert, das in zehn Minuten wirken mußte. Aber das war nur eine Ruhigstellung. Der Kranke mußte in einem Krankenhaus weiterbehandelt werden.

»Dann nehme ich die nächste Maschine, Doktor! Es gibt nach Mailand noch einen Spätflug.«

»Da sehe ich sehr schwarz.«

»Wieso? Ich habe doch die Spritze und in einer halben Stunde bin ich wieder fit! Begreifen Sie nicht: Ich muß nach Mailand. Wenn ich nicht morgen früh bei der Musterung dabei bin, bekomme ich von den Stoffen nur noch den Schrott. Das kann mich ruinieren.«

»Die besten Stoffe nützen Ihnen nichts, wenn Sie in der engen Kiste liegen!« antwortete Dr. Gräfe ziemlich grob. Er warf erneut einen Blick hinüber zu Britte; schon wieder schielte sie unruhig auf die Uhr. Sie schnitt eine große Lage Mull zurecht, die für einen auf einer Liege ausgestreckten jungen Mann bestimmt war. Die Flughafenpolizei hatte ihn volltrunken eingeliefert; irgendwo hatte er sich den Unterarm aufgerissen. Das zugeschwollene linke Auge deutete darauf hin, daß er auch in eine Schlägerei verwickelt worden war.

»Das ist nicht meine erste Nierenkolik!« sagte der Stoffhändler.

»Eben!« nickte Dr. Gräfe. Und deshalb werden Sie gleich ins

Krankenhaus gebracht. Ich rufe das St.-Elisabeth-Krankenhaus an; dort sind heute noch Betten frei.«

»Ausgeschlossen!« Der Patient zuckte hoch, wollte aufspringen, aber das gelang ihm noch nicht. Die Injektion wirkte bereits, die Schmerzen ließen merklich nach. »Nur in Vollnarkose kriegen Sie mich ins Krankenhaus.«

»Die können Sie auch haben. Wenn ich Sie entlasse, müssen Sie einen Revers unterschreiben, daß es auf eigene Gefahr und eigenes Risiko erfolgt.«

»Ich unterschreibe Ihnen alles, wenn ich nur nach Mailand komme!«

»Wie Sie wollen...«

Dr. Gräfe ließ ihn allein und ging hinüber zu Schwester Britte Happel. Wie ihr nordischer Vorname es suggerierte, so sah sie auch aus: groß, schlank, hellblond, sportliche Figur. Ein Mädchen, das aus der Frische des Meeres oder aus einem goldenen, wogenden Kornfeld zu kommen schien. Daß Dr. Gräfe und sie sich liebten, war bisher geheim geblieben. Bei der Arbeit in der Klinik verhielten sie sich absolut korrekt und unpersönlich – von ein paar Scherzen abgesehen, wie sie jeder einmal macht.

»Was hast du eigentlich?« fragte Dr. Gräfe leise und stellte sich neben Britta.

»Nichts.«

»Du bist heute so kribblig!«

»Es ist wirklich nichts, Rolf.«

»Aber ich seh's doch. Da gibt es irgend etwas, das dich nervös macht. Sag es mir! Wenn ich dir helfen kann... Wieder Streit mit deinem Stiefvater?«

Sie schüttelte den Kopf – zu heftig, um es glaubhaft zu machen.

»Vielleicht ist es... weil du drei Tage nicht mehr bei mir warst...« sagte sie. »Kann doch wohl sein, daß ich Sehnsucht nach dir...«

»Nun komm! Wir werden heute abend zusammen ausgehen. Da haben wir beide frei. Wir fahren ins Elsaß, essen fabelhaft und schlafen dann in einem Himmelbett. Abgemacht?«

Sie nickte und ging hinüber zu dem Betrunkenen mit dem aufgerissenen Unterarm. Dr. Gräfe setzte sich an seinen Schreibtisch und füllte den Revers für den Stoffhändler aus.

Er muß gleich landen, dachte Britte Happel, während sie die Wunde des Armverletzten verband. Die Qantas-Maschine aus Sydney war in Bombay zwischengelandet und befand sich jetzt bestimmt im Anflug auf den Airport. Mit ihr kam auch Hubert Lawinsky, einer der Purser der australischen Fluggesellschaft; ein smarter, trotz seiner 40 Jahre fast jungenhafter Typ und immer elegant, wenn er seine Uniform mit der Zivilkleidung wechselte. Ein Mann von Lebensart mit guten Manieren, der Freude am Genuß hatte und immer wieder mit Überraschungen aufwartete. Zuletzt hatte er ein großes Stück Baumrinde mitgebracht, bemalt mit den bunten Sagenfiguren der Aborigines, der Ureinwohner Australiens, die immer noch in den weiten Steppen- und Wüstengebieten des Outback lebten und denen die Erde der Vater, der Himmel die Mutter war.

Lawinsky schien so ganz anders als Dr. Gräfe. Er plante nicht, er ordnete nicht sein Leben, er lebte einfach in den Tag hinein. Er nahm alles, wie es kam, und machte das Beste daraus. Kummer schien er nicht zu kennen. Sorgen waren ein Fremdwort für ihn. Immer war er fröhlich; ein Strahlemann, dessen Lachen jeden mitriß. Bei den Passagieren war er deshalb der beliebteste Purser der Qantas. Er wußte das, nutzte es für Verbindungen aus und hatte im Laufe der Jahre einen Bekanntenkreis aufgebaut, der vom Industrieboß bis zum Ölmagnaten reichte. Eine ganze Anzahl der Vielflieger begrüßte ihn schon wie einen alten Freund. Ein Filmstar aus Beverly Hills hatte ihn sogar mal in sein weißes Schlößchen eingeladen, wo er eine ganze Woche lang blieb und täglich eine andere Hollywoodschönheit vernaschte. Überall auf der Welt eine »Station« haben – das gehörte zur Lebensfreude des Hubert Lawinsky.

Britte hatte er in der Airport-Klinik kennengelernt, als er einen Flugpassagier zur Aufnahme brachte, der eine Rolltreppe hinuntergestürzt war und sich einige Verstauchungen zugezogen hatte.

Schon erste Blickkontakte mit Britte genügten Lawinsky, um festzustellen, daß er bei der blonden Schwester zumindest Interesse erweckt hatte. So etwas spürt ein Meister des unsichtbaren, lautlosen Kontaktes.

Es war einfach zu erfahren, wann die blonde Schwester ihren Klinikdienst beendete. Lawinsky stand draußen in der Halle und ging auf sie zu, als habe er schon immer auf sie gewartet.

»Ich mußte Sie wiedersehen«, sagte er mit entwaffnender Jungenhaftigkeit. »Entschuldigen Sie…«

Britte reagierte mit leichter Abwehr im Gesicht, doch das störte den erfahrenen Frauenliebling nicht.

»Warum wollten Sie mich wiedersehen?« fragte Britte. Daß sie nicht einfach weiterging, war schon ein Erfolg.

Lawinsky schoß seinen ersten Treffer ab: »Warum? Sie brauchen nur in einen Spiegel zu schauen.«

Britte suchte nach einer Entgegnung, fand aber keine. Statt dessen sagte sie: »Dem Gestürzten geht es gut. Wir haben ihn nach Hause entlassen können. Nur ein paar Prellungen und eine kleine Abschürfung am Knie.«

»Ich habe mir überlegt, was ich anstellen könnte, um in Ihre Klinik zu kommen und von Ihnen behandelt zu werden. Genügt eine Beule?«

»Nein.« Sie mußte lachen, und wer lacht, verliert den Panzer.

»Das muß schon mehr sein. Ein Bruch, ein Infarkt, eine große Wunde…«

»Kann ich mir alles nicht leisten.«

»Ab und zu haben wir eine Frühgeburt hier…« sagte Britte.

»Auch damit kann ich nicht dienen, wirklich nicht.« Lawinsky zeigte sein unwiderstehliches Grinsen. »Aber ich könnte einen Kreislaufkollaps spielen.«

»Den Trick würden unsere Ärzte sofort erkennen. Schon beim Blutdruckmessen.«

»Mein Blutdruck wird auf 220 steigen, wenn ich Sie sehe.«

»Dann bekommen Sie eine Spritze und müssen sich eine Weile in einer Kabine ausruhen. Und dort sind Sie allein.«

»Keine Chance?«

»Nein.«

»Und wenn ich Sie zu Ihrem Wagen begleite?«

»Dr. Gräfe fährt mich nach Hause. Er wartet am Tor 32.«

»Bringt Dr. Gräfe Sie immer nach Hause?«

»Nur ab und zu.«

»Dann morgen?«

»Sie haben keinen Dienst?«

»Ich komme gerade aus Australien und habe jetzt zwei Tage frei.«

»Australien?« Britte zog die Augenbrauen hoch. »Da möchte ich mal hin. Und nach Neuseeland… es muß wunderbar dort sein.«

»Ein Land wie Samt und Seide. Wenn Sie Hubert Lawinsky – das ist mein Name – nicht vor das Schienbein treten, könnten solche Träume wahr werden. Kann ich Sie nicht wiedersehen? Sie haben doch eine Telefonnummer.«

»Vielleicht…«

Vielleicht ist ein halber Sieg. Lawinsky wußte es und bekam diese Erfahrung wieder einmal bestätigt. Britte Happel kritzelte ihm ihre Nummer auf den Rezeptblock.

Unbeirrt und mit sanft schnurrendem Motor glitt ein schwarzer BMW auf der Autobahn A 43 nach Norden. Mochte auch der gewaltige Airport Frankfurt am Main, die zentrale Verkehrsdrehscheibe Europas, alle anderen Fahrzeuge wie ein mächtig hämmerndes Herz in die Stadt pumpen – der Fahrer des BMW ließ sie an sich vorüberziehen.

Dr. Fritz Hansen fuhr nach Hause. Langsam, wie immer nach dem Dienst. Für ihn fast ein Ritual: War die Schlacht geschlagen, ließ er in Gedanken noch einmal die Ereignisse des Tages an sich vorüberziehen – eine wirkungsvolle Methode, sich gegen den tempogeladenen und knochenbrechenden Strudel der Ereignisse zu behaupten, in den die Klinikarbeit ihn Tag um Tag zu zerren versuchte. Kopf hochhalten, nicht untergehen – das war seine Richtschnur.

Heute zum Beispiel hatte er bereits um acht Uhr an seinem Schreibtisch gesessen, um wenigstens den notwendigsten Verwaltungskrempel aufzuarbeiten, und doch nur die Hälfte geschafft. Denn schon bald war es losgegangen. Allein sechsmal hatte er im OP die akutesten Notfälle versorgen müssen: eine Bronchialspülung bei einem alten Herrn, der anscheinend aus lauter Flugangst erbrechen mußte und dem ein Teil des Mageninhalts in die Luftröhre geriet; dann die üblichen Kreislaufzusammenbrüche, Wundversorgungen, Magen- und Nierenkoliken. Und am Ende noch, als krönender Abschluß, diese Selbstmörderin, der er eine Predigt über den Sinn des Lebens gehalten hatte.

»Sie hätten Priester werden können...«, hatte sie gesagt, und es war die reine Ironie gewesen. Doch später hatte sie sich bei ihm bedankt. Woher nur, fragte er sich jetzt selbst, hast du diese Worte genommen? Etwas pathetisch zwar, sicher – aber er hatte damit wohl genau den Punkt in ihr getroffen, der wieder zum Schwingen gebracht werden mußte. Und so war es der gute Abschluß eines bösen Tages geworden. Na also! Und obendrauf gab es noch eine Belohnung: Evi, die rothaarige junge Stewardeß.

Er warf einen Blick auf die Uhr am Armaturenbrett und trat wie im Reflex den Gashebel durch, um auszuscheren. Verdammt, womöglich steht sie schon vor der Wohnungstür? Sie hat ja keinen Schlüssel, denn Schlüssel zu verteilen, das wäre ja nun doch zu gefährlich!

LH-Flug 637, Karatschi – Teheran – Ankara – Frankfurt.
Mehr als viertausend Kilometer sind es. Über sieben Stunden
Flugdauer, in zehntausend Meter Höhe über zwei Kontinente,
über Wüsten, Berge, Städte, Länder. Auf der einen Route der
Zeit vorauseilen, auf der anderen gegen sie ankämpfen – einmal wirst du jünger, das nächste Mal älter. Die Zeitzonenkar-
ten zeigen es dir. Das Weltzeitsystem unterliegt genauen
Gesetzen. Man hat an alles gedacht und alles berechnet –
doch der Körper kennt seine eigene Uhr und hat seine eigenen Regeln. Im ersten Jahr merkst du nichts, nur manchmal
ein wenig Übelkeit, und dann die Schläfrigkeit, die in den
Fingerspitzen prickelt oder gegen die Schläfen drückt. Im
zweiten, dritten Jahr aber kann es problematisch werden.
Manche schaffen's nicht länger und scheiden aus. Und die anderen? Nun, sie sagen, sie hätten sich daran gewöhnt. Doch
was wirklich in dir geschieht – wer weiß es? Irgendwann und
irgendwo zeigt dir dein Körper die Grenzen.
Zerschlagen und todmüde fühlte sich Evi Borges, als sie ihren
Koffer vom Förderband nahm und auf den Gepäckkarren
setzte.
Dabei war die Maschine nur zur Hälfte besetzt gewesen und
damit wieder mal weit unter ihrer Rentabilitätsgrenze geflogen. Nun, der Gesellschaft tat das weh; für die Kabinencrew
jedoch, für den Purser und seine elf Stewardessen war es so
ein durchaus angenehmer Flug geworden: Nur die Hälfte der
Gurte war zu kontrollieren, die Hälfte der Zeitungen, Kopf-
wehtabletten und Essensportionen auszugeben. Es gab die
üblichen Reklamationen, die üblichen dummen Fragen und
die üblichen Komplimente, wobei die Visitenkarte eines
Herrn Alyan Singh, Präsident der »Singh Constructions«,
doch ein wenig hervorstach: »Sind Sie wundersam schönes
Frau mit Prachthaar. Werd' ich sehr einsam sein in Frankfurt.
Sie nicht wissen Rat?«
Evi hatte den Kopf geschüttelt, und da eine Stewardeß in jeder Situation Höflichkeit zu bewahren hat, hatte sie dem

»Präsidenten« die Karte mit einem »sorry, nein« zurückgereicht.

Aber nun war's vorbei. Nun hatte sie den Koffer, warf ihn auf den Karren und schob ihn der Zollschleuse entgegen. Und wie sie so ging, hochgewachsen, ihre rotgoldene Mähne in einem mit einem grünen Band durchflochtenen Pferdeschwanz gebändigt, müde und doch diesen unnahbaren, ihr selbst längst nicht mehr bewußten Evi-Hochmut auf dem schönen, klargeschnittenen Gesicht – folgten ihr noch immer die sehnsüchtigen Blicke der männlichen Passagiere. Mein Gott, dabei hatten sie doch nun wirklich genug Zeit gehabt, sie anzustieren! Und jetzt? Das gab's doch nicht? Das durfte doch gar nicht wahr sein...

Wie immer, und diesmal voll guten Gewissens, hatte Evi in der Zollschleuse den grünen Kanal für »nicht Zollpflichtige« angesteuert. Doch dem Zolltyp, der die Abfertigung kontrollierte, schien dies nicht zu gefallen. Er winkte sie heran.

»Nein«, stöhnte Evi. »Muß das denn sein?«

»Manchmal schon. Das wissen Sie doch, oder?«

Zur Erhaltung des Prestiges, aber auch um die fliegende Besatzung nach einem langen Flug nicht noch peinlichen Situationen auszusetzen, gab es gleich neben der Zollschleuse einen Raum, der den meisten Crewmitgliedern in übler Erinnerung war und deshalb von ihnen »der Keller« genannt wurde. Dort, unter kaltem Neonlicht, setzte Evi Koffer und Reisetasche auf den Tisch und sah ohnmächtig und zitternd vor Zorn zu, wie sich dieser schmallippige Horrorzöllner durch ihre Wäsche tastete.

»Aber ich sage Ihnen doch: Da ist nichts drin, was Sie interessieren könnte, also wirklich nicht.«

»Nein? Und was haben Sie denn da in der Tasche?«

»Einen Elefanten.«

Er hielt den Kopf schräg; er war jung, hatte graue Fischaugen und Pickel auf der Stirn. »Sie machen wohl gerne Witze, was?«

Sie sind selber einer – hätte sie gern zurückgeschossen, aber sie schenkte es sich. Sie wollte nicht noch weitere Scherereien.

Der Reißverschluß war offen, die Hand des Zöllners tauchte hinein, und seine Stirn bekam Falten, als er den schwarzen, ebenholzschimmernden, mit Perlmuttintarsien verzierten Elefanten herauszog. Evi hatte ihn acht Stunden zuvor nach langem Feilschen bei einem Antiquitätenhändler in Karatschi erstanden.

»Und was ist mit dem? Wollen Sie den verkaufen?«

»Mein Gott!« fauchte Evi. »Das ist ein Geschenk. Und falls es Sie interessieren sollte: Ich bringe es einem Mann, der Elefanten liebt, sich aber deshalb nicht gleich benimmt wie ein Elefant.«

Er wurde nun doch rot, nahm aber seine Niederlage stumm hin.

Er öffnete ihr sogar die Tür: »Alles klar. Na denn, bis zum nächsten Mal...«

Brannten die Kerzen, liebte Hansen seine Wohnung. Und so ließ er sie auch dann brennen, wenn er einen Abend allein verbrachte. Tagsüber befand er sich selten genug hier in dem Appartement in der Waldhausstraße. Abends jedoch hörte er sich über Lautsprecher gern die »Vier Jahreszeiten« von Vivaldi an. Dann brach sich das Licht in Kristallgläsern und in all den Bildern, welche die Wände des hohen, mit einer Galerie versehenen Raumes schmückten.

Heute, zum Empfang von Evi, hatte er den Eßtisch hübsch arrangiert. Zwei Rosen steckten in einer Kelchvase. Behaglich wie in einer Höhle war es, denn auf das Arrangement einer auch ästhetisch zur Liebe passenden Atmosphäre verstand sich Fritz Hansen. Und so hatte er schon während seiner Studienzeit in Göttingen seinen Spitznamen weg: »Der schöne Fritz«.

Als wolle er dies auch jetzt unterstreichen, trug er bereits sei-

34

nen seidenen Hausmantel. Nicht nur er selbst, nein, auch jedes Ding hier im Raum schien auf das rothaarige Phänomen Evi zu warten – und da läutete es auch schon.

Gutes Timing, dachte Hansen, gehört schließlich zur Stewardessenausbildung, und die Kerzen sind auch noch ganz frisch.

Er öffnete.

Das erste, was er sah, war ein Elefant. Er bekam ihn direkt unter die Nase gestreckt. Und was für ein Exemplar!

»Mensch!« staunte er. »Mensch, Evi, der ist vielleicht Klasse...«

»Einen Kuß!«

Hansen küßte – nein, wollte küssen. »Den Elefanten, du Trottel. Um ein Haar hätte ihn mir nämlich ein Idiot von Zöllner weggeschnappt. So, und jetzt laß mich endlich rein.«

Dr. Fritz Hansen trug den kleinen Elefanten in den großen Wohnraum und setzte ihn, zärtlich mit den Händen streichelnd, auf das Holzbord, auf dem sich bereits eine ganze Elefantenherde versammelt hatte: Elefanten aus Uganda, aus Borneo oder Thailand. Sogar Elefanten aus China; kleine, mattweiße Elfenbeinkunstwerke. Der neue war nicht der größte, aber als er nun da stand und das Licht auf sich fallen ließ, schimmerten die Intarsien wie Silber und die Messingverzierungen wie reines Gold. Er überstrahlte alle anderen.

Evi, seine Evi...

Er wandte sich ihr zu. Da stand sie, Schatten unter den Augen, blaß um die Nasenspitze, ausgelaugt vom Flug. Er kannte das schon. Gleich würde sie in die Badewanne steigen, er würde ihr die Schultern massieren, und es würde vielleicht sein, wie so oft, wenn sie zurückkehrte: Sie würde wie blind und unansprechbar ins Bett taumeln.

»Was hältst du von einem Glas Champagner?« fragte er »Jetzt gibt's nichts Wichtigeres, als den Kreislauf in Schwung zu bringen.«

Aber sie setzte sich nicht. Sie blickte sich nur um, stützte die Hände auf eine Sessellehne, als müsse sie aus einem Traum erwachen und sich in einer neuen Realität wiederfinden.

»Ziemlich müde, mein Armes, stimmt's?«

»Müde? – Tot!«

»Hunger? Nun schau, was ich da alles hingestellt habe.«

Obwohl sie lächelte, schüttelte sie den Kopf.

Also doch: Das Spiel lief streng nach ihren Regeln. Was hatte sie heute wieder? Bringt ein Geschenk und sieht mich an, als sei ich ein Stück Holz – nein, nicht viel mehr als ein Schatten.

Seit er sie kannte, hatte er sich viele Gedanken über sie gemacht, ohne ihr Wesen recht ergründen zu können.

Vor acht Monaten stand sie plötzlich in der Ambulanz, großgewachsen und so schön, daß es in den Augen schmerzte. Mit dieser Haarmähne, die wie Feuer zu knistern schien. Und die Leute starrten sie an. Auch er. Er war einfach verblüfft. – Weibliche Schönheit, so wie sie von ihr verkörpert wurde, rief bei den meisten Menschen im ersten Augenblick eher ungläubiges Staunen als Begehren hervor. Eine Bewunderung, die schüchtern machte und sozusagen seit undenklichen Zeiten nur der Vollkommenheit vorbehalten ist.

»Tut mir leid, Herr Doktor, wenn ich hier einfach so reinschneie«, hatte sie gesagt, »aber könnten Sie sich das mal ansehen?«

»Mit Vergnügen. Das ist schließlich mein Job.« Eine Schwindelei, denn eigentlich war die erste Kontaktnahme Aufgabe der Aufnahmeschwester oder des Assistenten – aber mußte er ihr das auf die Nase binden?

An ihrer rechten Hand war die Innenseite dick geschwollen. Evi kam von irgendwo aus Afrika, Johannesburg, oder war es Pretoria? Jedenfalls: Freunde hatten sie zu einem Ausflug eingeladen, und als Souvenir brachte sie nun einen in der Hand steckenden dicken Kakteendorn an, der inzwischen zu einer Vereiterung geführt hatte, so daß sie den Finger nicht mehr bewegen konnte. Es bestand die Gefahr, daß die Keime zu streuen begannen. Der Achsellymphknoten jedenfalls war deutlich tastbar. Als Evis Lufthansa-Bluse auf dem Untersuchungstisch abgelegt war, bot sich Hansen ein Anblick, der ihn die Verpflichtung zu nüchterner medizinischer Sachlichkeit beinahe vergessen ließ.

Sie schien es bemerkt zu haben. Ein kurzer, prüfender Blick aus den grünen, ernsthaften Augen – und er schämte sich bereits ein wenig.

»Wissen Sie, Doktor, das tut schon verdammt weh. Und ich fürchte, ich komme mit diesem Ding nicht nach Hause. Ich hab' noch eine Stunde Weg mit dem Auto.«

»Wo wohnen Sie denn?«

Es war Spätdienst und kurz nach elf.

Der Ort, den sie ihm nannte – Dieburg – lag etwa vierzig Minuten von Frankfurt entfernt in Richtung Darmstadt.

»Sie haben recht. Mit dieser Hand können und sollen Sie nicht fahren. Jetzt bekommen Sie erst mal eine Spritze, dann machen wir einen Schnitt und räumen den Dreck da raus. Nur, zuwarten geht nicht. Es muß ohne Verzögerung, es muß sofort passieren.«

»Und dann?«

»Ja, dann«, hatte er gelächelt, »dann sehen wir weiter...«

Mit einer verbundenen wenn auch gut versorgten Hand war es noch schwieriger, Dieburg zu erreichen. Nun, die Lufthansa sorgte für ihre Angestellten, und in Frankfurt waren nicht nur in der Personalunterkunft, sondern auch in den Hotels stets Plätze frei. Daß sie trotzdem sein Angebot, er wohne in der Nähe und habe stets ein Bett für liebe Gäste, mit einem einfachen Kopfnicken wie selbstverständlich annahm, überraschte ihn.

Damals hatte er, genau wie jetzt, als erstes die Flasche Champagner aus dem Kühlschrank geholt. Und sie hatte damals, wie auch jetzt, abgelehnt. Alles, was sie verlangte, war ein Glas Milch.

Anschließend hatte er sie ans Bett des kleinen Gästezimmers gebracht. Sie hatte »Danke« gesagt, sich hingelegt, die Augen geschlossen und sich umgedreht. Und alles, was ihn am nächsten Tag an sie erinnerte, war ein kleiner Zettel auf dem Eßtisch: »Danke. Habe wunderbar geschlafen. Vielleicht sehen wir uns wieder.«

Es hatte tatsächlich ein Wiedersehen gegeben. Keine zwei Wochen waren vergangen, da tauchte sie in der Klinik auf. In dem Paket, das sie unter dem Arm trug, befand sich ein kleiner, wunderschön geschnitzter afrikanischer Elefant. Und seither war die Reihe der Elefanten länger und länger geworden, und Dr. Fritz Hansen dachte bereits daran, ein zweites Bord für seine Elefantenherde anbringen zu lassen. Aber Milch würde sie bei ihm heute nicht bekommen. Und auch das Gästezimmer war schon längst außer Mode. Das wenigstens hatte er erreicht. Gott sei Dank...

Tiefstrahler knallten ihr kalkiges Licht auf den Sandboden, und da wieder mal einige der Strahler ausgefallen waren, ließen schwarze Schlagschatten die Hindernisse noch bedrohlicher wirken, als sie dem auf einem Motorrad sitzenden Dr. Rolf Gräfe ohnehin erschienen.

Er hatte die Geländemaschine vor der Nummer vier ausgerichtet – einer Sprungschanze, hinter der sich ein Graben zog. Die Rampe schien direkt in den schwarzen Nachthimmel zu weisen.

Rechts davon, in einem Meter Abstand vielleicht, sah er Benni Radek. Die Lederjacke schimmerte, mit dem Daumen rieb er sich den schwarzen Schnauz. Gräfe betrachtete ihn und die ganze Szene so distanziert sachlich, wie man eine Röntgenaufnahme ansieht. Der Kitzel war plötzlich verflogen und machte einer tiefen, beinahe verwunderten Nüchternheit Platz, und wieder einmal fragte er sich: Verflucht noch mal, was suchst du eigentlich hier? Reicht's denn nicht? Statt dir nach einem Zehn-Stunden-Dienst in der Klinik einen schönen Abend zu gönnen oder dich einfach in deiner Wohnung auf die Couch zu hauen, allein oder zu zweit, riskierst du auf diesem vergammelten Hinderniskurs deine Knochen und läßt dich von einem Typ wie diesem Neandertaler von Benni Radek zur Sau machen. Wieso eigentlich? Was willst du bloß auf dieser Scheißpiste loswerden?

Er trat jetzt den Kickstarter durch. Die Honda röhrte auf, zitterte.

»Na, zeig's, Doktor!« brüllte Radek.

Gas! Weich, jetzt den zweiten, nicht zuviel, sonst drehen die Räder wieder durch und du verlierst Fahrt – nein, es faßt, tadellos, Vollgas...

Er spürte die Kühle des Abendwindes durch den Lederanzug, beschleunigte noch mehr. Das Hindernis wuchs vor ihm auf, nicht mehr Steigung, nicht Rampe, sondern eine dunkle Wand...

Gräfes Herz trommelte. Wer sagt eigentlich, daß man in solchen Momenten ganz ruhig wird? Wo soll auch das ganze Adrenalin hin? Von wegen ruhig! Aber die Maschine blieb auf der Spur, der Magen preßte sich zusammen – und dann flog der Mensch auf dem Motorrad über den Graben, hoch aufgerichtet, auf den Pedalen stehend. Er spürte, wie das Hinterrad auftraf, war stolz, empfand ein jubelndes Gefühl – aber nur für den Bruchteil einer Sekunde, denn nun wollte die Scheißkiste schon wieder wegrutschen. Er versuchte gegenzusteuern, wollte das Vorderrad hochreißen – nichts half, kein Trick, keine Anstrengung.

Rolf Gräfe flog durch die Luft, schlug mit der Schulter auf, und der Schmerz durchschoß seinen Leib. Er schloß die Augen, kreiselte auf dem harten Boden um sich selbst, kam zur Ruhe, während die Crossmaschine noch immer durch den Sand pflügte.

Er stützte sich ab. Zwischen seinen Zähnen knirschte irgendwas; er spuckte es aus. Dreck und Sandkörner. Versuchte aufzustehen. Das ging auch – aber die Schulter! Das im Fahreranzug eingenähte Polster hatte die Wucht des Aufpralls kaum mindern können.

Radek brüllte: »Mensch, Rolfi, was haste da wieder für 'n Mist gebaut? Alles in Ordnung?«

Gräfe nickte, doch nichts war in Ordnung. Und Radek hatte völlig recht: Wieder Mist gebaut...

Ihm fiel ein, wie Fritz Hansen ihn in der vergangenen Woche zusammengestaucht hatte: »Cross- oder Hindernisfahren? Ja, piept's bei dir, Rolf? Geh von mir aus ins Spielkasino oder in die Puffs, züchte dir Haie im Aquarium – aber Cross- und Hindernisfahren, und das als Chirurg?! Daß wir Chirurgen verrückt sind, weiß ich selbst am besten, aber zwischen Verrücktheit und Schwachsinn ist noch immer ein Unterschied. Ja, ist dir denn klar, was du da jedesmal aufs Spiel setzt?«

Es war ihm klar. Als es letzte Woche den Krach mit Fritz Hansen gab, war er im OP ausgefallen, weil er sich das rechte Handgelenk verstaucht hatte.

Und heute? – Vorsichtig, ganz vorsichtig bewegte Rolf Gräfe die Finger in den Handschuhen. Es waren die Finger der linken Hand. Ging. Na, Gott sei Dank, nichts gebrochen. Nur eine Schulterprellung. Ein bißchen Mobilat drauf, vielleicht noch eine Novocain-Spritze, dann hat sich das...

Radek kam angelaufen: »Kommt da runter wie 'n Putzkübel. Hast das Gewicht nicht ruhiggehalten, Doktor. Das isses.«

»Ach, steig mir doch...«

Gräfe ging hinüber zum Schuppen. Das Clubtelefon fand er neben einem leeren Whiskykarton, der Radek als Behälter für ein paar Dutzend ölige Kerzen diente. Die verletzte Hand pochte, als er Brittes Nummer tippte. Es tat weh, verdammt noch mal! Wenn ich das nicht bis morgen wegkriege? Was dann? Ganz einfach: Dann gibt's schon wieder Zunder...

In der hübschen, fröhlich bonbonrosa gestrichenen Dachwohnung in einem Altbau der Schongauer-Straße in Frankfurt-Sachsenhausen legte Britte Happel, die zweite OP-Schwester der Airport-Klinik, den Hörer auf die Gabel zurück. Nicht zornentbrannt, doch sehr entschieden.

»Was ist denn jetzt schon wieder los?«

Die Frage kam aus der Küche. Dort briet Elli Wondrasch, Brittes Freundin und Wohnungsteilhaberin, irgend etwas in der Pfanne, das sie »Tortilla« nannte. Vor vier Tagen war Elli braungebrannt und aufgekratzt von ihrem Ibizaurlaub zurückgekommen, und seither gab es für sie nur noch spanischen Wein, spanischen Cognac, spanische Gerichte und Erinnerungen an spanische Männer.

»Hör mal, soll ich dir nicht auch ein Stück auf den Teller legen?«

Sie erschien mit dem Tablett. Tatsächlich: spanischer Wein! Doch vermochte dieser Anblick Brittes Laune nicht zu verbessern.

»Also, was ist los?«

»Rolf hat angerufen. Er wollte mich zum Italiener ausführen. Und jetzt, jetzt hockt er noch immer in seinem dämlichen Motorradclub, weil anscheinend wieder mal was schiefgelaufen ist.«

»Ah ja?«

»Was heißt denn ›ah ja‹?«

»Ah ja drückt eine milde Form von Staunen aus, wenn du's wissen willst. Und zwar ein Staunen darüber, was du dir alles von dieser Mickymaus von Chirurgen bieten läßt.«

Mickymaus? Britte runzelte die Stirn.

»Nun komm, nun iß schon!«

Britte blickte angewidert auf die braune, verbruzzelte Masse, die eine »Tortilla« sein sollte, oder wie immer dieses Zeug heißen mochte. »Wie kommst du denn auf Mickymaus?«

»Na, der Allergrößte ist er ja wohl nicht. Ich meine, was seine Länge angeht, bleibt er noch immer einen halben Kopf unter dir.«

»Deshalb brauchst du Rolf doch nicht Mickymaus zu nennen. Kann er was für meine ein Meter neunundsiebzig? Er ist ein netter Kerl. Und ein prima Arzt. Und wenn er spinnt – welcher dieser Typen spinnt denn heutzutage nicht? Kennst du einen?«

Damit hatte sie recht, Elli mußte es zugeben. Sie stach die Gabel in ihre Tortilla, schnitt sich ein Stück ab und schob es in den Mund. Schmeckte hervorragend – doch was sagte Britte da gerade?

»Vielleicht hast du sogar recht«, hörte sie staunend Brittes Worte. »Ich brauch's mir wirklich nicht bieten zu lassen. Wieso auch?«

Sie griff sich eine Zigarette, zündete sie an und ließ sich in den Segeltuchsessel in der Ecke fallen. Aus Freudenstadt im Schwarzwald war sie in diese verrückte und verwirrende Frankfurter Welt gekommen. Gut, mit ihrer Ausbildung in Tübingen und ihrem Können konnte sie genauso zufrieden sein wie mit ihrem Aussehen; mit dem trotz der Größe perfekt geformten Körper, dem glatten, langen blonden Haar und dem jungen und erwartungsvoll hübschen Gesicht. Das Schwäbische, das »hosch« und »bisch«, hatte sie sich sowieso fast abgeschminkt – aber dennoch: Unter Frankfurt hatte sie sich etwas anderes vorgestellt. Und außerdem kam sie ja gar nicht dazu, die Stadt kennenzulernen. Sie war von der Klinik vereinnahmt worden.

»Das hier ist keine Klinik, sondern ein Gefängnis, Mädchen!« hatte Rolf Gräfe sie schon von Anfang an gewarnt. »Und wenn du die Knochenmühle endlich hinter dir hast, dreht sich das Karussell trotzdem weiter. Du kannst nicht einfach in die Heia wie normale Menschen. Du willst, mußt irgend etwas tun. Und meist hast du Lust auf was ganz Ausgefallenes.«

So wie er? Ein Chirurg, der nach Dienstschluß seine Geländemaschine über Hindernisse jagte...

Sie mochte den Rolf Gräfe. Er wirkte zwar ziemlich verschlossen, aber er konnte auch zärtlich und manchmal un-

heimlich lustig sein. Doch jetzt? Bestellt und nicht abgeholt?
– Von wegen!

»Ich geh' mit diesem Qantas-Typen essen«, verkündete sie.
Elli nahm den Kopf hoch. »Mit wem?«

»Ein Purser von der Qantas.«

»Und was ist denn schon wieder Qantas?«

»Die Luftlinie der Australier. Er sagte, er ruft um neun Uhr
an. Schwarze Haare, grüne Augen – und ein Kopf größer. Der
Mann ist eine Schau!«

»Purser? Was ist das denn?«

»Chef der Kabinencrew, Über-Steward oder sowas.«

»Die sind doch alle schwul, Schätzchen. Da laß mal lieber die
Finger davon.«

»Schwul? Der?! – Der doch nicht.«

»Ein Australier? Und du mit deinem Englisch?«

»Das ist gar nicht so schlecht, mein Englisch. Aber er spricht
fließend deutsch. Er heißt Hubert, hat 'ne deutsche Mutter.«

Sie sah auf ihre Uhr: »Wenn's jetzt läutet, und es ist Rolf,
dann sagst du, ich sei ausgegangen. Und falls es der andere
ist…«

Es läutete. Elli nahm einen Schluck von ihrem spanischen
Wein, stöhnte, ging zum Apparat und hob ab.

»Ja? Wer? – Ach so… Bitte einen Augenblick… Ja, sie ist da.«

Sie reichte Britte den Apparat, mit der anderen Hand schlug
sie das Kreuzzeichen. Britte mußte lachen.

»So guter Laune?« klang es aus dem Hörer. »Stimmt mich ja
geradezu hoffnungsvoll. Wie ist das mit uns beiden? Ich würde ja auch gerne kichern, aber mein Magen knurrt so laut.
Gehen wir zusammen essen? Irgendwohin, wo es gemütlich
ist und es was Ordentliches zu futtern gibt? Was halten Sie
davon?«

»Viel«, sagte Britte. »Sehr viel sogar…«

Sie hatten ihn! Aus der S-Bahn konnte er nicht mehr raus.
Keine Frage, der Typ war fertig. Den hatten sie schon halb in

der Wurstmaschine. Der wußte nur noch nicht, wie tot er schon war. Er meinte womöglich noch, weil die S-Bahn so bumsvoll war, hätte er 'ne Chance. – Ja, von wegen!

»Immer mit der Ruhe!« grinste Tacker. Aus drei Augen grinste er, denn der Typ dort hinten hatte ihm tatsächlich 'n Veilchen verpaßt. Mitten auf dem Parkplatz. Vor allen Leuten. Sowas steckt ein Tacker nicht weg.

»Wir sin brave Bürger«, grinste Tacker. »Iss schließlich 'ne S-Bahn, 'n öffentliches Verkehrsmittel. Und wir halten uns an die Vorschriften.«

»Immer mit der Rolle!« schrie sein Kumpel Mumba. »Immer mit der Rolle durch die Wolle!«

»Und raus«, fiel Ronny ein, der dritte im Bunde, »raus aus dem Zug muß er auch.«

»Und dann«, sagte Tacker und betrachtete aus seinen Veilchenaugen versonnen den Schlagring, den er sich schon über die Finger gesteckt hatte, »dann sind wir richtig lieb zu ihm...«

Und der Typ linste schon wieder herüber. Dem ging der Arsch auf Grundeis.

»Immer mit der Rolle durch die Wolle!« gröhlten sie. Und die Leute glotzten.

Das Fußballspiel im Waldstadion war ein Reinfall gewesen. Der Club hatte verloren. Aber jetzt, wenn sie diesen Luxusjungen von Alfa-Fahrer, diesen Yuppie oder was der war, durch die Mangel drehen würden, dann hatte sich der Ausflug von Dortmund nach Frankfurt vielleicht doch noch gelohnt...

Lichter flogen vorbei. Der S-Bahnzug donnerte durch den Tunnel. Thilo Reinartz spürte genau, daß die drei Kerle ihn beobachteten und über ihn sprachen. Er zwang sich, den Blick geradeaus zu halten. Dreckige Fratzen, dachte er, Abschaum, Fußballzombies, Halbwilde, Killer.

Sein Blick glitt hoch zu dem runden, roten Griffbügel der Notbremse. Wäre das eine Möglichkeit? Hilft dir ja keiner.

Das ist es doch... Aber wieso mußtest du auch den Wagen am Waldstadion parken? Als ob du nicht wüßtest, was dort nach einem Spiel los ist. Kennt man doch vom Fernsehen, liest man in der Zeitung: Fußballrowdies, Schläger, Primitivlinge. Und auch noch aus dem Ruhrpott! Die Antenne hatten sie ihm schon abgeknickt. Den Alfa wollten sie ihm auch noch verkratzen. Und daß er dem Typ, der da besonders aktiv war und die Antenne abriß, eine schmierte, war nur ein Reflex gewesen – und ein Fehler obendrein.

Sie jagten ihn über den ganzen Parkplatz. Er hatte noch gedacht, er könne sich in die S-Bahn retten, aber auch das war eine Illusion. Die Leute sahen nur zu und rührten keinen Finger.

Thilo Reinartz spürte, wie ihm die Angst in die Knie kroch.

Sein Arm ging hoch. Der fremde Mann, der neben ihm stand, stieß ihn an und zeigte ihm sein fleischiges, dickes, bebrilltes Gesicht. Mit empörten Augen hinter den Gläsern fragte er:

»Was wollen Sie denn da?!«

»Sehen Sie doch. Das Ding da ziehen.«

»Das Ding da? – Das ist die Notbremse. Mann! Sowas kann lebensgefährlich werden. Da fliegen wir doch alle durcheinander. Ja, sind Sie verrückt geworden?«

»Ich nicht. – Die!«

Thilo Reinartz deutete mit dem Kinn zu dem grinsenden Haufen am Ende des Wagens. »Die sind das. Wahnsinnig sind die. Die wollen mich zusammenschlagen. Das haben sie schon auf dem Stadionparkplatz versucht. Und jetzt sind sie hier im Wagen.«

»Aber hören Sie: Wieso legen Sie sich mit solchen Kerlen an? Sie sehen doch gar nicht so aus.«

»Das ist es doch... Weil ich nicht so aussehe! Die Autoantenne haben sie mir abgerissen. Dann fingen sie an, den Lack zu zerkratzen. Und dann ging's gegen mich.«

»Zeiten sind das!« Der Mann starrte ihn unter zusammengezogenen Augenbrauen an, als sei er für die Zeiten verant-

wortlich. »Passen Sie auf, wir sind ja gleich am Flughafen.
Da gibt's doch überall Polizei. Da machen Sie mal gleich 'ne
Anzeige. Dort trauen die sich nicht.«
Thilo holte tief Atem und dachte: Hoffentlich...
»Nächster Halt Airport«, klang es aus dem Lautsprecher über
seinem Kopf.
Der Zug hielt, die Türen glitten auf. Schon während der Einfahrt in die große Station suchte sein Blick unter all den Zivilisten, die herumstanden, verzweifelt nach einer Uniform.
Nichts. Kein einziger Beamter. Wenn du sie mal brauchst...
Aber die Rolltreppe? Er stand im vorderen Teil des Wagens
und das bedeutete Vorsprung. Er würde sich doch von solchen
Drecksäcken nicht fertigmachen lassen.
Thilo sprang heraus, drei, vier Schritte versuchte er in beherrschter Eile zu gehen, vielleicht hatten sie's aufgegeben –
doch nein, er hörte sie hinter sich, ehe er sich umdrehte und
sie kommen sah.
Na, los schon! – Thilo Reinartz war achtundzwanzig. Zweimal die Woche spielte er Squash. Im Training zu bleiben, fit
zu sein, das verlangte schon sein Job an der Börse.
Thilo rannte.
Und es war wie zuvor auf dem Parkplatz: Augen, die starrten.
Gesichter, die sich ihm zudrehten. Eine alte Frau, die die Hand
vor den Mund nahm. Männer, die die Arme hängen ließen –
und niemand, kein Schwein, keiner, der ihm half!
Neben ihm war jetzt ein Schatten.
Die Rolltreppe. Und der Typ hechtete nach seinem Bein. Irgendwas Rotes leuchtete auf. Eines dieser läppischen Piratentücher, die sie sich um den Schädel gebunden hatten. Thilo
keilte den Absatz zurück, traf, hörte Gebrüll – weiter, rauf!
Ein Dicker versperrte ihm den Weg. Er schob ihn zur Seite.
»Lassen Sie mich durch!«
»Sind Sie denn wahnsinnig?«
Auch noch? Ausgerechnet ich... Schneller, schneller. Sie sind
hinter dir. Rote Kopftücher. Ein ganzes Rudel. Er hörte ihren

Atem. So muß es sein, wenn du Wölfe im Genick hast, keinen Ton, nur das Keuchen. Und das Geräusch ihrer Sohlen... Und Frauen, Männer, die sich ängstlich zur Seite drückten.

Das war die Ankunftsebene. Hier mußte doch irgendwo...?

Niemand. Zwei Piloten kamen ihm entgegen, in voller Uniform, und schoben ihr Gepäck. Aber wahrscheinlich waren das nur so Scheißstewards. Jedenfalls hielten sie ihren Handkarren an und glotzten. Nichts. Keine Reaktion.

Er kannte sich aus am Airport. Dort drüben in der Bar hatte er kürzlich Uschi verabschiedet. Und hier die Geschäftspassagen: Elektrogeräte, Haushaltswaren, Supermarkt... Lichter... Reklame... Und immer das Getrampel hinter sich!

Thilos Herz raste jetzt. Die Luft wurde knapp. Die anderen stießen die Leute zur Seite, bügelten sie einfach nieder, holten rechts und links auf. – Ein Parfümerieladen. »Guerlain« und »Lanvin«, dann »Balmain«... Alles rosa und zartblau. Und eine Frau, die Angestellte wahrscheinlich, die ihm mit ausgebreiteten Armen und entsetzten Augen den Eingang versperrte.

Gleich daneben war noch eine Tür.

Thilo stieß sie auf: Kacheln, Waschbecken und Spiegel empfingen ihn. Nun gab es kein Zurück, kein Ausweichen, kein Weiterrennen. Dies war die Falle. Mit zitternden Beinen, keuchend, lehnte er sich gegen eine Kachelwand.

Da waren sie...

Irgendein braunhäutiger Mensch trocknete sich neben ihm hastig die Hände ab.

»Hau ab, Kanake!« hörte er.

Der Mann drückte sich an ihnen vorbei und verschwand. Thilo drehte sich um. Nie im Leben hatte er sich so einsam gefühlt.

Der erste, der auf ihn zukam, war das Schwein, das die Antenne am Alfa abgerissen hatte; und so, mit dem geschwollenen blauen Auge, war die Fratze noch widerlicher als am Waldstadion.

»Hören Sie mal«, keuchte Thilo, »wir können das doch regeln. Ich meine, ich kann doch bezahlen – falls irgendwelche Unkosten…«

»Du? Du zahlst nichts. Jetzt zahl' ich, Amigo…«

Etwas blitzte vor Thilos Augen auf, als die Faust heranflog. Er duckte sich und dachte im selben Sekundenbruchteil: Ein Schlagring… der hat einen Schlagring!

Er spürte den Schmerz an der Schulter. Versuchte noch mit der Linken abzuwehren. Diesmal traf es das Kinn, und er spürte den Schlag, als habe ihn ein Hammer getroffen. Jedes Gefühl, selbst der Schmerz erlosch. Thilo Reinartz brach in die Knie.

Und dann waren sie über ihm…

Krankenschwester Britte Happel und Hubert Lawinsky von der australischen Fluggesellschaft Qantas saßen in der Nische des »Öfchens«, einer kleinen, gemütlichen Weinbeize in Frankfurt-Sachsenhausen. Das Essen hatten sie hinter sich; Britte spürte, wie der Wein ihr Gesicht glühen ließ, es war sogar angenehm; nein, sie hatte nichts dagegen, da waren seine Augen, grün wie ein Bergsee, jawohl, lächelnd, nicht drängend, eher abwartend und von derselben Farbe, vom selben Grün wie die Steine, die er ihr zeigte: Es waren fünf Türkise. Sie schmückten den schweren Silberreif, den er ohne jeden Kommentar gerade aus der Tasche der eleganten Leinenjacke gezogen und auf den Tisch gelegt hatte.

»Gefällt er dir?«

Sie nickte.

»Dann zeig mal, wie er dir steht. Probier ihn doch an, komm!«

Er nahm ihre Hand, und sie spürte den Druck seiner Finger auf der Innenfläche. Dazu dieses Lächeln und die kühle Berührung des schweren Silbers am Gelenk.

»Pssst. Wie gemacht für dich. Weißt du, in La Paz gibt's jede Menge Touristenkitsch. Meist fälschen sie sogar noch das Silber, nehmen einfach Blei und legen es in ein Bad. Aber dieses

Ding hier ist wirklich von einem Künstler, einem alten Indio-
meister. Ich kenne ihn seit langem. Er macht die wunder-
schönsten Arbeiten.«

»Und für wen ist er?«

»Für dich.« – Ja. Augen wie Türkise! Und das Lächeln darin.
Es war so verdammt gefährlich. Aber trotzdem: Es tat gut;
nein, es steigerte die Erregung, die sie fühlte. Eine Spannung,
die ihr neu und unbekannt war. Das Prickeln der Gefahr…

»Die Frau, der ich ihn schenken wollte«, lächelte er, »war
auch blond. Blond und verheiratet. Sie hat mir eine Menge
Geschichten erzählt. Kann man ihr nicht übelnehmen. Tun
Frauen meistens. Und es ist auch ihr gutes Recht, doch ein
bißchen Wahrheit sollte schon dabei sein…«

Eine innere Stimme warnte Britte Happel: Zieh den Armreif
ab. Gib ihn zurück. Steck ihn dem Mann notfalls in seine
schicke Jacke. Und dann sag ihm, er soll sich zum Teufel
scheren, nach La Paz, Honolulu, Neu-Delhi, Lima oder sonst-
wohin. Vor allem soll er dich mit seinen endlosen Aufschnei-
derstories in Frieden lassen!

Statt dessen lächelte sie, und der Armreif funkelte, und Hubert Lawinsky goß ihr noch ein Glas Wein ein…

Es war der letzte Eindruck, den Britte mit klarem Bewußtsein
aufnahm.

Was anschließend geschah, blieb undeutlich wie ein Traum.
Sie wußte nur, sie hatte eine Grenze überschritten und wollte
nicht zurück. Die Kellnerin brachte die Rechnung und steckte, ohne mit der Wimper zu zucken, zehn Mark Trinkgeld
ein. Zehn Mark! Dann die Taxifahrt. Wohin? Egal, alles
egal…

Britte hielt die Augen geschlossen und genoß es, daß die langen, gebräunten, erfahrenen Finger, die sie vorhin schon be-
wundert hatte, im Taxi ihren Nacken streichelten. Dann ein
Hotelempfang. Und was für eine Halle: schimmerndes Fur-
nier, elegant gekleidete Leute, ein Portier mit rosa Bäckchen,
der sie noch nicht einmal ansah, als er mit einem »Bitte, Herr

Lawinsky« den Schlüssel über die Theke schob. Die schweigende Fahrt im Aufzug, das Sich-Anlächeln, der Puls im Zauber der Erwartung – und schließlich das Zimmer.

Es war ein großes Zimmer. Das Bett stand in der rechten hinteren Ecke, und der Boden war bedeckt von einem dichten, malvenfarbenen Teppich.

Noch einmal spürte Britte tief im Inneren einen einzigen Alarmruf, zitternd und undeutlich: Was tust du hier? Was soll das alles? Aber es war schon zu spät. Nicht einmal das Bett erreichten sie. Sie hörte das knisternde Geräusch, als er ihr mit einem Ruck den Reißverschluß ihres schwarzsilbernen Abendanzugs öffnete. Bis zum Gürtel hinunter; weiter ging's ja nicht. Sie hakte die Gürtelschnalle auf. Und dann – ja, dann drückte er sie nach unten, voll unwiderstehlicher Kraft, tief auf den Teppich. Es gab keinen Protest und kein Sich-Wehren. Er wollte sie hier lieben, und er würde es tun, auf diesem malvenfarbenen See, der sie verschlang.

Und als er schließlich in sie eindrang, war irgendwo hoch über der Stadt das pfeifende Geräusch eines Flugzeugs zu hören und rief in ihr, in einer letzten Sekunde, die Erinnerung wach an die Klinik, und ganz in der Ferne tauchte wie im Nebel die Frage auf, was Rolf wohl...

Aber auch das war gleichgültig. Alles war gleichgültig.

Kerzen brannten still vor sich hin. Vivaldi-Musik schwebte durch den hohen mit einer Galerie versehenen Raum. Auf dem Tisch standen all die Köstlichkeiten, die Dr. Fritz Hansen bei »Feinkost Haller« für Evis Empfang ausgesucht und mit viel Mühe arrangiert hatte. Nicht nur er, die ganze Wohnung schien auf Evi zu warten.

Aber die beschäftigte sich noch immer im Badezimmer.

Nervös riß Hansen Draht und Stanniol vom Sektkorken, lockerte mit dem Daumen den Rand und sandte ihn – blub – hoch zur Decke.

Dann goß er die Gläser voll.

Er wartete nicht länger. Er nahm seines: Prost, Fritz – auf dein ganz Spezielles! Da hast du dieses heiß ersehnte, rotblonde Mädchenwunder im Haus, und wieder einmal stellt sie deine bewährte Erfolgsformel in Frage. Und die lautet doch: Nichts Unkomplizierteres und Schöneres gibt es als die freie Liebe zwischen zwei Erwachsenen, die das gleiche wollen! Eine Lukrezia zum Beispiel, die kommt rein, sieht Kerzenlicht, sieht Champagner, schnuppert und öffnet schon die Blusenknöpfe. Und dann geht's rund. Liebe als Naturereignis, Sex als Happening.

Und Evi?

Alles ist anders bei ihr. Gewiß, manchmal ist sie weich, zart, anschmiegsam und lieb. Meist aber läuft es wie heute.

Die Frau vom anderen Stern. Von dir getrennt durch etwas, das sich nicht benennen läßt. Immer irgendwie entrückt. Sogar dann, wenn du sie in den Armen hältst, bleibt dieser letzte Vorbehalt, nie sich selbst aufgeben zu können…

Fritz Hansen trank das Glas Sekt leer.

Es schmeckte nicht.

Das Essen auf dem Tisch, die Schinkenröllchen, der Mayonnaisesalat, der Toast, die Kaviarhäppchen – alles wirkte wie fürs Theater angerichtet: War die ganze Wohnung nur Staffage?

Vielleicht war's an der Zeit, die Erfolgsformel zu revidieren und sich der Wahrheit zu stellen. Der eine nimmt eine Honda-Geländemaschine, wie Rolf Gräfe, und jagt sie über irgendwelche dämlichen Hindernisse, um den Streß abzubauen. Der nächste holt die Whiskyflasche. Du brauchst die Zärtlichkeit, die Wärme einer Frau…

Er hörte, wie der Riegel der Badezimmertür zurückgeschoben wurde. Sie schloß sich auch noch ein? Himmelherrgott, was war nur mit ihr los?

Sie kam auf nackten Sohlen. Da stand sie nun in seinem viel zu weiten, flauschigen Bademantel, um das Haar ein Tuch. Mit müden, sehr müden Augen.

Er reichte ihr das andere Sektglas: »Komm, auf dich! Auf die schönste fliegende Kellnerin des Universums. – Auf uns!«

»Trink auf dich selbst, Fritz.«

»Hab' ich ja schon.«

»Na, dann noch ein Glas... Aber ich kann nicht mehr. Wirklich.«

Sie nahm dann doch einen kurzen Schluck, sah ihn über den Rand des Glases hinweg an, blickte mit lächelnder Resignation auf den Tisch und sagte: »Du hast an alles so lieb gedacht. Aber morgen ist ja auch noch ein Tag. Nur: für heute ist Ende der Fahnenstange.«

Er sah ihr nach, wie sie den großen Raum durchmaß, um im Schlafzimmer zu verschwinden.

Sechstausend Kilometer Flug hat sie hinter sich, dachte er, nonstop, durch Zeit- und Klimazonen. Die einen stecken's weg mit links, die anderen sind geschafft, und in der Personalakte wird dann eingetragen: »Anfälligkeit für vegetative Störungen«. Die Freiheit über den Wolken – ja, von wegen!

Zehn Minuten später öffnete er ganz sacht die Schlafzimmertür. Als sich die Augen an die Dunkelheit gewöhnt hatten, sah er die mattschimmernde Rundung der Schultern. Die Decke war von ihrem Körper gerutscht. Er nahm die Decke auf, breitete sie über Evi aus und strich sie glatt.

Der Abend war noch jung. Nur zögernd legte die Nacht ihr Dunkel über die große Stadt. Von der B 43 drang wie Wellenschlag das Rauschen des Verkehrs in den Raum, überdeckt von den singenden Geräuschspuren der landenden und startenden Düsenmaschinen.

Als er Evi so liegen sah, durchflutete Hansen eine Woge sanfter Zärtlichkeit. Er lauschte ihrem Atem, spürte ihre Wärme; streckte den Arm aus, um ihr Haar, das Gesicht zu berühren, und da war etwas, das er seit langem nicht mehr erfahren hatte: ein Frieden, der mehr bedeutete als Glück. Viel mehr.

Doch wie lange würde er halten?

Er ging zurück zur Tür und schloß sie so leise, wie es ihm möglich war.

Dann, wieder im Sessel, vor sich das leere Glas, in dieser nun ganz fremden Stille, hatte er das Gefühl, daß sich etwas ändern mußte; ja, bereits geändert hatte. Denn sonst wäre er wohl nicht zu der Überlegung gekommen, auf welche Weise er Lukrezia abhalten konnte, ihn in der nächsten Zeit zu besuchen. Welche Taktik, welche Worte waren richtig? Welche Lügen?

Lügen – warum? Er war immer so stolz gewesen auf die Offenheit und Ehrlichkeit seiner Beziehungen zu Frauen. Und nun entdeckte er, daß es Betrug gewesen war. An sich selbst, an den anderen, Betrug und Egoismus... Oder lag es daran, daß wir alle unserer Arbeit hörig sind, obwohl sie uns aufzufressen droht? Und daß es in dieser Mühle kein anderes Rezept gegen Einsamkeit gibt, als das, was wir »Liebe« nennen? Er schloß die Augen und sah wie im Traum ein anderes Frauenantlitz. Auch dieses Gesicht war schön gewesen – doch nun schrecklich entstellt vom Geäder eingetrockneter Blutbahnen. Und er glaubte die Stimme zu hören, diese leise, gebrochene Stimme: »Ich bin auf die Terrasse gegangen, an den Ort, wo ich von meiner großen Liebe träumte. Dort wollte ich sterben... Ist das denn so unverständlich?«

Auch dies im Namen der Liebe? Liebe – was hatte es mit diesem verdammten Wort nur auf sich? Wie viele Bedeutungen besaß es? Und was konnte es einem Menschen antun?

Hansen stand auf und löschte die Lichter...

Rollstühle, nichts als Rollstühle wurden am Flughafen heute verlangt. Rollstühle an die Flugzeuge, zu den Buswartestellen, zu den Gates – selbst am Abend noch hatten die Helfer und die von der Klinik beschäftigten Studenten alle Hände voll zu tun, alte oder sonst behinderte Passagiere über endlose Gänge, durch Transitpassagen von Maschine zu Maschine, vom Gate zum Eingang und vom Eingang zum Gate, vom

Zoll zurück zur Gepäckausgabe und schließlich zum Ausgang zu karren.

Der Diensthabende der Klinik, Dr. Walter Hechter, saß gemütlich im Ärztezimmer, lehnte sich zurück und verschränkte die Hände über dem Bauch. So richtig zum Erholen. Still wie ein Waldsee, dieser Abend. Außer drei Kreislauffällen und einer Lebensmittelvergiftung, die eine Magensonde brauchte, war ihm in den letzten Stunden nichts über den Weg gekommen. Rolf Gräfe zu vertreten, lohnte sich wieder mal.

Dr. Walter Hechter war in der Klinik für seinen unstillbaren und durch kein Chaos zu erschütternden Hang zu genauer Planung bekannt. Darin war er exakt wie ein Bahnhofsvorsteher und hatte sich deshalb beim Personal und bei den Schwestern bereits den Spitznamen »Rotmütze« eingefangen. Wann immer Rolf Gräfe seiner Motorradidiotie frönte, übernahm er gern ein paar Stunden Nachtdienst. Kleinvieh macht auch Mist. Sowas summiert sich. Jedenfalls würde er sich in diesem Jahr mit Annie und den Zwillingen einen Langzeiturlaub leisten, während der arme Kollege Gräfe vermutlich in die Röhre guckte.

Er schaltete diese dämliche Quizschau ab, die gerade im Tischfernseher des Ärztezimmers lief, und wandte sich wieder dem Prospekt auf dem Schreibtisch zu: Wohnmobile. In allen Größen, Farben und Preislagen.

»Schick so 'n Ding, wat?« Oberpfleger Fritz Wullemann war eingetreten. Selbst sein Klopfen hatte Walter Hechter überhört, so sehr faszinierten ihn die Bilder. »Aber teuer.«

Hechter wandte den mageren, bebrillten Kopf: »Fehlschluß, Herr Wullemann. Wenn Sie 'ne dreiköpfige Familie haben wie ich, und dann jedesmal im Urlaub für die Hotels...«

»Ick hab' sechs Köppe«, sagte Wullemann. »Aber ooch noch im Urlaub uff die Autobahn? Mit mir doch nich. Da bleib ick lieber in meinem Jarten.«

»Trotzdem, Herr Wullemann...«

Die Stimme der Aufnahme machte jedem Argument ein Ende: »Herr Doktor Hechter! – Eine Notaufnahme.«

»Was ist denn los?«

»Zwei Herren von der Polizei sind auch da, Herr Doktor.«

Als ob das etwas erklären würde... Der Abend hatte sich so schön angelassen. Und jetzt? Losrennen. Und nur der Teufel mochte wissen, wen sie ihm da wieder gebracht hatten.

Es war, wie sich herausstellte, ein junger, schlanker, etwa dreißigjähriger Mann, der auf der Trage lag. Genauer gesagt: Auf der Trage lag das, was von einem jungen, schlanken, etwa Dreißigjährigen übriggeblieben war. Das braune Haar war blutverklebt, das Gesicht von Schwellungen und Blutergüssen zu einer schrecklichen, blauschwarzen Grimasse verformt.

Tina Zander war gerade dabei, mit einer Schere das Hemd vom Leib zu schneiden, ein teures, rosenholzfarbenes Seidenhemd mit aufgestickten Initialen. Und als die Stoffetzen auf den Boden fielen, war das ganze Ausmaß der Bescherung zu erkennen: Hämatome und Gewebetraumen, wo man hinsah! Die rechte Schulter völlig verformt, ganz offensichtlich eine Schlüsselbeinfraktur. Im rechten Oberarm womöglich noch ein Bruch... Gelenke, Hände, Hals, alles übersät von den typischen ovalförmigen, dunkel angelaufenen Schwellungen, die Fußtritte hinterlassen. Hier – Rippenfrakturen!

»Was ist denn mit dem Mann geschehen? Wer... wer hat denn den derartig zugerichtet?«

»War nicht nur einer, Herr Doktor«, sagte der größere der beiden Polizeibeamten, die mit unbewegten Gesichtern an der Wand neben der Tür standen. »Das war eine ganze Bande. Die wollten wieder mal 'n bißchen Spaß haben. Besoffen waren die auch.«

»Hier auf dem Airport?«

»Hier auf dem Airport. Sie haben ihn aus der S-Bahn hinauf in die Ankunftsebene getrieben und dort in einer Toilette zusammengeschlagen.«

Walter Hechter setzte das Stethoskop an, um die Lungen abzuhören. Sie schienen zu funktionieren. Na, wenigstens das...
Der Mann befand sich noch im Schock. Schon deshalb mußte man ihn in jedem Fall intubieren, um die Sauerstoffversorgung zu sichern.
»Haben Sie ihm schon was gegeben, Tina?«
»Ja. Adrenalin und Dipidolor.« Es war ein kreislaufstützendes und schmerzdämpfendes Kombinationspräparat.
»Bringen Sie ihn sofort in den OP 2. Er braucht einen Tubus zur Sauerstoffversorgung.«
»Endotracheal geht aber nicht«, sagte Tina, die älteste und erfahrenste der OP-Schwestern in der Klinik. »Der Kiefer scheint auch gebrochen.«
»Ist ja unglaublich.« Dr. Walter Hechter starrte die beiden Polizisten an: »Was waren denn das bloß für Horrortypen? Eine Bande von Mördern?«
»Fußballfreunde«, sagte der Polizist. »Nichts weiter als Fußballfreunde aus Dortmund...«

Sie arbeiteten anderthalb Stunden.
Die Sauerstoffversorgung wurde durch einen nasotrachealen Tubus gesichert – einen Gummischlauch, der durch den unteren Nasengang in die Luftröhre geschoben wurde, um so einen freien Atemweg zu schaffen.
Das Entscheidende war, den Verletzungsschock zu bekämpfen, der die vitalen Lebensvorgänge beeinträchtigte. Dazu waren die Blutdruckdynamik und das Gerinnungssystem, der Basen- und Elektrolytstoffwechsel genau zu kontrollieren. Und es mußte die stets mögliche Gefahr einer Thrombose bekämpft werden – eines Blutgerinnsels aus einer der zahlreichen Verletzungen, das ein wichtiges Gefäß blockieren konnte.
Die Röntgenaufnahmen hatten Hechters schlimmste Befürchtung Gott sei Dank widerlegt: Eine Schädelfraktur lag nicht vor.
Was ihm Sorge machte, war die Flankenspannung und die

Schwellung in der Nierengegend. Doch nachdem sie den Blasenkatheter eingesetzt hatten, fanden sich im Harn keine roten Blutkörperchen. Die Nieren schienen also unverletzt.

Der Patient, nach den Papieren in seiner Brieftasche ein Thilo Reinartz, Bankangestellter, der als Broker an der Frankfurter Börse arbeitete, hatte sich wohl instinktiv genau richtig verhalten und mit Armen und Händen die Bauchregion und den Unterleib zu schützen versucht. Es schien ihm auch einigermaßen gelungen zu sein.

Die Abheilung der Hämatome und Schwellungen würde Tage dauern und noch viele Schmerzen kosten. Die Monitoren zeigten aber eine Stabilisierung der Herzfrequenz. Es gelang Hechter, die Brüche – auch den des Schlüsselbeins – am Röntgenbildverstärker so einzurichten, daß die Knochen wieder zusammenwachsen konnten. Als er den gebrochenen Armknochen mit einem Druckverband versah, öffnete der Patient die Augen: blaue Augen, in denen nichts stand als Unbegreifen...

»Was ist? Was ist denn...«

»Ach nischt, Thilo«, lächelte Fritz Wullemann auf ihn herab. »Nischt Wichtijes. Schlaf mal ruhig weiter.«

Tatsächlich, er schloß die Augen...

Rippen, Armknochen, das Schlüsselbein – was zu tun war, war getan. Die Hand würde wohl in der Klinik chirurgisch reponiert und ausgeheilt werden müssen. Aber immerhin, das Gröbste war geschafft!

»Na, dann wollen wir mal...«, Wullemann hob mit seinen mächtigen Armen Thilo Reinartz' Körper auf die Rolltrage, die ihn bis zum Abtransport in das Großklinikum in eines der Krankenzimmer bringen würde.

Er kam mit seiner Trage bis auf den Gang. Dort stoppte er erst mal.

»Der Dr. Gräfe – ick werd' verrückt! Ja, wie sehen Sie denn aus? Hat Sie's mal wieder uff 'n Rüssel jenommen?«

Gräfe grinste mit blutverschorftem, verschwollenem Mund.

Und dann sah er zu der Trage mit dem Infusionsgalgen: »Was ist denn das?«

»Unsere Abendbescherung, Doktor. Schlimme Jeschichte.«

»Da hab' ich mir ja trotzdem was erspart«, lächelte Gräfe.

»Kann man wohl sagen«, meinte der dazukommende Dr. Hechter säuerlich, während Wullemann den Verletzten weiterschob in Richtung Krankenzimmer.

»Ich fürchte, ich hätte Ihnen ohnehin nicht viel genützt, Kollege.« Gräfe hob seine verschwollene und mit Pflastern verklebte Hand.

Dr. Hechters Gesicht verdüsterte sich. Seine Hoffnung auf ein paar leichte und mit links erworbene Ferienstunden schien endgültig versaut.

»Damit können Sie doch unmöglich den Nachtdienst…«

»Eben«, erwiderte Gräfe schlicht. »Leider. Aber ich bleib' bei Ihnen. Schon aus Solidarität. Außerdem habe ich nicht den geringsten Bock, jetzt meine Bude zu sehen. – Was war denn mit dem Mann eben los?«

Hechter blickte hinüber zum Eingang des Warteraums. Dort umringten uniformierte Polizisten ein paar abenteuerliche Gestalten in Lederjacken.

»Wie's aussieht, werden wir's gleich erfahren.«

Ein Zivilist kam auf sie zu: »Guten Abend, meine Herren! Ich bin Inspektor Hermann vom sechsundzwanzigsten Kriminalkommissariat. Was wir für diese sogenannten Fußballfans aus Dortmund brauchen, sind ein paar Blutabnahmen. Sie können sich ja denken warum?«

»Und ob!« sagte Hechter grimmig.

Gebrüll. – »Immer mit der Rolle durch die…«, schrie eine junge Stimme.

»Schnauze!« rief einer der Beamten.

Nach einigem Hin und Her und gegenseitigen Beschimpfungen wurde es endlich still.

»Na gut, Inspektor. Bringen Sie sie in den Warteraum. In meiner Aufnahme will ich die Gestalten nicht sehen.«

»Klar.« Der Inspektor nickte.

Fritz Wullemann kehrte aus dem Patiententrakt zurück.

»Herr Wullemann, wenn Sie mir freundlicherweise bei den Blutabnahmen…«

»Aber jerne. Aber sicher, Herr Doktor. Nehmen wir sie mal dran.«

Und dann kamen sie! Die roten Kopftücher waren verschwunden. Was blieb, waren blasse, verbiesterte, achtzehn- oder neunzehnjährige Jungengesichter unter kahlgeschorenen Köpfen. Handschellen klickten, Armbeugen wurden freigemacht, und jedesmal, wenn die Kanüle in Wullemanns Hand eine Haut durchbohrte, hörte man gequälte, quiekende Schmerzenslaute. Nun, es mochte auch daran liegen, daß keiner in der Klinik Fritz Wullemann je so ungeschickt und zögernd mit einer Spritze hatte umgehen sehen.

Beim letzten der Dortmunder – es war Tacker – gab's doch noch eine Schwierigkeit. Der rieb sich erst mal die Handgelenke, lange, bedächtig, und starrte dabei die Polizeibeamten an; ganz so, als habe er jahrelang in Ketten gelegen. Schließlich drehte er sich Wullemann zu. Das Gesicht war breitknochig und wirkte flach durch die eingedrückte Nase. Auch das blaue Auge, das offensichtlich von einem kürzlich eingefangenen Schlag stammte, machte ihn nicht schöner.

»Okay, Opi! Hol mir die Promille raus… Aber dat sag' ich dir gleich: Bei mir läuft's anders!«

»Wat läuft anders?«

»Dat pieken. Laß deine kleinen Witzchen besser sein, sonst…«

»Sonst was?«

»Sonst, Opa, tret' ich dir in die Eier«, drohte Tacker.

»Ah so? Ja dann…«

Wullemann legte die Spritze in den Besteckbehälter auf den Tisch zurück und kratzte sich nachdenklich den Nacken. Was nun geschah, verlief so schnell, daß keiner der Männer im Raum Einzelheiten wahrnehmen konnte. Wullemann duckte sich, sein Arm fuhr nach vorn, riß den anderen an sich, und jetzt wirbelte der große, schwere Pfleger um die eigene Achse – ein Hüftschwung, und Tacker flog mit rudernden Armen quer durch den Raum und krachte vor die Füße seiner Kumpel, wo er erst mal liegenblieb.

Die standen erstarrt. Keiner sagte etwas.

Nur Wullemann meinte trocken: »Hätt sich ja det Jenick brechen können. Aber ob det wohl 'n Schaden wäre?«

Dann, als alles vorbei und sie wieder allein waren, sagte Fritz Wullemann noch etwas. Er sagte es zu Rolf Gräfe: »Mit wem man doch so alles zu tun bekommt, nich, Doktor? Aber wir sind nu mal alle Menschen. Det wenigstens bete ick mir immer wieder vor. Oder isset det Tier in uns? Aber wollen wir die armen, unschuldijen Tiere beleidijen? Nee, die können ja nun wirklich nischt dafür. Det sind schon wir...«

Dr. Rolf Gräfe nickte ergriffen, voll Bewunderung.

Als Britte Happel am nächsten Morgen erwachte, wußte sie nicht, wo sie sich befand. Wer war der Mann, der neben ihr schlief? Ein gebräunter, muskulöser Arm hing über der Bettkante. Wild verstruppeltes, schwarzes Haar sah sie und dort, auf dem Boden verstreut: ihr Anzug, ihre Wäsche, die Sandaletten... Mein Gott, der Australier, dachte sie, und – oh, verdammter Mist: In dreißig Minuten beginnt dein Dienst! Willst du vielleicht in diesen Klamotten in der Klinik aufkreuzen? Rolf, was würde er sagen? Oder die anderen, Hansen, der »schöne Fritz«...

Nach Hause, sich umziehen? – Die Zeit reichte ja nicht mehr. In einem Jeansladen unweit des Hotels riß sich Britte eine Hose vom Regal, kaufte ein Sweatshirt dazu, ließ den schikken Hosenanzug nebst Goldgürtel zusammen mit einer ordentlichen Portion schlechten Gewissens an der Kasse, bestieg ein Taxi und flehte den Fahrer an, sie doch bis neun Uhr – besser wäre noch fünf Minuten vor neun – zum Flughafen zu bringen.

»So eilig? Wo fliegen Sie denn hin?«

»Wenn Sie's nicht schaffen: auf die Straße. Dann bin ich meinen Job los.«

Der Mann verzog nicht einmal den Mund, aber er gab sein Bestes und raste mit 150 über die Flughafenautobahn. Aber dann stoppte ihn ein Stau, und Britte kam doch zu spät.

Schwester Bärbel Rupert, die der Chef anscheinend als Ersatz mobilisiert hatte, stand bereits im Waschraum und schrubbte sich die Hände. Sie wandte Britte den Kopf zu. Das junge Gesicht war verzerrt von Angst und Nervosität.

»Oh Mensch, Britte! Was hatte ich für einen Bammel... Wo warst du bloß? Der Alte spinnt schon. Ein Glück, daß du endlich da bist.«

»Was ist denn los?«

Britte warf einen Blick durch die Sichtfenster zum OP und erstarrte. Der Raum war wie von Blut überschwemmt. Die Leuchtkraft der beiden Operationslampen verstärkte noch den dramatischen Eindruck der gräßlichen roten Pfützen. Und auf dem Tisch lag ein regloser Körper, über den sich drei Gestalten in Operationskitteln und Schutzmasken beugten.

Was war passiert? Niemand wußte es. Man ahnte zunächst ja nicht einmal, wer das Opfer war.

Der Mann trug ausgebleichte, geflickte Jeans, an den Füßen ein paar zerlatschte, graue Joggingschuhe, und über das blaukarierte Hemd hatte er eine jener leichten Jagdwesten gezogen, die bei manchen Jugendlichen beliebt und deshalb schon in den Kaufhäusern zu haben sind.

Er war ziemlich schmal, blond und jung. An die Weste hatte er seinen Arbeitspaß angeklinkt: »Werner Roser, Frankfurt-Bockenheim, Falkstraße 24, Elektriker«. Die Karte enthielt, genau nach Vorschrift, auch alle weiteren Angaben wie Arbeitgeber und Blutgruppe, dokumentiert durch den Okay-

stempel des Flughafenschutzes und den Stempel des Bau-
büros.

Das Pech war nur: Werner Roser hatte die Weste auf einen
der unzähligen fahrbaren Werkzeugtische in Wartungshalle
fünf gelegt. Von dort mußte sie in dem allgemeinen Durcheinander dann heruntergerutscht sein. Deshalb hatte sie niemand entdeckt.

Es war acht Uhr vierzig, als Werner Roser sein Rendezvous
mit dem Tod antrat.

In Halle fünf herrschte um diese Zeit der übliche Betrieb.

Halle fünf des Heimatflughafens der Deutschen Lufthansa
stellte das Herzstück des Flugzeugwartungskomplexes dar
und war weltbekannt – nicht nur wegen des technologischen
Aufwands und der Qualität der Arbeit, die hier geliefert wurde, sondern vor allem wegen ihrer unglaublichen Dimensio-
nen: eine utopisch-bizarre Konstruktion, eine wahre Kathe-
drale der Technik, 320 Meter lang, 100 Meter breit. Allein
eines der Tore, die sich auf einen Knopfdruck hin bewegen
lassen, hat eine Höhe von zwanzig Metern, so daß ein Riesenvogel wie eine Boeing 747, deren Seitenleitwerk mit bis zu
neunzehn Metern in die Höhe eines sechsstöckigen Hauses
aufragt, ohne weiteres hineingeschoben werden kann.

Unter strahlendem, immerwährendem Flutlicht könnten in
diesem Bau vier Fußballspiele gleichzeitig ausgetragen werden, und weder Zuschauer noch Spieler müßten sich um
Wind, Regen, Kälte oder Hitze sorgen. Jeder Lärm scheint
sich in Weite aufzulösen. Die Menschen aber – und oft waren
es mehr als tausend Mechaniker, Ingenieure, Angestellte –
wirkten winzig wie wimmelnde Insekten.

In dieser Halle wurden vor allem die Boeing 747, die 727iger
Maschinen und die Airbusse gewartet. Neben der Jumbohalle
im Westen des Abfertigungsgebäudes stand noch die Halle
sechs mit ähnlichen Ausmaßen; sie diente der Wartung der
DC-10 und der Boeing 737. Schließlich gab es noch eine letzte Halle für kleinere Maschinen: die Flugzeughalle drei.

Im Südteil der Halle fünf, im Abschnitt F 12, war an diesem Morgen eine Gruppe von Mechanikern dabei, einem Jumbo das dritte Triebwerk zurückzugeben. Man hatte es für die Überprüfung und für Reparaturarbeiten entfernt. Die 745-200 gehörte der griechischen Gesellschaft Olympic Airways. Also handelte es sich um eine Auftragsarbeit – und auch um eine Zitterpartie, denn die Kransteuerung und das Heranführen der mächtigen Turbine verlangten von den Männern auf der hohen Plattform millimetergenaue äußerste Konzentration.

So war es durchaus zu begreifen, daß niemand dem jungen Elektriker Beachtung schenkte, der unten auf dem Hallenboden stand und an der Wand ein defektes Schaltmodul erneuerte.

Auch der Fahrer des gelben Elektrokarrens, der langsam im Rückwärtsgang die Werkstraße herunterrollte, hatte die Gefahr nicht erkannt.

Er kam vom Tor zwei und hatte eine Ladung von 18-mm-Moniereisen in den Arbeitsbereich zu fahren. Weil dort gerade an einer Rampe für Hubstapler gebaut wurde, fand er den Weg durch einen der großen Kompressoren versperrt, die den Druck für die Schmierölzerstäuber lieferten, und wollte deswegen nun in südlicher Parallelrichtung zu seinem Ziel.

Vielleicht war es nun so, daß ihm das Plattformgerüst oder die Ladung die Sicht versperrte, oder er hatte für eine Sekunde gedöst – wie auch immer: Die Katastrophe ereignete sich, ohne daß er sie wahrnahm.

Er hatte gar nicht bemerkt, daß er in Rückwärtsfahrt auf ein Hindernis gestoßen war. Er hörte auch keinen Schrei oder Warnlaut. Indem er wieder den Vorwärtsgang einschaltete, steuerte er zur nächsten Kurve nach rechts.

Doch nun schimmerten die Enden der Moniereisen auf seinem Karren rötlich im Licht. Dunkle Tropfen fielen zu Boden und bildeten hinter dem Karren eine Blutspur...

Keine zehn Sekunden, nachdem dies geschehen war, warf der Chef des Wartungsteams, ein junger Ingenieur namens Rieder, zufällig einen Blick zur Wand und zum Hallenboden. Und erstarrte.

Neben den Werkzeugen lag ein Mensch. Lag da wie ein weggeworfenes Bündel Kleider. Um ihn herum sah man Blut. Soviel Blut! Eine dunkle Pfütze, die sich noch immer verbreiterte.

»Oh Scheiße!« schrie der Ingenieur.

Der Mechaniker neben ihm riß die Augen auf, schmiß sein Werkzeug aus der Hand, so daß es klirrend zu Boden fiel, und rannte zur Leiter.

»Haller, du Idiot! Laß doch das Funkgerät hier!«

Der Mechaniker hatte das Funktelefon der Gruppe am Gürtel stecken. Er riß es heraus und drückte es Ingenieur Rieder in die Hand. Der warf einen kurzen Blick auf den Aufkleber mit den Notnummern und drückte in rasender Hast Zahlen. Die Unfallnummer der Airport-Klinik.

Noch nicht einmal 80 Sekunden waren seit dem Unfall verstrichen, als der Alarm in der Klinik eintraf. Ein weiterer glücklicher Umstand wollte es, daß Chirurg Dr. Fritz Hansen selbst in der Zentrale stand.

»Was sagen Sie da?« fragte er ungläubig. »Moniereisen? Und die haben dem Mann die Brust durchbohrt? Was verstehen Sie denn unter durchbohrt?«

»Durchbohrt heißt durchbohrt. Mann! Löcher im Oberkörper. Da kam so ein Elektrokarren, den hab' ich noch gesehen, der fuhr rückwärts – jetzt, jetzt ist er weg. Aber man kann deutlich die Blutspur sehen. Jedenfalls, diese Eisenstäbe sind dem armen Schwein durch den Oberkörper gedrungen. Er liegt unten und läuft aus wie ein Faß. Meine Leute sind schon bei ihm. Aber was sollen die denn tun? Bei soviel Blut. Wie? – Ja, er lebt. Ich seh', seine Hand zuckt hin und her. Noch lebt der. Aber wie lange...«

»Legen Sie ihn auf die verletzte Seite«, sagte Fritz Hansen.

»Sagen Sie das auch dem Hallensanitäter. Wir sind sofort da!«

Während er den Alarm für die Rettungsfahrzeuge auslöste, versuchte er sich blitzschnell ein Bild der Situation zu machen: Die Klinik verfügte neben den Fahrzeugen für Behinderte und Großeinsätze über zwei ständig dienstbereite Notarztwagen. Die Strecke zur Halle fünf konnte ein »NAW« in drei oder vier Minuten zurücklegen.

Welche Situation aber werden sie dort antreffen? Die Brust durchbohrt? Verletzungen des Brustraums gehören zu den gefürchtetsten Unfallereignissen, weil sich die lebenswichtigsten Organe im Thorax konzentrieren und daher sofort tödliche Gefahr bestehen kann. Ein Thoraxtrauma, eine Perforierung der Thoraxwand? Wenn das stimmte, war Luft in den Thorax eingetreten, was zu einem Kollaps eines Lungenflügels, wenn nicht beider Lungenflügel führen mußte... Na, großartig!

Er überlegte, ob er Rolf Gräfe mitschicken sollte, aber entschied sich dagegen. Rolf und er mußten sich für die Operation vorbereiten. Sterilität war bei einem Thoraxtrauma allerhöchstes Gebot.

Also den Wagen zwei mit dem jungen Fred Wicke als ärztlichem Begleiter.

»Wagen zwei!« brüllte er in das Mikrofon und übermittelte die nächsten Anordnungen bereits durchs Funktelefon in das mit Blaulicht und Sirene in hoher Fahrt losschießende Notarztfahrzeug.

Dann rannte er zum OP-Trakt. Wenn wenigstens Fritz Wullemann hier wäre, aber ausgerechnet der hatte frei. Schön sehen wir aus...

Und wo steckte die Happel? Sie hatte doch heute OP-Dienst.

Bärbel Rupert, diese kleine, unerfahrene Jammergestalt von Lernschwester, lief ihm entgegen. Was für eine idiotische, nein, was für eine teuflische Situation...

Zwei Werkspolizisten, die abschirmten, ein Ring stummer Arbeiter, und dort am Boden...

Schweigend machten die Männer Platz. Wicke, soeben von der Airport-Klinik eingetroffen, untersuchte den Verletzten. Der Werkssanitäter hatte zwar versucht, den Blutstrom mit Kompressen aufzuhalten, und das war auch durchaus in Ordnung – aber die Haut war bereits grau, der Puls kaum tastbar. Jeden Augenblick konnte der Kreislauf völlig zum Erliegen kommen. Wicke drehte den Bewußtlosen ein wenig aus seiner Seitenlage, fand eine Vene und führte die große Kanüle ein, um den lebensbedrohenden Volumenverlust an Flüssigkeit wieder auszugleichen. Mein Gott, welche Verletzungen! Und wieviel Blut!

Als er sich noch tiefer über den Patienten beugte, vernahm er auch das typische saugende Geräusch, mit der die Luft durch die Zwerchfellbewegung eingesogen wurde: Die linke Lunge war zusammengebrochen, und in dem Hohlraum – der Pleura – schwamm das Blut...

»Na, los schon, auf!«

Im Laufschritt rannte Fred Wicke neben der Trage zum Wagen und hielt den Plasmabehälter hoch, über den die lebensrettende Lösung in den bewußtlosen Körper strömte.

»Intubieren, sofort!« hatte ihm der Chef über Funk zugerufen. »Ich hoffe, du schaffst das.«

Und ob er das schaffen würde! Fred Wicke hatte das Staatsexamen hinter sich. Was hier ablief, diente zur »Praxiserweiterung«. Und bei Gott! Hier lernst du in ein paar Minuten mehr als in einem Monat Vorlesung... Er blickte in das eingefallene Gesicht des Verletzten. Auch er ein ganz junger Typ. Die Lider zitterten, aber ein wenig schien die Plasmagabe zu helfen. Die weißgraue Färbung hellte sich auf.

Wicke öffnete den Mund des Verletzten mit dem Daumen, schob den Spatel nach, um den Kehlkopfeingang freizubekommen, führte vorsichtig den Tubus ein und gab Sauerstoff.

Der Brustkorb wölbte sich ein wenig. Na also! Die Wunden bluteten heftiger, er drückte neue Kompressen darauf. Es waren ja nur noch wenige Minuten, gleich würde der Mann auf dem OP-Tisch liegen.

»Schaffen wir«, fluchte Wicke. »Wirst schon sehen, das schaffen wir!«

Dr. Fritz Hansen blickte der Rolltrage entgegen, die im Laufschritt in den OP geschoben wurde: »Los schon, schnell, rüber auf den Tisch!«

Es war alles bereit, auch Berta Maier-Blobel hatte ihren Platz neben dem Narkosearzt eingenommen. Aber wo war die OP-Schwester, Himmelarsch noch mal?! Auch Gräfe starrte zur Tür.

»Na, los schon!« knurrte Hansen hinter seinem Mundschutz: »Freilegen, Maske, Desinfektion.«

Mit dem lebensrettenden Sauerstoff floß nun das Narkosemittel in den Patienten. Die Anästhesistin murmelte die Blutdruckwerte – sie waren verheerend. Im Labor wurde inzwischen die Blutgruppe ermittelt. Eine Röntgendurchleuchtung würde nichts weiter bringen als Zeitverlust, und es kam auf jede Sekunde an. Hier half nur Zugreifen. Dies war ein Notfall, und keine der großen Kliniken mit ihren Spezialabteilungen konnte dabei weiterhelfen. Einen Transport würde der ausgeblutete, geschwächte Körper nicht überstehen. Es ging um jede Sekunde, jede Entscheidung, jeden Griff.

Die Lunge schien sich zu füllen. Na also, dann wollen wir mal... Wieder ein Blick zur Tür – da war endlich die Happel. Und nicht nur sie; manchmal geschehen doch noch Wunder, und vielleicht hatte dieser arme, kleine Kerl auf dem Tisch einen Sondervertrag mit dem Himmel abgeschlossen. Hinter der hohen, grünvermummten Gestalt Britte Happels drängte sich noch eine zweite Schwester herein, zierlich, schmal, fast winzig neben Britte, und mit den üblich hochgezogenen

Schultern: Tina Zander, die erste OP-Schwester, Fritz Hansens goldene Perle. Er hatte Tina hierher in die Airport-Klinik locken können, indem er alle Versprechungen der Welt machte und auch noch das Blaue vom Himmel herunterlog.

Na, jetzt ging's ihm schon besser!

»Tina, Mensch!«

»Ich wollte nur reinschauen wegen meiner Kassenunterlagen, und da...«

»Ist ja wurst, weshalb du reinschauen wolltest. Hauptsache du bist da. Los, siehst ja: Bereite die Bülau-Drainage vor. Wird ein Gefäß in der Lungenwurzel sein. Aber um das zu schließen, muß ich erst mal was sehen können.«

Dr. Fritz Hansen zog den Schnitt, öffnete, neue Blutperlen rollten. Doch als Rolf Gräfe, der von der anderen Seite des Tisches assistierte, den ersten Wundhaken ansetzte, stürzte Hansens Zuversicht sofort wieder ab: Was war mit Rolf los? Was hatte er für eine Armhaltung? Und der Haken...? Dabei war Rolf Gräfe nicht nur als Assistent, sondern auch als Operateur Spitzenklasse. Deshalb hatte er ihn hierhergeholt – und jetzt? Jetzt benahm er sich, verdammt noch mal, wie ein Rentner! Und das nur bei den Klemmen, die die Blutungen stillen sollten. Wie lange dauerte das denn noch?

Hansen kaute still an seinem Zorn. Er hatte jetzt im Augenblick genug zu tun. Zerfetztes Gewebe, blutende kleine Gefäße, wo man hinsah. Das Sternum hier, das Brustbein, schien in Ordnung. Diese Rippe war angeknackst, er mußte ohnehin resezieren. Aber Herrgott noch mal, was tupfte Rolf so hilflos da rum? Was war mit seiner Hand los? Der konnte noch nicht mal abbinden!

Wenigstens funktionierte die Drainage. Rolf würde er sich nachher vorknöpfen – und ob! Wenn er das hinter sich hatte, selbst wenn es gut ausging. Und es schien gutzugehen, denn die Werte, die ihm die Blobel meldete, besserten sich. Also, wenn er das verdammte, zerrissene Gefäß irgendwo dort unten in dem blutverschmierten Durcheinander versorgt hatte, dann würde er sich Rolf zur Brust nehmen, und nicht nur Rolf, auch seine Freundin...

»Der FEV hat sich deutlich verbessert!«

»FEV« war der Atemstoßwert; er zeigte die Aktivität der Lunge an, die sich in dem wieder geschlossenen Brustraum erneut entfaltet hatte. »Auch der Puls ist relativ stabil!«

Hansen hob den Kopf und drehte den Blick zum Hauptmonitor, als wolle er den Wahrheitsgehalt der Botschaft überprüfen. Dann sog er tief und erleichtert die Luft ein: »Na also«, brummte er, »wer hat's denn gesagt?«

Langsam, fast zärtlich prüfte er den Sitz des gebogenen Drainagerohrs, das die letzten Reste Blut aus dem Brustraum abführte.

Dann, als die Trage mit dem Schwerverletzten aus dem OP hinüber in den Intensivraum der Klinik gerollt wurde, schob er die Maske nach unten. Er starrte Rolf Gräfe an: »Na ja...«

Jedem im Raum fiel der Ton auf, der in diesem »Na ja...« mitschwang, und jeder wußte ihn zu deuten.

»Rolf! Ich hätte dich gerne gleich drüben im Büro gesehen. Und Sie, Fräulein Happel, auch!«

Britte folgte kurz darauf Rolf Gräfe stumm durch den Korridor. Auch er sagte kein Wort.

Es fiel ihr auf, daß er seinen Fuß leicht nachschleppte. Er hinkte. Und vorhin diese mühsamen, langsamen Griffe bei der Operation, sein unsicheres Gefummel. Er hatte Schwierigkeiten mit seiner Hand gehabt. Aber wieso hatte er damit überhaupt operiert?

Sie hätte ihn fragen können, aber sie hatte Angst vor seiner Reaktion. Rolf war immer unberechenbar, wenn es um seine blödsinnige Motorradfahrerei ging. Und schließlich: War es überhaupt noch wichtig? Nichts mehr war wichtig. Wichtig blieb höchstens, daß sie diesen Tag durchstand. Daß ihr niemand anmerkte, wie ihr zumute war; wie kaputt, wie zerschlagen sie sich fühlte.

Während sie sich hier abquälte, lag Hubert Lawinsky bestimmt noch in seinem Bett und pennte. Was, überlegte Britte, hat es dir nun gebracht? Den Aschengeschmack des Nachhers. Zweifel und Unsicherheit. Und auch so etwas wie einen geheimen Triumph.

Immer schon hatte sie von einem »Abenteuer« geträumt. Nun hatte sie es sich geleistet. Na also!

Aber da war noch ein anderes Gefühl. Vorhin, bei der Operation, als sie diesen zerrissenen Leib gesehen hatte, das Blut, da war ihr zum ersten Mal seit langem wieder schlecht geworden. Sie hatte gefürchtet, sie müsse nun gleich umkippen. Was dies bedeutete, war ihr schnell klargeworden. Es ließ sich nicht mit einem einfachen »na also« oder einem blöden Wort wie »Abenteuer« zur Seite schieben. Da war etwas geschehen, das vieles, vielleicht alles änderte...

»Komm mal her!«

Rolf Gräfe hatte die Tür zum Verbandsraum aufgestoßen und winkte sie herein. Da stand er nun; da waren die dunklen Augen, die ihr Gesicht durchforschten. Aber sie schienen ihr fremd. Flach vor Zorn.

»Jetzt sag mal: Was ist eigentlich mit dir los? Erst kommst du zu spät, und das auch noch in einem solchen Notfall. Und dann, dann...«

»Dann was? – Und du?«

»Mensch, Britte! Ich weiß ja, ich habe heute auch nicht die reifste Schau hingelegt. Ich hab' mal wieder auf der Hindernisbahn einen Sturz gehabt. Du aber, du zittertest herum wie die letzte Anfängerin.«

»Ich? Ja, wieso denn...«

»Wieso denn, wieso denn? Das falsche Drainagerohr. Die falschen Klemmen. Als Fritz die Rippenschere brauchte und dann die Duval-Zange, da hast du es auch nicht kapiert.«

Ihr Mund war trocken. Die Schwäche hinderte sie, ihm all das zu sagen, was sie dachte. Daß es unfair war, ihr in dieser Situation die Schuld in die Schuhe schieben zu wollen. Daß nicht sie, sondern er es gewesen war, der versagt hatte. Und warum? Wie kam er dazu, ihr Vorwürfe zu machen? Ausgerechnet…

Sein Gesicht hatte sich entspannt: »Siehst ganz schön elend aus, Britte. So richtig blaß um die Nasenspitze.«

»Ich habe ja noch nicht mal gefrühstückt«, hörte sie sich sagen.

»Verschlafen?«

Wieder nickte sie und dachte: So kann man's auch nennen…

»Na dann«, grinste Dr. Rolf Gräfe und legte ihr begütigend die Hand auf den Unterarm. »In Seenot darf sich die Besatzung nicht in die Haare geraten. Das wird zu gefährlich… Also, komm schon, Mädchen! Gehen wir zum großen Fritz. Auf zur ersten Morgendusche!«

»Heute«, sagte Chefarzt Dr. Fritz Hansen, »heute habe ich wieder einmal erfahren, was das heißt: Fracksausen am Operationstisch. Aber die Ursache war nicht dieser arme, junge Kerl, der uns beinahe abgekratzt wäre – nein, ihr beide habt es mir beigebracht!«

Er hatte sich auf die Schreibtischkante gesetzt, die Hände hielt er locker überkreuzt, die hellen Augen schienen ganz ruhig. Doch sowohl Dr. Gräfe als auch Britte wußten gut genug, daß diese Ruhe gespielt war. Sie kannten ihn. Sie wußten, was die beiden roten Flecken auf seiner Stirn bedeuteten und was kommen würde, wenn er so leise, beinahe freundlich die Manöverkritik begann. Der große Zampano sprach, und die anderen hatten zuzuhören. Und ganz unvermittelt war es auch mit Hansens Ruhe vorbei.

Er stieß sich vom Schreibtisch ab und richtete sich in seiner ganzen Länge auf: »Ich habe euch beide hier reingerufen, obwohl das vielleicht gegen die Regeln der Klinikführung verstößt. Zuerst der Herr Kollege, dann die Schwester, nicht wahr? Aber wenn der liebe Herr Kollege und die Schwester auf demselben erbärmlichen Niveau arbeiten und obendrein auch noch miteinander liiert sind – geht mich zwar nichts an, aber so ist es doch, nicht wahr – dann knöpft man sie sich wohl am besten beide zusammen vor.«

»Also hör mal, Fritz, ich weiß wirklich nicht...«

»Was das damit zu tun hat? Sage ich dir noch. Aber zunächst mal zu Britte: Irgend sowas wie pünktlich zum Dienst kommen, steht wohl nicht mehr auf Ihrem Programm, Fräulein Happel? Oder wie seh' ich das?«

»Herr Dr. Hansen, ich bin immer pünktlich zum Dienst gekommen. Das wissen Sie. In all den Monaten, seit ich hier arbeite, war es heute das erste Mal...«

»Richtig, Schwester. Und was war? Die totale Wüste. Fritz Wullemann hatte frei, die Tina gleichfalls. Daß sie zufällig trotzdem um diese Zeit hereinschneite, hat die Situation gerettet, denn die diensttuende Operationsschwester Britte Happel war plötzlich auch nicht mehr aufzutreiben. Und an meiner Seite hatte ich einen Herrn, der mit seinen Fingern nicht zurechtkam, weil er die mal wieder angeknackst hat.«

»Ich habe...«

»Moment, Rolf! Ich bin noch immer bei Britte. Aber was ich ihr sagen muß, gilt jetzt auch für dich. Zum ersten Mal, hat sie gesagt. Sie sei zum ersten Mal zu spät gekommen. Ich ersuche euch beide, zur Kenntnis zu nehmen, daß wir in einem Beruf arbeiten, wo ein erstes Mal leicht zum letzten Mal werden kann. Dann nämlich, wenn irgendein armer Kerl wie dieser – wie hieß er noch? Roser, glaube ich. Ja, Roser – wenn also irgendein unschuldiger Mensch, der uns unter die Hände gerät, auf dem Tisch bleibt.«

»Du hast es ja verhindert.« Gräfes Stimme klang gehässig. Hansen sah ihn an.

»Richtig. Ich. Denn du standest mir heute eher im Weg, Rolf. Und jetzt zeig mal...«

Ehe Rolf Gräfe es verhindern oder auch nur eine Bewegung machen konnte, hatte Hansen seine Hand erfaßt, riß sie hoch, drehte am Gelenk, tastete sie ab, um dann die Finger kurz und energisch zurückzubiegen.

Gräfe stöhnte auf. Er konnte es nicht verhindern. Seine Augen funkelten vor Schmerz und Zorn.

Hansen ließ die Hand fallen.

»Na, siehst du, hab' ich's mir doch gedacht. Und wenn ich dir jetzt den Arm bewege, wirst du nochmals brüllen, weil auch das Schultergelenk etwas abbekommen hat. Du bist ein begabter Operateur, Rolf. Und es ist eine Schande, wie du mit dir selbst umgehst. Gestern, nicht wahr, gib's zu, gestern hat's dich wieder auf die Schnauze geschmissen?«

Gräfe schwieg.

»Genau wie das letzte Mal«, sagte Hansen bitter.

»Da war's der rechte Arm.« Gräfe grinste, aber er kam mit dieser Bemerkung an den Falschen. Britte beobachtete, wie die Schläfenadern des Chefs anschwollen und hätte jetzt am liebsten den Raum verlassen. Was sollte das alles? Wieso machte Hansen sie zum Zeugen dieser Auseinandersetzung? Warum legte er es darauf an, ihr zu zeigen, wie er seinen engsten Freund und Kollegen abkanzelte?

»Rolf, das ist jetzt nicht der Moment, witzig zu werden. Verflucht noch mal, du würdest wirklich besser dran tun, das was ich hier sage, nicht nur zur Kenntnis, sondern auch ernst zu nehmen. Ja, Himmelarsch, muß ich dir denn wirklich erklären, was nicht nur für dich auf dem Spiel steht, sondern für uns alle?«

»Fritz, nun hör doch mal zu…«

»Den Teufel werd' ich! Wenn es hier einen gibt, der die Klappe zu halten und zuzuhören hat, dann bist du das jetzt. Ist dir eigentlich schon mal klargeworden, wo du hier sitzt? Hast du da schon mal einen Gedanken daran verschwendet?«

Hansen machte eine kurze, zornige Bewegung. Grünliches Oberlicht erhellte den Raum. An dem einzigen Fenster waren die Kunststofflamellen herabgelassen, und das dicke Isolierglas dämpfte ohnehin jeden Laut – dennoch war es zu hören: das dumpfe, ferne Bienenkorbsummen vom Flugplatz her; manchmal leicht anschwellend, wenn draußen die Triebwerke beim Start aufbrüllten. Ein Geflecht von Geräuschen, genauso unaufdringlich wie unabweisbar – das Netz, in dem sie alle zappelten.

»Airport Frankfurt am Main!« Die Worte fielen wie Blei in die Stille. »Drehkreuz Europas – heißt es nicht so? Aber mal ganz abgesehen von dem, was sich diese Werbefritzen aus den Fingern saugen: Wie die Realität aussieht, weißt du so gut wie ich. Vielleicht hast du sie vergessen oder verdrängt. Routine stumpft ab, zugegeben. Aber wenn ich jetzt davon rede, bin ich nicht irgendein Scheißer, der sich wichtig machen will. Ich verlange von dir, daß du dir mal wieder vor Augen führst, wozu wir da sind. Wenn's hier rundgeht, Rolf, dann traben hundertzwanzigtausend und mehr Menschen an einem Tag über den Platz. Das entspricht der Bevölkerung einer mittleren deutschen Stadt. Aber die hocken nicht gemütlich irgendwo im Büro oder vor dem Fernseher und drehen Däumchen. Nein, aus der Streßperspektive betrachtet, befinden sie sich alle in einem Ausnahmezustand, und dann fallen die Infarkte an, die Zusammenbrüche. Muß ich dir denn das sagen, Himmelarsch noch mal, ausgerechnet dir?«

Er ging um seinen Schreibtisch herum, riß die Schublade heraus, sah eine Zigarettenschachtel, griff danach, aber sie war leer. »Siehst du, soweit bin ich auch wieder. Ich zieh' mir diese verdammten Sargnägel rein... Also, wie war das? Hundertzwanzigtausend. Und das sind noch lange nicht alle. Denn jetzt haben wir noch die Flughafenangestellten als zusätzliche Streßkandidaten, viele von ihnen in Risikoberufen mit hoher Unfallträchtigkeit – gerade wurde es uns ja wieder einmal bewiesen. Okay. Und für all diese Leute, für dieses ganze Volk tragen wir die medizinische Verantwortung. Wir, Rolf, denn wir sind hier das Frontlazarett. Und du glaubst...«

Er hatte leise, doch immer heftiger gesprochen, nun brach er ab, ließ den Satz offen und beendete ihn mit einer resignierten Handbewegung.

Britte spürte, wie die Hitze ihren Rücken hochkroch. Ihre Ohrläppchen glühten. Die Müdigkeit war verflogen. Und nun hörte sie auch noch Rolf Gräfe sagen: »Was erwartest du, daß ich jetzt antworte? Soll ich die Hacken zusammenschlagen? Willst du ein: Jawohl, Herr Chefarzt! Ehrenwort, Herr Chefarzt! Ich besteige nie mehr ein Motorrad! Ich verscherble meine Honda! – Darf es das sein?«

Hansen ließ sich in seinen Schreibtischsessel fallen, besah sich seine kurzgeschnittenen Fingernägel, blickte dann hoch und musterte Rolf Gräfe, als sähe er ihn zum ersten Mal: »Unbelehrbar, was?«

»Nicht unbelehrbar – sauer.«

»Auch noch. Ausgerechnet. Aber trotzdem, Rolf, ich verlang von dir jetzt eine Antwort auf drei Fragen. Erstens: Was versprichst du dir von diesem spätpubertären Wahnsinn? Was soll denn das, bei jeder möglichen oder unmöglichen Gelegenheit auf so einer Affenschaukel über irgendwelche Hindernisse zu donnern und dabei Arbeitsfähigkeit und Job zu riskieren? Zweitens: Wenn du das schon tust, hältst du es dann für fair, im OP mit einer lädierten Hand aufzukreuzen und damit nicht nur das Leben eines Patienten, sondern auch den Ruf der Klinik in Gefahr zu bringen? Ganz abgesehen davon, in welch heikle Lage du den Operateur dabei bringst. Und schließlich die letzte Frage: Was würdest du denn tun, wenn du hier auf meinem Sessel säßest? Wie würdest du an meiner Stelle reagieren, Rolf? Mal ganz ehrlich...«

»Ich sitze aber nicht auf deinem Sessel.«

»Das ist keine Antwort.«

Dr. Gräfe machte einen halben Schritt nach vorn. Britte sah, wie sich seine Fäuste ballten. Ihr Herz zog sich zusammen vor Furcht. Wenn er jetzt losschlägt, dachte sie, was dann? So hatte sie ihn noch nie gesehen, das Gesicht dunkel vor Zorn.

»Die Antwort lautet: Ich bin auch nur ein Mensch. Und ein Mensch macht Fehler. Er hat sogar ein Recht darauf.«

»Wir haben dieses Recht nicht.«

»Ach nein? Und du mit deinen Weibergeschichten? Wenn du so den überheblichen Lehrmeister spielst, kotzt mich das an. Und soll ich dir noch was sagen...«

Dr. Hansen lehnte sich in seinem Sessel zurück und schloß die Augen. »Sag's nicht, Rolf. Hau hier ab. Nicht aus der Klinik, aber aus meinem Zimmer. Und auf der Stelle.«

Die Tür schlug zu. Er war so schnell hinausgestürmt, daß Britte gar nicht die Gelegenheit hatte, zu einem eigenen Entschluß zu kommen. Sie stand da wie gelähmt und sah dieses starre Gesicht mit den geschlossenen Augen dort hinter dem Schreibtisch.

»Verzeihen Sie, Herr Doktor«, sagte sie leise. »Es tut mir so unendlich leid... Und ich werde auch nicht mehr zu spät zum Dienst kommen, wirklich, ich schwöre es, nie mehr...«

»Ist schon gut«, murmelte Hansen.

Britte ging. Er hörte das leise Klappen der Tür. Er stand auf. Sein Körper war schwer. Und der Tag hatte noch nicht einmal begonnen.

In der Bleistiftschale auf seinem Tisch fand er noch eine Zigarette. Er zündete sie an und sog den Rauch in die Lungen und betrachtete dann durch den dünnen, tanzenden Nebel das Bild an der Wand. Er selbst hatte es ausgesucht. Es war ein Druck des russischen Malers Marc Chagall und zeigte einen jungen Mann, der mit ausgestreckten Armen und verklärtem Gesicht und mit einer Rose in der Hand über Felder und Bäume einer lieblichen Landschaft dem Silbermond entgegenschwebte.

Es war nicht so sehr der fliegende Jüngling mit der Rose, der die Melancholie in Fritz Hansen noch vertiefte – es waren die Bäume, das Grün der Hügel... Weg, dachte er, irgendwohin, wo es etwas gibt, das man riechen, anfassen kann. Raus aus diesem Betonberg. Statt Neonlicht Sonne auf der Haut. Von mir aus auch Wind, Regen oder Schnee. Aber raus...

Im fernen Südamerika, in Villaverde in Kolumbien, spuckte Ramon Garcia die Zigarette aus und trat sie in den Kies des Weges. Er hatte einen sonderbaren Geschmack im Mund, und er wußte genau, wo er herkam: Es war Angst. Die pure Scheißangst! Wann hatte er so etwas zum letzten Mal gespürt? Vor anderthalb Jahren, als plötzlich auf dem steilen, mit glitschigem Gras bewachsenen Hang einer der Zwillinge zu rutschen begann, und er ihm nachrannte, selbst ins Rutschen geriet und sie dann beide, wild um sich schlagend, dem Abgrund entgegensausten. Erst im allerletzten Moment hatte er Antonio schnappen und sich an einem Strauch festhalten können.

Doch damals war es die Angst um Antonio gewesen. Nun hatte er Angst um sich selbst.

»Du mußt ins Ausland fliegen, Ramon«, hatte José am Telefon gesagt. José Cesar Rigiera Porras, der Vetter seiner Frau.

»Und wohin?«

»Alemania. Deutschland.«

Deutschland? Das war eine Reise um die halbe Welt. Und er konnte nicht ablehnen. Nein, das konnte er nicht, denn José hatte ihm seine Kusine vorgestellt: Maria. Als sie noch 17 und er, Ramon, gerade 23 war. Und José hatte dann auch noch die Hochzeit bezahlt und ihm den Job als Geometer in Villaverde hier besorgt. José hatte die Finger überall drin, kannte alle, wußte alles. Und nun sprach er von einem Flug nach Alemania, als ginge es um ein Familienpicknick in Antioquia oder unten am Fluß.

Ramon warf einen letzten Blick auf seinen Garten mit den Tomaten, den Bananen, Pfirsichen und den Pimentos, die auch schon reif wurden. Dann ging er ins Haus, um nachzusehen, ob seine Frau Maria den Koffer gepackt hatte.

Der Koffer lag auf dem Bett und war zugeschnallt. Maria aber kniete in der Ecke vor dem Bild der Heiligen Jungfrau und betete. Er legte ihr die Hand auf die Schulter und sagte das gleiche, was José ihm vor zwei Stunden am Telefon gesagt hatte: »Jetzt reg dich nicht auf«, sagte er; »was ist denn schon dabei? Nichts als eine kleine Urlaubsreise nach Europa ist das. Und dazu noch auf anderer Leute Kosten. Wer hat schon solches Glück.«

Auf anderer Leute Kosten? dachte er. Zum Teufel mit den anderen Leuten!

Bereits eine halbe Stunde später saßen Ramon und José in einem funkelnden, rotlackierten, sündteuren neuen Nissan-Geländewagen, rollten den Hang hinab, verließen das Tal, und dann endlich begann José zu reden und gab Ramon die ersten präzisen Informationen.

Sie hatten, wie José sagte, eine »kleine Transportfrage« zu lösen. »Hängt ziemlich viel davon ab, Ramon. Deshalb haben sie mir die Sache in die Hand gegeben. Na ja, und ich dachte mir, da gibt's doch noch meinen Freund oben in Villaverde. Und der ist mir schon längst einen Gefallen schuldig, nicht wahr?«

Ramon nickte. Was blieb ihm übrig. Und was zu transportieren war, konnte er sich ohnehin denken. Der Nissan hier und der BMW, den José in der Garage seines protzigen Chalets in Medellin stehen hatte, und der Pool und die Kleider seiner Frau und der Gymnasiumbesuch seiner Tochter Mercedes – all die Dollars, die Schweizer Franken oder D-Mark, mit denen José den ganzen Aufwand bezahlte... woher sie kamen, das wußte Ramon. Er wußte auch, daß José zu denen gehörte, die für den »Weiterfluß« der Gelder zu sorgen hatten. Um Millionen ging es, um Milliarden... Wie hatte die Zeitung kürzlich geschrieben: »Die kolumbianische Kokain-Industrie steht auf der Liste der größten Industrieunternehmen der Welt an siebter Stelle. Sie ist ein Imperium.«

Das Imperium der »Weißen Göttin«, der Göttin des Kokains, umspannte von diesen Andentälern aus die ganze Welt. Die »siebte Weltrangstelle« hatte Kolumbien Jahr um Jahr Tausende von Toten gekostet, hatte in den Jahren der »violencia«

das ganze Land in ein Bad von Blut getaucht. Im Krieg der Drogenbarone gegen den Staat gab es keine Gnade.

»Wieso denn ich?« flüsterte Ramon. »Dios mio, wieso bist du bloß auf mich gekommen?«

»Hättest du nicht gedacht, was?« José lachte. »Na gut, zunächst habe ich es mir auch überlegt. Ich kenne ja Maria. Sie dreht ziemlich leicht durch. Aber es ging nicht anders. Ich fand keinen anderen. Es ist auch zu wichtig.«

»Und da nehmt ihr mich?«

»Natürlich. Gibt's einen Besseren?« José hatte ein rundliches, verfettetes Gesicht, doch nun wurde sein Mund plötzlich dünn und die Augen hart. »Du wirst schon nicht in Schwierigkeiten kommen. Die Sache ist hundertmal durchdacht. Sie stimmt bis ins letzte Detail. Es geht auch nicht um eine Tonne, sondern nur um ein paar Gramm.«

Ein paar Gramm? Auch das wird gefährlich sein, überlegte Ramon, und rief: »Fahr doch nicht so schnell!«

Aber darauf hörte José nicht und fuhr weiter mit Vollgas. Die Tachonadel war wie festgeklebt auf hundertfünfzig. Das Radio brachte eine Stierkampfreportage aus »La Macarena« in Medellin. Die Stimme des Sprechers war nicht laut, aber sie sägte wie ein Zahnarztbohrer. José schaltete sie ab.

»Allzuviel brauchst du gar nicht wissen. Damit bringst du dich höchstens selbst in Gefahr. Nur das: Der Auftrag ist deshalb wichtig, weil der Chef einen Großkunden aufgetan hat, und der wird nicht nur Deutschland, sondern auch Holland, Österreich und Italien versorgen. Die Methode, mit der wir das Zeug rüberschaffen, ist gelöst. Geht alles per Schiff. Aber der Mann will wissen, was wir liefern, ehe er unterschreibt. Und das ist auch sein gutes Recht. Nur: Bei diesen dämlichen Warenproben sind wir schon zweimal auf die Schnauze gefallen.«

Er machte eine Pause. Wahrscheinlich will er jetzt, daß ich etwas antworte, dachte Ramon, aber er sagte nur: »Ich höre!«

»Du hörst?« José war amüsiert. »Na also, dann höre! Wir sind auf die Schnauze gefallen. Und warum? Weil sie die Kuriere schnappten. Standen alle schon im Computer. Gezeichnete Gesichter, verbrannte Erde. Na schön, und was war der Ausweg? Komm, rat mal, kannst ja schließlich auch was zur Diskussion beitragen.«

»Der Mann deiner Kusine, der Bauerntrottel aus Villaverde, den kein Schwein kennt, wäre der ideale Kurier... Ist es das?«

Wieder lachte José: »Du brauchst dich nicht schlechter zu machen als du bist, Ramon. Du bist auch kein Bauerntrottel, sondern Geometer und hast einiges drauf. Und weil das so ist, kannst du sogar eine internationale Geometertagung in Deutschland besuchen, falls du Spaß daran hast. Und zwar in... in... weiß der Teufel, wie das Kaff heißt, diese dämlichen deutschen Namen kann man ja noch nicht mal aussprechen. Fahr hin, Ramon, hör zu und sieh, was die Kollegen machen, bau dir einen internationalen Standard auf. Deutsch sprichst du ja auch. Hast du doch gelernt im Seminar?«

»Ich? Die paar Brocken...«

»Na schön. Aber englisch.«

Deshalb also, dachte Ramon, legte den Kopf gegen das Polster. »Und ich habe keine Wahl, was?«

»Du bist ein schlauer Kopf, Ramon. Stimmt. Keine.«

»Und was fällt für mich ab?«

»Das fragst du im Ernst? Nichts natürlich. Außer Spesen. Hier. Kann ich dir gleich geben.«

José griff in die Brusttasche und zog ein Kuvert heraus. »Da sind zweitausend Mark drin und dreihundert Dollar. Damit kannst du dir nicht nur das beste Hotel, sondern auch den besten Puff von ganz Frankfurt leisten. Reicht das?«

Die Straße hatte sich zur Autobahn verbreitert, drei Spuren links, drei Spuren rechts, und so, im Strom der anderen Wagen, näherten sie sich der großen Stadt, die dort mit ganzen Batterien funkelnder Wolkenkratzer aus ihren Smogwolken aufragte: Medellin, die zweitgrößte Metropole des Landes mit über zwei Millionen Einwohnern. Medellin, von allen Seiten von schroffen Bergwänden umgeben, die Stadt des schnellen Reichtums und des schnellen Todes – Herz des Koka-Imperiums. Wie die Herrscher mittelalterlicher Stadtstaaten hatten die Narko-Barone oben auf den Hängen von ihren Festungsvillen aus die Stadt regiert. Hatten während der »violencia« ganze Wohnblocks, Polizeikasernen und Verwaltungsgebäude in Schutt und Asche gelegt. Hatten mißliebige Journalisten, Politiker, Richter oder Rivalen gleich reihenweise zur Strecke gebracht.

Doch das war vorüber. Jetzt waren sie selbst in Bedrängnis.

Auf der großen Hinweistafel über der Autobahn erschien das schwarze Flugzeug im weißen Quadrat, der Hinweis auf den Flughafen: »Aeropuerto Olaya Herrera – 8 km«.

»Zuerst fliegst du nach Bogota. Dort geht es weiter mit der Lufthansa.«

Ramon rutschte im Sitz noch tiefer. Zweimal, dachte er angewidert, bin ich schon geflogen. Einmal Medellin – Bogota und zurück und einmal, als meine Schwester starb, nach San Andres... Und nun? Ich sollte diesem Idioten von José einen Schwinger verpassen, den Zündschlüssel rausreißen, dem Fettsack die Pistole abnehmen, die er bei sich hat, und ihn dann irgendwo im Straßengraben deponieren.

Er tat nichts, schloß statt dessen die Augen und spürte, wie der Wagen von der Autobahn abbog. Er öffnete erst wieder die Lider, als er den Kies hörte, der gegen die Schutzbleche knatterte.

Sie fuhren durch ein Spalier hoher, schattenspendender Eukalyptusbäume. Am Ende konnte Ramon ein Haus erkennen: flach, mit schwarzen Schieferplatten.

Ein Haus? Ein Luxusbungalow war das.

José brachte den Nissan vor dem Garagenbau zum Stehen, nahm ein flaches Kästchen aus der Ablage und drückte einen Knopf. Das Garagentor schwenkte lautlos auf. Hier war Platz für viele Wagen, doch die Garage war leer. Hinter ihnen schloß sich das Tor. Es war dunkel und roch nach Benzin und Staub.

»Komm!«

Durch eine eiserne Tür betraten sie einen kleinen Gang und kamen schließlich in eine Küche. Die Wände waren aus nacktem Beton, die Einrichtung bestand nur aus dem Notwendigsten. Neben dem Schrank hingen ein Herz-Jesu-Bild und eine Schwarzwälder Uhr. Vermutlich handelte es sich um die Küche des Hausmeisterpaares.

»Setz dich!«

Und wieder drückte José einen Knopf. Diesmal befand er sich an der Unterseite der Küchenherdplatte: Ein schmales Stück Beton glitt lautlos zurück und gab eine Art Kammer frei, in die José hineinging. Als er zurückkam, trug er Kleider über dem linken Arm. In der rechten Hand hielt er eine runde, etwa fünfzehn Zentimeter hohe Plastikdose.

»Da! Zieh das an.«

»Ja, wieso denn?«

»Frag nicht immer wieso und warum. Tu, was ich dir sage.«

Es war ein dunkelblauer, leichter Anzug, wie ihn die Geschäftsleute trugen, die sich abends im »El Rodeo« oder im »Union-Club« in Medellin trafen.

»Hier – Schuhe. Größe zweiundvierzig, oder? Hat mir wenigstens Maria gesagt. Hoffentlich passen sie. Die Krawatte habe ich selbst ausgesucht. Na, kümmere ich mich nicht wie ein Vater um dich? Seide. Italienisch. Was sagst du dazu?«

Es war eine dunkelgraue Krawatte mit Abbildern rosaroter Vögel. José hielt sie ihm unter die Nase. »Los, mach schon. Soviel Zeit haben wir nicht.«

Der Zeiger der Küchenuhr rückte unerbittlich weiter.

Ramon zog sich um, während José ihn, eine Zigarette im Mundwinkel, kritisch musterte. »So, jetzt siehst du langsam aus wie ein Mensch. So wie ich mir Joaquin Caldas – das ist von jetzt an dein Deckname – vorstelle. Caldas ist ein Chefgeometer der Provinz Antioquia. Hier, dein Paß auf diesen

Namen. Ich habe dir sogar technische Unterlagen besorgt. Mit denen kannst du deinen Kollegen in Alemania vor der Nase herumwedeln.«

Ramon versuchte die Krawatte zu binden. Er schaffte es nicht. José half ihm. »Mensch, deine Finger zittern ja. Bleib bloß ruhig, Junge! Ich sag' doch – ein Klacks. In vier Tagen bist du wieder hier.«

In vier Tagen...

José griff sich die Plastikdose, die einsam auf dem Tisch stand, und schraubte den Deckel ab. Dann ging er zum Eisschrank, holte eine Milchflasche, nahm ein Glas und schenkte es voll.

»Da! Trink erst mal.«

»Was soll das? Milch?«

»Ist gesund. Und dann nimmst du diese Tablette und noch 'nen Schluck.«

»Wieso Tablette?«

»Nur, damit du nicht kotzt.«

Ramon musterte José, dann das Glas. Er rührte sich nicht.

»Na, los schon!«

Ramon sah, daß der Plastikbecher bräunliche Kugeln enthielt. Sehr viele Kugeln. Jede hatte etwa den Durchmesser von einem Zentimeter. Er wandte den Blick wieder zu José. Es begann ihm zu dämmern, was José als nächstes verlangen würde: »Ist das etwa...?«

»Das ist Peruvian Flake. Frisch aus Peru. Die ›Weiße Königin‹. Das Beste vom Besten. Und dazu noch in schöne kleine Latexkügelchen verpackt.«

»Und wo soll ich...«

»Ganz einfach.« José deutete auf Ramons Magen: »Darin.«

Er hatte davon gehört. Er hatte es sich sogar vorgestellt, wie es einem »camello« zumute war. »Kamele« nannten sie die Drogenkuriere und hatten, verdammt noch mal, recht damit. Geheime Boten, die das Zeug in irgendwelchen Behältern schlucken mußten. Frauen schmuggelten es oft in der Schei-

83

de, Männer im Magen, meist in Präservative verpackt. Aber daß er nun selbst...

Zorn überwältigte ihn. »Nie!« rief er.

»Was soll das heißen?«

»Daß du sowas nicht verlangen kannst.«

»Nein?« José hatte dicke, aufgequollene Lippen, die ewig lächelten, blaugetönte Mischlingslippen. Auch jetzt lächelten sie. Aber die Augen blieben hart. Mit einer blitzschnellen Bewegung zauberte er eine Pistole aus einer Jacke. Er hielt die Waffe in Höhe des Oberschenkels, dort zuckte sie wie der Schwanz einer Kobra.

»Ich verlange nichts, Junge. Das ist der Punkt, wo wir uns mißverstanden haben. Ich sage nur, was zu tun ist. Du hast meine Kusine geheiratet, gut. Sehr gut. Du hast Kinder von ihr, an denen du hängst? Noch besser. Und ich habe meine Arbeit! Wenn ich einen Fehler mache, nur den kleinsten Fehler, nimmt niemand mehr Rücksicht auf meine Familie. Kein Schwanz. Und so ist es jetzt auch bei dir. Tut mir leid, aber es ist besser, du betrachtest die Dinge, wie sie nun mal sind... So, und jetzt fang an! Und immer ein Schluck Milch dazwischen.«

Ramon griff in die Plastikdose, nahm die erste Kugel und schob sie sich in den Mund...

Der große, funkelnde Vogel strebte immer nach Norden.

Er flog in einer Höhe, in der Menschen nicht mehr atmen können und wo die eisige Kälte jedes Leben sofort töten würde: zwölftausend Meter über der Erde, in der Grenzzone zwischen Atmosphäre und Stratosphäre. Er hatte Bergmassive und Gipfel überquert, die zu den höchsten der Welt gehören. Und all diese gewaltigen, mit ewigem Schnee bedeckten Steinfestungen der Anden erschienen den Passagieren, die sich gelegentlich um die Sichtfenster der Boeing vom Typ B 747 drängten, irgendwie unwirklich fern, ja, beinahe spielzeughaft.

Die Maschine, die den fliegenden Kranich der Lufthansa am Seitenleitwerk trug, befand sich seit sechs Stunden in der Luft.

Sie war kurz vor Mittag in La Paz, Bolivien, gestartet, würde in Bogota, Kolumbien, zwischenlanden, dann tausend Meilen bis Caracas, Venezuela, hinter sich bringen, dort die Besatzung auswechseln, noch einmal hunderttausend Liter Kerosin in die riesigen Treibstoffkammern saugen und dann zur letzten Etappe dieses Langstreckenflugs LH 547 starten, dem Achttausend-Kilometer-Sprung zur Heimatbasis Frankfurt am Main.

Die Boeing war zu teuer, als daß man sie lange am Boden halten konnte. Falls technisch alles in Ordnung war, würde sie sich bereits am nächsten Morgen, diesmal unter der Flugnummer 571, in die Lüfte heben, um den Flughafen Johannesburg in Südafrika anzusteuern...

Nun aber befand sich die »Hessen« bereits im Bereich der Anflugkontrolle Bogota und war nichts als ein grün leuchtendes Signal auf dem runden Sichtschirm eines Flugsicherungslotsen im Tower des Flughafens »El Dorado«. Ein winziger Punkt, der nun langsam, im regelmäßigen Widerschein des grünen Drehstrahls, dem Zentrum zukroch.

Zwanzig Minuten später: Touch down! Die sechzehn stickstoffgefüllten Räder des Hauptfahrwerks hatten aufgesetzt, die Bremsklappen waren ausgerichtet, Kapitän Wehrmann ließ die Schubumkehr wirken und trat die Fußbremse. Eine halbe Stunde Verspätung? Wehrmann erinnerte sich, was er zuvor im Sender an Meteorologen-Informationen abgerufen hatte: Ein Südostwind von 23 Knoten herrschte hier draußen. Wenn es in Bogota nicht viel zu laden gab, wenn er den Zwischenstopp rasch hinter sich bringen konnte, bestand die Chance, daß er auf dem Weiterflug nach Caracas einen Teil der Verspätung wieder hereinholte.

Der Aufenthalt dauerte sogar kürzer, als Wehrmann erwartet hatte. Nur elf neue Passagiere kamen an Bord. Der letzte, den der Purser am Einstieg begrüßte, war ein kräftiger Mann in einem blauen Anzug. Im Computer der LH-Niederlassung Bogota und auf dem Ticket stand der Name: Joaquin Pedro Caldas. Der Passagier Caldas bekam im Raucherabteil der Business-Class den Sitz 15 H zugewiesen.

Dann wurde die »Hessen« wieder von dem Schleppfahrzeug angezogen, die Düsen fingen an zu vibrieren, in der Startposition gab Kapitän Wehrmann Gas. Die Düsen brüllten auf. Im Steilflug schwang sich die Maschine über die Viermillionenstadt auf dem Andenhochplateau und nahm Kurs nach Nordwesten.

Es war kurz nach Mitternacht, als die »Hessen« auf dem Airport Caracas, Maiquetia, eintraf. Im Scheinwerferlicht drängten sich Tankwagen und Wartungsfahrzeuge wie eine Zwergenarmada um den gewaltigen Jumbo. Ein Putzfrauengeschwader unternahm eine Eilreinigung. Und Kapitän Wehrmann, einigermaßen zufrieden mit sich selbst – denn immerhin zwanzig Minuten hatte er aufgeholt – übergab die Maschine seinem Kollegen Rolf Andersen und dessen Besatzung.

Eine halbe Stunde später hob die »Hessen« erneut ab. Zum letzten langen Flug über den Atlantik nach Europa.

Lächeln. Immerzu lächeln. Die Stewardeß Evi Borges war wieder im Dienst. Sie stand am Bugeinstieg, kontrollierte Bordkarten, wies Sitze an. Ja, im Dienst – doch das Lächeln gehörte nicht zu ihr. Es schien jemand ganz anderes zu sein, der Auskünfte gab, Gepäckklappen öffnete, Mäntel verstaute. Jemand, der es fertigbrachte, zu lächeln.

Evi Borges war an diesem Morgen von einem Kurzurlaub an der Westküste der Vereinigten Staaten in Caracas eingetroffen. Hier war sie zu der Besatzung von Kapitän Andersen für den Lufthansa-Flug 547 nach Frankfurt eingeteilt.

Den Stewardessen der großen Gesellschaften war es längst selbstverständlich, als Urlaubsziel die entferntesten, exotischsten Orte zu wählen. Flüge waren für sie spottbillig, und nicht nur für sie, sondern auch für ihre Ehepartner oder Begleiter: »Der Erdball, unsere Heimat«! – Oh ja, und so hatte Evi Borges in den vergangenen zwei Jahren so oft sie konnte Connors Hill, eine kleine, verschlafene Strandsiedlung zwischen Los Angeles und San Diego, aufgesucht.

Nun war es zum letzten Mal gewesen. Niemals wieder würde sie von Chris' Terrasse über das Meer sehen, niemals mehr am Strand entlangrennen. Nie mehr... Vorbei!

»Was geschieht, ist gut«, hatte Chris gesagt.

Er hatte recht. Nur wußte sie nicht, ob sie Erlösung oder nur Trauer empfinden sollte. Sie war wie von sich selbst getrennt. Lächeln! Was sonst? Mit ihrem gläsernen Lächeln auf dem Gesicht brachte sie auch dem Passagier Joaquin Caldas eine Zeitung an den Sitz 15 H, einem Fensterplatz.

Es war nichts Besonderes an dem Mann. Vielleicht, daß er ein wenig verschlossen und in sich gekehrt wirkte. Aber er hatte ein sympathisches, braunverbranntes Gesicht und bedankte sich mit einem freundlichen »Gracias.«

Den Platz neben ihm nahm ab Caracas eine ältere Dame ein. »Mathilde Werner« stand auf dem Ticket. Sie wirkte umsichtig, freundlich, gelassen; wie ältere Damen wirken, die viel fliegen. »Ach nein, bemühen Sie sich nicht, meine Liebe!« sagte sie zur Stewardeß. »Ich verstaue meinen Kram schon selbst. Wissen Sie, ich mach' das jedes Jahr zweimal. Meine Kinder und Enkel wohnen in Caracas. Und soll ich Ihnen sagen, wie lange schon? Sie werden's nicht glauben! Seit dem Jahre 1961. Ach, das waren Zeiten... Da bekam man noch Porzellangeschirr. Da flogen die Constellations, man lernte Lissabon kennen und die Azoren. Dauerte ja auch vierundzwanzig Stunden, so ein Flug. War so richtig gemütlich. Aber da waren Sie ja noch gar nicht auf der Welt...«

Und Evi Borges nickte. Sie war in einer Verfassung, in der sie zu allem genickt hätte. Und gelächelt.

Auch der Mann am Fenster lächelte. Dann schloß er die Augen und lehnte sich zurück. Es war wirklich nichts Auffälliges an ihm.

Die Filmleinwand des Bordkinos erlosch. Wer wollte sich um diese Nachtzeit denn Filme ansehen? Die Crew hatte noch ein leichtes Essen serviert. Vereinzelte Lichtpünktchen der Leselampen sprenkelten das Halbdunkel in der Kabine. Im vordersten Teil, der Business-Class, der in den Bug der Maschine mündete, war noch eine Runde Unentwegter beim Skat. Manche hatten Rotwein bestellt, um sich so leichter in jenen Dämmerzustand hinüberzuretten, der auf Langstreckenflügen »Schlaf« genannt wird. Schließlich herrschte Stille.

Evi Borges saß auf ihrem Platz an der Galley, einem der sechs großen Bordproviant-Container, die wie breite Säulen den fast siebzig Meter langen Kabinenraum des Großflugzeuges trennten. Sie konnte nicht schlafen, konnte auch nichts anderes denken als einen Namen: Chris! Armer, lieber Chris... Warum nur? – Dann sagte sie es sich wieder: Es ist gut. Alles, was geschieht, ist gut...

Und noch etwas sagte sich Evi Borges: Jetzt kannst du endlich in Frankfurt mit Fritz Hansen über Chris reden. Oder es zumindest versuchen. Wenn es einen gibt, der nachempfinden kann, was geschah, dann ist es Fritz!

»Chris hatte einen schönen Tod«, hatten sie ihr in Los Angeles gesagt. »Er hat die ganze Zeit gelächelt. Und er hat immer wieder von dir geredet...«

Zwischen Sternen und Meer zog die »Hessen« ihren Nacht-Kurs. Nordosten, Atlantik, Europa...

Es war kurz nach vier Uhr, als Mathilde Werner aus einem undeutlichen Traum erwachte: Eine Kirche. Sie war noch ein junges Mädchen. Und irgend jemand sprach. Der Priester? Ein leises Gemurmel... dann Unruhe...

Sie schrak hoch.

Sie hatte einen leichten Stoß an ihrer Schulter gespürt. Natürlich, der Mann, der schon in Caracas im Flugzeug saß. Er sprach spanisch, war ja Südamerikaner. »Bogota« hatte sie an seinem Handgepäck gelesen. Ein Kolumbianer also?

Aber was war nur mit ihm? Und was er sprach, das war doch jetzt nicht spanisch? Latein war das, stoßweise, kurz. Vornübergebeugt hing der Mann in seinem Sitz... »Ave Maria«, hörte Mathilde Werner. Dann: »La benediction del nuestro señor Jesus...« Er betete.

»Hören Sie mal. Entschuldigen Sie. Escucha...«

Nach dreißig Jahren Südamerikabesuchen lernt man spanisch.

»Hören Sie, Señor? Darf ich etwas fragen? Fühlen Sie sich vielleicht nicht gut?«

Sie bekam keine Antwort.

»Ich will mich ja nicht aufdrängen – aber vielleicht fliegen Sie zum ersten Mal? Ich kenne sowas. Vielleicht sollten wir die Stewardeß rufen?«

»Gracias«, hörte sie, »danke.«

Mehr fiel ihm wohl nicht ein? Er zitterte doch, und die Hand hatte er auf dem Magen, der arme Kerl.

»Wissen Sie, die haben hier alles an Bord. Auch Medikamente, Beruhigungsmittel, Schlafmittel, Mittel, die Schmerzen wegnehmen. Bei Koliken zum Beispiel. Haben Sie vielleicht eine Kolik?«

Wieder keine Antwort. Er lehnte sich jetzt zurück. Sie sah sein Profil. Sah eigentlich ganz nett aus. Mittelalter. Ob es ihm wirklich schlechtging? Wer sollte das bei dieser Dunkelheit unterscheiden können?

»Überlegen Sie sich's.«

»Gracias«, kam es flüsternd.

Na ja, dachte Mathilde Werner, lehnte sich nun selbst zurück und schloß die Augen; zu seinem Glück soll man niemand zwingen...

Ich habe es gewußt!

Evi Borges dachte es im beruhigenden Halbdunkel der Kabine. Mit absoluter Sicherheit habe ich es gewußt. Ich war mir schon gewiß, als ich den Strandweg hinunterkam und Chris' Haus sah.

Dabei schien doch alles wie immer: Der Wind bewegte den Hafer am Hang. Weiter vorn am Riff schlugen die Brecher gegen den Felsen. Man sah die Boote draußen. Vor dem Haus von Chris aber gab sich der Pazifik ruhig und sandte weiße, freundlich murmelnde Schaumstreifen über den Sand.

Sein Haus war aus Holz, wie die meisten Strandhäuser nördlich von San Diego. Wind und Salz hatten es grau gefärbt. Vor vier Jahren, als Chris seinen ersten großen Schallplattenvertrag abschloß, hatte er das Haus einem Bauunternehmer abgekauft. Es mußte ein Industrieller von beachtlichem Geschmack gewesen sein, denn mit dem schweren Natursteinfundament, all dem Holz und Glas und der weiten, überdachten Terrasse war das Haus wunderschön.

Die Krankheit hatte Chris damals noch nicht niedergerungen und ins Bett gezwungen. Und jedes Mal stand er dort oben und wartete auf Evi, wenn sie wieder einmal aus Deutschland hergeflogen war. Nun schien ihr die Terrasse so weit und schrecklich verlassen...

Möwen schwebten über dem Dach. Draußen startete ein Kormoran, zog einen Schaumstreifen hinter sich her, ehe er sich taumelnd erhob. Aber kein Chris war zu sehen. Evi konnte die Beine kaum bewegen. Es ist soweit, dachte sie. Er hat mich für immer verlassen.

Die Krankheit hatte sich ihre Zeit genommen. Zunächst noch hatte sie ihm sein schmales, sensibles Gesicht belassen, dann schwarze Flecken über seinen Körper gezogen, schließlich Lungen und Eingeweide zerstört. »Wenn sie wenigstens einen anderen Namen dafür hätten, Evi... Etwas Poetisches... Der Zorn des Engels, oder so. Aber Aids oder gar Kaposi-Syndrom? Na, wie gefällt dir das?«

Und er hatte dabei noch gelächelt.

Stille… Möwenschreie…

Ganz langsam ging sie durch den Sand. Als sie die Treppe hochstieg, knarrte wie immer die dritte Stufe.

»Sei fair, Evi«, hatte er das letzte Mal gesagt: »Komm zu mir, wenn's soweit ist. Versuch es wenigstens.«

Sie war gekommen. – Zu spät.

An allen Fenstern waren die Vorhänge vorgezogen. Neben dem Eingang aber gab es einen Spalt, durch den sie in das Innere des Wohnraums blicken konnte: Die breite Couch war hochgekippt und aus dem Kamin die Asche entfernt. Selbst den wunderschönen rotschwarzen indianischen Teppich hatten sie mitgenommen. Alles leer. Wie ihr Herz.

Ganz automatisch griff sie in den Mauerspalt, in dem Chris den Schlüssel aufzubewahren pflegte, wenn er wegging.

Da war kein Schlüssel…

Sie drehte sich um. Der Wind kühlte ihr Gesicht, griff in ihr Haar, zerrte daran. Und die Wellen sprachen zu ihr: »Es ist doch nicht so schlimm. Sieh mal, ich bin ja noch hier… Spürst du mich nicht?«

»Vielleicht. Aber ich kam zu spät.«

»Wir haben es doch gewußt. Was hätte es geändert?«

»Ich habe es versprochen, Chris. Und das ist alles, was zählt…«

Sie ging den Strandweg zurück und den Hang wieder hinauf, hinüber zu Miss Lane, die an der Kreuzung eine Tankstelle betrieb, und den Drugstore, der die paar Häuser von Connors Hill versorgte. Wenn Chris' Freunde aus LA nicht bei ihm gewesen waren, hatte sie im Strandhaus ab und zu nach ihm gesehen.

Mary Lane war gerade dabei, einem Kunden der Tankstelle das Wechselgeld herauszugeben. Sie ließ ihn einfach stehen und lief Evi entgegen. Sie war eine große, knochige Frau und hatte ein hartes, fast männliches Gesicht. Doch all die Mütterlichkeit, zu der sie fähig war, sammelte sich nun in den dunklen Augen.

»Oh, Evi...« Sie umarmten sich stumm, und Evi war froh um die Hände, die sie festhielten. Doch weinen konnte sie noch immer nicht.

»Wann?« sagte sie nur. »Wann, Mary?«

»Vor vier Tagen. Am Dienstag. Sie haben ihn noch in die Community-Klinik gefahren. Er hat gelächelt, als sie ihn in den Wagen schoben. Er hat wirklich gelächelt. Dabei war er doch schon ohne Bewußtsein...«

Community-Klinik. Es war das Krankenhaus der Selbsthilfe-organisation, von der Chris ihr oft erzählt hatte.

»Ich kam zu spät, Mary...«

»Was hätte es denn geändert, Darling? Ich meine, was hättest du tun können?«

»Bei ihm sein. Ich hab's doch versprochen.«

»Und?« fragte Mary Lane nur und sah sie an. »Komm, geh rein! Ich muß hier noch was erledigen. Dann trinken wir eine Tasse Kaffee.«

Der Drugstore war leer. Mary Lane setzte dann später die Kaffeemaschine in Gang, griff in eine Schublade, holte eine kleine, längliche Schachtel heraus und reichte sie Evi: »Das ist für dich. Er hat es mir letzte Woche gegeben. Er hat es wohl geahnt.«

Evi öffnete schweigend. Sie sah ein etwa daumenlanges, po-liertes, mit einer Silberöse versehenes Stück Knochen, in das die eine Hälfte eines Hirschgeweihs graviert war. Ein India-nerfetisch. Chris stammte aus Arizona und hatte sich viel mit den Traditionen und der Kunst der Indianer beschäftigt. Den Fetisch trug er als Talisman. Und wenn er spielte, lag er auf seinem Flügel.

»Danke, Mary.«

Mary Lane hatte Evi eine Stunde später nach Los Angeles zur Community-Klinik gebracht. Dort hatte sie mit einem jungen Arzt gesprochen, einem vom Chris' Freunden, den sie auch draußen in Connors Hill schon getroffen hatte. Chris sei ohne Schmerzen, in einer Art heiterer Ruhe gestorben, sagte Freddy Wilbroke, aber von ihr habe er noch gesprochen.

Die folgenden zwei Tage verbrachte Evi fast ausschließlich im Zimmer ihres Hotels. Dann nahm sie eine Varig-Maschine, um nach Caracas zum Dienst zu fliegen.

Sonne. Die Sonne über den Wolken. Kurz nach zehn am Morgen bereiteten die 270 Passagiere an Bord der »Hessen« ihre Klapptische für das Hauptfrühstück vor, das die Kabinencrew gerade auszugeben begann.

Auch die Cockpitbesatzung wurde wieder aktiv. Auf der mittleren der drei Flugstraßen, die den Absprungpunkt Caracas mit Europa verbinden, näherte sich die »Hessen« dem alten Kontinent. Sie hatte die Azoreninsel Ponta Delgada und auch den 20. Breitengrad bereits überflogen und befand sich nun im Bereich des Funkfeuers von La Coruña, der westlichsten Stadt Spaniens.

Kapitän Andersen überdachte noch einmal die Wetterberichte, die er gerade abgerufen hatte. Sah alles ganz gut aus. Tommi Willstett, sein Co-Pilot, tippte am Computer, um die anstehenden Kurskorrekturen nochmals zu checken. Berghan, der Flugingenieur, kontrollierte zum x-ten Mal die Anzeigen des Triebwerkes drei. Am Morgen hatte es nämlich einen leichten Leistungsabfall angezeigt, doch nun schien sich alles von selbst wieder einzupendeln. Keine Frage: Wenn es im europäischen Luftraum wegen der verdammten Urlaubsfliegerei keine Probleme gab und wenn auch die Situation in Frankfurt am Main einigermaßen normal aussah, dann gab's um fünfzehn Uhr zehn den »touch down«, und die Verspätung war ausgeglichen.

Die Kanzel der 747 befand sich an der Spitze des Oberdecks vor den zwanzig paarweise angeordneten, bequemen Schlafsesseln der ersten Klasse. Neben den Toiletten- und Waschräumen führte von dort eine Treppe hinab zur Galley und dem Vorraum der Business-Class.

Hier war Evi Borges gerade damit beschäftigt, die Thermoskannen mit frischem Kaffee aufzufüllen. Nicht weit von ihr, nur zwei Sitzreihen entfernt, schnitt eine alte Dame ein Brötchen auf, um es mit Butter zu bestreichen. Ach, dieses Frühstück nach einer Nacht im Flugzeug! Und die Brötchen, richtig knusprig. Wie sie das nur schafften? Mathilde Werner hatte es immer geliebt: das Frühstück an Bord und die netten Stewardessen. Alles war so hübsch verpackt: Wurst, Marmelade, Butter, Käse. Dazu das Hantieren auf engstem Raum mit dem winzigen Geschirr.

Gewiß, auch ein Frühstück zu Hause konnte schön sein, aber im Flugzeug war es eben ganz anders. Heute hätte sie es wieder richtig genießen können.

Wenn nicht…

Da kam dieser arme Mensch von der Toilette zurück! Hatte schon wieder gemußt. Und hatte auch wieder die Hand auf dem Magen. Na ja, man soll tolerant sein, wenn es jemandem schlechtgeht.

Mühsam zwängte sich Mathilde Werner, um ihn auf den Nebenplatz durchzulassen, aus ihrem Sitz und trat auf den Gang. Er schaffte es immerhin, das Tablett in Ruhe zu lassen, als er sich vorbeidrückte. Sein Frühstück hatte er auch nicht angerührt. Nicht mal den Kaffee. Nur Mineralwasser trank er, die vierte Flasche schon. Und ganz grün im Gesicht war er auch. Vom Essen gestern abend hatte er ebenfalls kaum etwas zu sich genommen… Und nun hing er in seinem Sitz und schloß die Augen.

Die alte Dame entschied, daß sie es noch mal versuchen mußte: »Ist es Ihnen noch nicht besser? Es geht mich ja nichts an, ich hab' Ihnen das ja schon einmal gesagt, Señor… aber ich finde, Sie sollten nun wirklich etwas unternehmen.«

Gab nicht mal eine Antwort, der Kerl. Andererseits war das kein Wunder, wenn er sich so entkräftet fühlte.

»Wissen Sie, ich rede jetzt mit der Stewardeß.«

»Señora«, es kam ganz leise, war nicht mehr als ein gequältes Flüstern »Señora, lassen Sie mich endlich in Frieden…«

Mathilde Werner schmeckte das Frühstück nicht mehr. Nicht neben einem solchen Menschen. Resigniert gab sie das Tablett der hübschen Rotblonden zurück, die gerade ihren Wagen durch den Gang heranschob. Und draußen war Sonne und Himmel, und unten sicher das Meer. Mathilde Werner beschloß, noch ein Nickerchen zu machen.

Wie lange es dauerte, sie wußte es nicht. Nur eines wußte sie, als sie hochfuhr: daß etwas Schlimmes, ganz Schlimmes geschehen sein mußte. Da war ein Geräusch, nein, ein Stöhnen, leise und so von Pein erfüllt, daß es ihr ans Herz ging.

Sie richtete sich auf. Er – wer denn sonst? Da saß er nun, nach vorn gebeugt, den Kopf gegen die Sessellehne der nächsten Sitzreihe gedrückt und zitterte, ja, zitterte.

»Señor? Hören Sie doch, Señor…« Sie griff nach seinem Arm, wollte sich aufrichten, nein, wollte aufstehen, um nach der Stewardeß zu rufen – und da geschah es. Und es geschah viel zu unvermittelt, als daß Mathilde Werner realisieren konnte, wie es passierte und woher dieser schreckliche Schmerz kam, der ihren Schädel zu spalten drohte.

Einen Schatten, ja, das hatte sie noch gesehen, einen Schatten vor ihren Augen. Und dann dieses knirschende Geräusch. Und der Stoß, der sie auf den Sitz zurückwarf… Und der Geschmack von Blut im Mund. Und die Funken, die im Dunkel vor ihr tanzten. Und schlucken mußte sie, immer wieder schlucken, das eigene Blut…

Sie rang nach Luft. Sie öffnete die Augen. Nun wollte sie schreien und konnte es doch nicht.

Ein Gesicht sah sie. Das Gesicht des Mannes, dem sie die ganze Zeit hatte helfen wollen. Aber es war gar kein Gesicht. Eine schreckliche Fratze war es. Die Muskeln tanzten darin, wie an Schnüren gezogen. Die Pupillen waren winzig und schwarz wie Stecknadelköpfe. Und die Zähne – diese Zähne! Das Gesicht eines Dämons. Nicht das Gesicht eines Menschen…

Es hatte sich alles so schnell abgespielt, daß auch den Passagieren auf den nächsten Sitzreihen nicht klarwurde, was eigentlich los war. Gerade hatten sie die Zeitungen entfaltet, ihre Zigaretten oder Pfeifen angesteckt, um sich entspannt zurückzulehnen, als der Schrei sie alle erstarren ließ: Die alte Frau dort? Oh Gott. Blut strömte über ihr Gesicht. Der Kopf hing zur Seite. Und dieser Mensch, dieser Kerl, dieser Irre – er hing über ihr, hielt sie an beiden Schultern und schüttelte sie wie eine Puppe.

Die rotblonde Stewardeß kam angerannt. Sie erhielt einen Schlag, der sie zu Boden warf.

Der erste, der sich aus der Erstarrung löste, war Luis Schober, ein breitschultriger Ingenieur aus München, der im Auftrag seiner Firma nach Venezuela geflogen war. Schober hechtete auf den Gang hinaus und riß den Tobenden an den Schultern hoch: »Sauhund! Jetzt kannst was erleben!«

Doch es war Schober, der die Überraschung seines Lebens erfuhr: Er konnte den Mann zwar zu Boden stoßen, doch der trat ihn dann derartig mit beiden Füßen in den Bauch, daß Schober über die nächsten Sitze flog. Und der Irre brüllte wieder – nein, es war kein Gebrüll; es war der heisere, gurgelnde Laut eines in die Enge getriebenen Tieres.

Zwei weitere Passagiere kamen Schober zu Hilfe und versuchten den Tobenden festzuhalten. Die Chefstewardeß rannte zum Telefon. Aber noch immer entwickelte der Verrückte eine so ungeheure Kraft, daß er sich aus der Umschlingung der Arme befreien konnte, sich nun torkelnd erhob – dann aber jäh, den Mund weit aufgerissen, zusammenbrach.

Auf der Treppe am Oberdeck erschien Kapitän Andersen. Die Chefstewardeß rannte ihm entgegen. »Was ist denn hier los?« »Möchte ich auch wissen, Robert. Da ist einer völlig übergeschnappt.«

Zu den heiligen, unantastbaren Gesetzen der großen Fluggesellschaften gehört es, den Passagieren ihren Aufenthalt an

Bord so angenehm und erfreulich wie möglich zu gestalten. Natürlich, es gab Grenzen. Und an eine solche waren sie nun gestoßen.

Sie schleppten den Bewußtlosen in den Vorraum auf der Steuerbordseite der Business-Class und kümmerten sich zunächst um sein Opfer, die alte Dame, der er anscheinend das Nasenbein angeschlagen hatte. Doch es ging ihr bereits ganz gut, sie blutete nicht länger, hatte eine feuchte Kompresse auf dem Gesicht, und Evi Borges gab ihr ein Schmerzmittel.

Viel schlimmer, so stellte sich jetzt heraus, ging es dem Mann. Er wird uns noch abschmieren, dachte Flugkapitän Andersen und beugte sich über den Körper am Boden.

Ganz blau war er im Gesicht und hechelte nur so nach Luft. Evi Borges kniete sich neben ihn, fühlte den Puls. Ingrid Bohm, Chefin der Kabinencrew, stand bei ihr, schmal, zierlich und wie immer völlig ruhig.

Andersen kannte Ingrid seit vielen Jahren und war so ziemlich auf allen Strecken mit ihr geflogen. Daher blieb sie auch die einzige, die sich ihm gegenüber das vertraute Du leistete.

»Mannomann, Robert, das ist ein Ding!«

»Wie sieht's aus?« fragte Andersen.

Evi sah hoch: »Mies. Der Puls ist kaum zu finden. Aber er rast. Und wie! Sehen Sie doch das Gesicht des Mannes – schon ganz bläulich. Das ist der Sauerstoffmangel... Mein Gott, wo bleibt denn die Maske?«

»Gleich, Evi!«

Andersen zog den Vorhang zu, mit dem man den Galleybereich von der Kabine abtrennen konnte. So waren sie wenigstens vor dem erregten Starren der Passagiere geschützt – oder besser noch, die Passagiere vor diesem deprimierenden Anblick.

Endlich! Da kam Ingrid mit der Maske. Evi stülpte sie über das eingefallene Gesicht. Lange fühlte sie die Halsschlagader ab. »Der Sauerstoff scheint jetzt ein bißchen zu wirken.«

»Na gut. Und hoffentlich tut er das noch länger!« Andersen
sah auf seine Uhr: »Noch eine Stunde, dann setzen wir in
Frankfurt auf und sind diesen Irren los.«

Er zog Ingrid Bohm zur Oberdecktreppe: »Hör mal, Ingrid!
Die Borges macht das ja gut. Aber hast du nicht noch mehr
Erfahrung darin?«

Zum ersten Mal, seit er sie kannte, entdeckte Andersen etwas
wie Furcht in ihrem Blick. Sie schüttelte den Kopf. »Die ist da
schon am besten. Evi hat sich immer für Krankenpflege interessiert. In Los Angeles...«

Sie brach ab. Robert Andersen ging schließlich nichts an, was
gemunkelt wurde.

»Na dann«, sagte er, »dann red' ich mal zum Volk...«

Er griff zum Mikrofon der Kabinen-Lautsprecheranlage und
ließ die Kapitänsstimme erklingen, freundlich, kompetent,
männlich: »Meine Damen und Herren! Einige unter Ihnen
sind gerade Zeuge eines sehr bedauerlichen Zwischenfalls geworden. Und ich darf mich bei dieser Gelegenheit bei den
Herren bedanken, die mitgeholfen haben, daß wir ihn so
rasch unter Kontrolle bringen konnten. Einer unserer Passagiere hat einen Anfall erlitten, anders kann man es wohl nicht
nennen. Es geht ihm den Umständen entsprechend und deshalb möchte ich mich an Sie mit der Frage wenden, ob sich
unter Ihnen vielleicht ein Arzt befindet? Falls dies so ist,
möchte ich den Betreffenden bitten, zu mir an den Oberdeck-
aufstieg zu kommen. Danke!«

Keine Antwort. Kein Arm, der sich reckte. Niemand, der sich
erhob. Nur Flüstern.

Andersen seufzte und gab das Mikrofon an seinen Platz zurück. »Ich rufe jetzt Frankfurt. Ihr bekommt gleich Bescheid.«

In der Airport-Klinik Frankfurt am Main war es jetzt vierzehn Uhr und für Chefarzt Dr. Fritz Hansen Zeit, sich noch
einmal den Papierkram vorzuknöpfen. Was haben wir da?

Zwei Schreiben des städtischen Gesundheitsreferats. Konnte warten... Eine Transportkosten-Aufstellung des Roten Kreuzes. Er schob sie der Sekretärin zu: »Hier, Schmidtchen, kümmer dich mal drum.« Ein Brief: »... *und laden wir Sie herzlich ein zu dem Vortrag von Professor Hubmann über die Intensivtherapie schwerer Verbrennungsunfälle.*« – Ja, wenn ich Zeit hätte!...

Schließlich das Arbeitsprotokoll von gestern.

114 Einsätze. Darunter allein 23 Fälle von schwerem Alkohol-Abusus. Einer der Besoffenen mußte ruhiggestellt werden, da er in einem Tobsuchtsanfall die Beamten des Flughafen-Schutzdienstes attackierte. Und woher kamen die Herrschaften? Zwölf Skandinavier – an die sind wir gewöhnt. Aber hier: zwei Ukrainer, ein Russe. Willkommen in der großen westlichen Säufergemeinde! Weiter: drei schwere Angina-pectoris-Anfälle. Eine Gallenkolik. Das übliche Quantum an Desorientierten. Ein Epileptiker. Ein ausgekugeltes Schultergelenk beim Sturz von der Rolltreppe. Ein Knöchelbruch, der gegipst werden mußte. Fremdkörper im Auge, Magenblutung – es war eine ruhige, sehr ruhige Schicht gewesen, welche die beiden Ärzte Dr. Walter Hechter und der junge Dr. Olaf Honolka gefahren hatten...

Fritz Hansen ließ den Kugelschreiber fallen. Er zog eine der Schreibtischschubladen auf. Da waren doch noch irgendwo Zigaretten, ein halb angebrochenes Päckchen...? Voll schlechten Gewissens schob er die Schublade wieder zu und erhob sich. Er winkte der Sekretärin und verließ den Raum. Und wen traf er draußen, zwischen Labor und Röntgenabteilung? Wer schob da einen Rollstuhl vor sich her? Ausgerechnet Schwester Lukrezia! Und das hübsche rassige Gesicht mit dem roten Mund und den dunklen, feurigen Augen strahlte ihn so spontan an, als habe sie einen Schalter für Glück zur Verfügung.

Drüben aus dem Röntgenraum kam das Kontrastprogramm:

Rolf Gräfe mit einem großen Umschlag unterm Arm, die Mundwinkel tief nach unten gezogen, der Blick starr, wie an dem Tag, als es wegen seiner dämlichen Motorradfahrerei eine Auseinandersetzung gegeben hatte.

Hansen zauberte die freundlichste Chefarztmiene auf sein Gesicht: »Kinder, im Augenblick liegt ja nichts vor. Ich werde mir mal die Beine vertreten. Falls irgendwas los ist, ihr wißt ja...«

Er klopfte auf das Funkgerät an seinem Gürtel und wollte sich umdrehen, doch da rannte die Schmidt aus seinem Zimmer auf den Gang: »Herr Doktor, Sie sollen sofort ins Towerzentrum. Ein Notfall auf einer ankommenden Maschine. Ein Herr Marein hat angerufen. Er erwartet Sie.«

»Was ist denn jetzt schon wieder, verdammt noch mal? Hat er was gesagt?«

»Nein.«

»Na dann, alles klar. Sagen Sie Wullemann, er soll den Hubwagen bereitstellen.«

»In Ordnung, Herr Doktor.«

»Und Rolf, ich geb' dir Bescheid, falls wir den OP brauchen.«

Gräfe nickte.

Als Hansen im Tower anlangte, erinnerte er sich an seinen ersten Besuch; es war derselbe Eindruck, dasselbe Bild: Geschwungene Wände, mit kreisrunden Sichtgeräten bestückt. Männer davor. Unterdrückte Stimmen. Und am anderen Ende, etwas abgesetzt, ein Leitstand, der aufwendiger ausgestattet schien. Dort saß Edwald Marein, der diensthabende Leiter der Anflugkontrolle. Neben ihm stand einer der technischen Direktoren der Lufthansa. Hansen kannte das Gesicht, den Namen hatte er vergessen.

»Kommen Sie, Doktor«, sagte Marein. »Hören Sie zu. Es handelt sich um folgendes: Auf dem LH-Flug 547 aus Caracas hat anscheinend ein Passagier durchgedreht und dabei eine Passagierin verletzt. Der Mann, der diesen Zirkus veranstaltet hat, scheint schwer krank zu sein. Schon während des Fluges wurde beobachtet, daß er an Beschwerden oder Schmerzen litt.«

Hansen nickte. Caracas? Und Flug 547, das war doch Evis Flug?

»Der Mann ist Kolumbianer«, fuhr Marein fort, »in Bogota zugestiegen. Nach den Angaben des Passes handelt es sich um einen Joaquin Caldas, Geometer, achtunddreißig Jahre alt, wohnhaft in Antioquia, Kolumbien.«

Unter normalen Umständen wäre es vollkommen egal gewesen, woher der Mann kam – falls es so etwas wie »normale Umstände« in dieser Welt noch gab. Aber das Wort hatte sich festgehakt: Kolumbien! Und jetzt verstand Hansen auch den kurzen, bedeutungsvollen Blick, den ihm der Dienststellenleiter dabei zugeworfen hatte.

Marein drückte ein Funksprechgerät in Hansens Hand: »Halten Sie den Knopf. Sie sind mit dem Piloten verbunden, Kapitän Andersen.«

»Hier spricht Hansen, diensthabender Arzt der Flughafenklinik.«

»Na endlich, Doktor! Man hat Sie sicher informiert? Wir geben dem Mann Sauerstoff. Wir dachten auch schon an Kreislaufmittel, aber wir wollten Ihre Anweisung abwarten.«

»Und wie geht's ihm gerade?«

»Er rührt sich überhaupt nicht mehr. Der Mann ist blau, fast grau. Pulsjagen, nasse Stirn, Hände eiskalt. Alles, was so dazugehört. Doktor, ich bin noch nie mit einer Leiche gelandet. Tun Sie alles, damit das auch heute nicht der Fall ist!«

»Der Mann hat eine Passagierin angegriffen?«

»Richtig! Eine alte Dame, die neben ihm saß. Er hat ihr das Nasenbein angeschlagen. Sah aus wie ein Anfall geistiger Verwirrung.«

»Kam diese Krise ganz plötzlich? Hat er etwas gesagt dabei?«

»Gesagt? Er hat gebrüllt wie ein Stier. – Hören Sie, Doktor, das alles weiß ich von den anderen. Ich hab' ein Flugzeug zu steuern. Das heißt, daß ich vorn sitze und beim Jumbo auch noch oben. Ich gebe Ihnen die Stewardeß, die mit ihm zu tun hat. Sie sagte mir, daß sie Sie kennt.«

Also doch! Evi... Elf Stewardessen waren an Bord, die Chance hatte eins zu elf gestanden. Nun aber... Sein Herz klopfte.

Doch Evi meldete sich ganz sachlich und beschrieb das Verhalten des Passagiers, seine kurzen, spastischen Bewegungen vor der Ohnmacht... wie er mit Armen und Beinen gleichzeitig um sich schlug. »Das Auffälligste aber war sein Gesicht«, schloß sie den ersten Bericht.

»War die Haut gerötet?«

»Das auch. Zunächst. Aber die Augen – winzige Pupillen! Er machte einen schrecklichen Eindruck. Und er entwickelte eine unglaubliche Kraft... Jetzt stehen die Pupillen ganz weit.«

Evis Stimme hatte die sachliche Kühle auf einmal verloren. Nicht nur die Anspannung, auch die Erregung über das Geschehene war ihr anzumerken: »Drei, vier Passagiere versuchten ihn zu bändigen. Das waren kräftige Männer, und er ist nicht besonders groß.«

»Wie schwer etwa?«

»Siebzig Kilo vielleicht, höchstens achtzig. Aber er schien stärker als alle anderen.«

Während Evi sprach, hatte Hansens Medizinerverstand jedes ihrer Worte und jede mögliche Konsequenz daraus analysiert und blitzschnell alle sich ergebenden Varianten durchgeprobt. Eine Eilanamnese mußte erstellt, die Gründe des organischen vielleicht auch psychischen Geschehens mußten eingekreist werden, die den Zusammenbruch auslösten. Und dann, ja dann brauchte die Besatzung sofort die geeigneten Therapiemaßnahmen. Aber welche?

»Lieber Gott«, es kam ihm einfach so über die Lippen, ohne daß er nachdachte, »lieber Gott, Evi, was wär' ich jetzt gern bei dir.«

»Ja«, hörte er, »das wäre auch einfacher.«

Es war ihm egal, ob die anderen das mitgehört hatten. Aber was, verdammt noch mal, war mit dem Mann los? Alle

Symptome, die Evi geschildert hatte, deuteten auf eine schwere, lebensgefährliche Bedrohung im Magen- und Darmbereich. Aber welche? Die Möglichkeiten schienen unendlich. Eine plötzlich aufgeflammte Peritonitis, ein durchgebrochenes Magengeschwür – alles kam in Betracht. Auch eine Vergiftung...

Und das war es wohl! Er konnte keine Perspektive außer acht lassen, aber der Verdacht, der sich ihm von Beginn an durch das Wort »Kolumbien« aufgedrängt hatte, schob alle anderen Erwägungen in den Hintergrund: die Pupillenstellung, die gleichzeitige motorische Aktivität, seine Erregung? – Kokain. Was sonst?

Eine Kokainvergiftung, die zu einem halluzinatorischen Schub geführt hatte; zu der letzten, unbegreiflichen Kraftentfaltung, von der Evi gesprochen hatte. Bei jeder schweren inneren Erkrankung hätte der Mann sich vor lauter Schmerzen nicht gerührt. Aber das Drogengift mußte das zentrale Nervensystem überflutet und diesen letzten paranoiden Anfall ausgelöst haben, ehe er zusammenbrach.

»Wie ist seine Atmung jetzt?«

»Ganz schnell. Auch der Puls wird immer schneller und dünner.«

»Die Gesichtsfarbe?«

»Ich weiß nicht, grau...«

»Sieh genau hin, Evi. Grau oder bläulich?«

»Bläulich eigentlich.«

»Und die Pupillen, wie sehen sie jetzt aus? Kontrolliere auch die Muskeln.«

»Die Pupillen sind jetzt weit. Ganz groß. Die Beine hart.«

Ein Spasmus, Krämpfe. Sie waren ausgelöst durch den Sauerstoffmangel, das würde gleich vorübergehen. Aber dann?

Der Sauerstoffmangel stellte die größte Gefahr dar. Die Droge hatte das zentrale Nervensystem überflutet und konnte es jeden Moment lähmen. 800 bis 1200 Milligramm Kokain – er hatte die Zahl kürzlich selber bei einer internen Schulung den

Zöllnern und Sicherheitsbeamten des Airports genannt – mehr konnte ein menschlicher Organismus nicht aufnehmen. Was darüber hinausging, bedeutete den sicheren Tod.

Das Teufelszeug kam ja nicht nur in Flugzeugcontainern oder Schiffsverstecken an. Immer wieder versuchten sich Drogenkuriere als Einzelkämpfer. Sie versteckten Kokain in Kosmetika, in Puppen, in Kameras oder Kofferböden, nähten es in Anzug und Perücken ein. Und die ärmsten der armen Schweine blieben diejenigen, die aus Angst vor Entdeckung die Droge im eigenen Körper transportierten: im After, in der Scheide, selbst im Magen. Ihnen war nicht klar, welch tödlicher Gefahr sie sich auslieferten.

Ein zerrissenes von Magensäure angefressenes Kondom – wenn es sich darum handelte, war es ein Wunder, daß der Mann dort oben überhaupt noch atmete.

Viele Chancen hatte er sowieso nicht. Dieser Kapitän Andersen würde wahrscheinlich doch mit einer Leiche landen müssen... Und Evi?

»Evi, es tut mir so leid, daß...«

»Sag nicht sowas. Nicht jetzt...«

Sie war verflucht tapfer. Um so besser. Er dachte es voll Mitleid und Bewunderung.

»Evi, paß auf: Es ist das Atemzentrum. Und es droht völlig abzuschalten. Wir müssen vor allem versuchen, es wieder zu reanimieren. Das geht nur über den Kreislauf.«

Er sprach langsam und deutlich, und er zwang sich zu der Vorstellung, dies sei keine echte, geradezu abenteuerlich verfahrene Situation, sondern nur eine Übung während einer der Wiederbelebungslehrgänge, die er manchmal hielt. »Wir müssen es mit mechanischem Druck versuchen. Und mit Medikamenten.«

»Mechanischem Druck? Du meinst eine Herzmassage?«

»Richtig. Kannst du so was?«

»Oh ja... Ich hab's gelernt. Und ich hab's in letzter Zeit oft genug geübt.«

Oft genug geübt? Wo zum Teufel hat sie das geübt? dachte er.
Und laut sagte er: »Um so besser, Evi. Du hast doch eine
Medikamentenliste?«

»Ja. Hier... Die Atropin-Spritze habe ich bereits herausge-
holt.«

»Ja, toll! Atropin wäre gut. Aber habt ihr auch Dopamin an
Bord?«

»Moment... ja, hier steht's.«

»Hör zu: 80 Milligramm Dopamin. Und intravenös.«

Er fragte schon gar nicht, ob dieses rotblonde Phänomen in
ihrem Super-Jumbo auch die Spritztechnik beherrschte; er
setzte es voraus.

Und da kam es ja auch schon: »In Ordnung«, sagte sie.

Nichts war in Ordnung, verdammt noch mal... »Gut, Evi.
Nimm das Dopamin. In fünfzehn Minuten setzt du eine
zweite, in dreißig Minuten eine dritte Spritze. Und in der
Zwischenzeit muß eine Herzmassage gemacht werden. Du
weißt doch, wie man am besten den Druckpunkt findet?«

Und schon wieder kam es: »Die linke Hand auf das untere
Drittel des Brustbeins, die rechte... Aber ich muß mich jetzt
beeilen.«

»Tu das, Mädchen! Du weißt, ich bin hier...«

Ein Klappern. Das atmosphärische Rauschen im Lautsprecher
hatte sich verstärkt, doch immer wieder glaubte Hansen Geräusche zu vernehmen. Und nun, ganz deutlich, ein rhythmi-
sches Atemgeräusch. Es war nicht der Patient, der hier atmete. Evi mußte es sein, die mit der Herzdruckmassage
begonnen hatte...

Marein sah ihn an. »Ein unglaubliches Mädchen!« sagte er.

Ja, dachte Hansen, ein unglaubliches Mädchen...

Es dauerte nur den Teil einer Sekunde und schien sich doch
über tausend Ewigkeiten zu dehnen – eine Welle von flüssig
glühendem, leuchtendem Gold, eine unerträgliche, sich aus-
dehnende Hitze durchflutete ihn, schoß durch seine Adern bis

in die letzten Nervenbahnen und verlieh Ramon eine ungeheure, gottgleiche Macht: Er wehrte die schreienden Teufels-
gestalten ab, die über ihn herfielen, zerstörte sie, vernichtete
sie – doch das Flammenrad in seinem Kopf drehte sich
schneller und schneller, löste sich in einen dunklen Strudel
auf, der ihn mitriß in einen Abgrund.
Evi Borges zog die Dopamin-Spritze zurück.
Es war die dritte.
Sie nahm die Stablampe, die zur Unfallausrüstung gehörte,
und ließ den gebündelten Lichtstrahl über Ramons weitgeöff-
nete starre Augen gleiten. Zuvor – hatten sich da nicht die
Pupillen verändert? Evi war sich sicher gewesen.
Ihre Hand suchte die Halsschlagader. Es war so schwer zu sa-
gen, ob sich der Puls kräftigte.
Wieder nahm sie den Hörer auf, der sie über das zentrale
Bord-Kommunikationssystem mit dem Tower in Frankfurt
verband.
»Hat sich irgend etwas geändert?« fragte Dr. Hansen.
»Der Brustkorb bewegt sich«, antwortete Evi. »Die Atmung
scheint ein bißchen kräftiger. Und vorher hatte ich auch den
Eindruck, als sei mit den Pupillen etwas geschehen – aber
jetzt? Ich hab' ihm gerade die dritte Spritze gegeben.«
»Stehst du das denn durch? Die Druckmassage ist verdammt
anstrengend.«
»Ich glaub schon.«
»Noch zwanzig Minuten, Evi. Ach was, vielleicht fünfzehn.
Hast du niemanden, der dich ablösen kann? Du mußt doch
völlig erschöpft sein.«
Und wieder richtete Evi sich auf, drückte ihre Hände auf diesem elastischen Knochenspannstück zum Zentrum der Brust,
gab Druck, senkrecht von oben, wie sie es gelernt hatte, ganz
senkrecht, mit ihrem ganzen Gewicht, und stimmte mit die-
ser Anstrengung den Atem ab. Gleichmäßig, rhythmisch:
Hoch – runter… durchhalten… bloß durchhalten!
Chris, dachte sie, rief es in ihr: Chris, hilf!

Den kleinen Talisman von Chris hatte sie in die linke Brusttasche gesteckt. Sie spürte die Kontur auf der Haut, wenn sie sich so bewegte wie jetzt, und es war, als ströme eine Kraft davon aus.

Laß mich nicht allein! Du hilfst mir, Chris, ja?... Laß mich nicht allein. Ich darf doch nicht noch mal versagen...

Und weiter... und wieder. Ein starrer Körper, ein regloser Körper. Aber ein Körper, der noch lebte. Ein Körper, wie auch Chris ihn besaß. Ein Körper, der weiterleben mußte. Leb weiter, bitte!... Bitte, atme, atme... Herrgott noch mal...

Und Evi setzte ihren Kampf fort.

Über das Bordsystem hatte Flugkapitän Andersen auf der für Notfälle vorbehaltenen Welle Teile des Gesprächs zwischen Hansen und Evi Borges mitgehört. Nun hatte er anderes zu tun. Von der Bezirkskontrolle der Flugsicherung Frankfurt, die den Luftraum bis zur Schweizer Grenze hinüber überwachte, war gerade die Anweisung gekommen, auf die Frequenz 120.8 der Anflugkontrolle umzuschalten und sich dort zu melden.

Der Co-Pilot nahm das Mikrofon in die Hand: »Frankfurt Arrival, Lufthansa flight 5-4-7. Passing flight level 100 for flight level 90.«

»Roger«, kam es zurück.

Eine Langstrecken-DC 10 der British Airways, eine Fairchild der Cross-Air und eine Lockheed der Air Granada waren vom Tower inzwischen auf Warteschleife geschickt worden, um der D-ABY2 den Vortritt zu lassen.

Der Riesenvogel schickte sich an, seine Höhe zu verlassen und in die Wolkentürme hinabzutauchen, die das Land bedeckten.

Unten auf der Vorfeldfläche der Flugzeugabstellposition B 43, wo die »Hessen« ausrollen würde, hatte bereits ein Spezialrettungswagen der Airport-Klinik Aufstellung genommen. Die Hebehydraulik sorgte dafür, daß der gesamte Wagenkasten mit Personal und den medizinisch-technischen Einrichtungen in Sekundenschnelle in die Höhe der Ladeluken des Jumbos gehoben werden konnte.

»Vorsicht«, sagte Oberpfleger Fritz Wullemann gerade, »Vorsicht ist die Mutter der Kaffeetasse. Wie isset? Am besten fahrn wir noch näher ran, dann müß'n wir nachher nich so rumschaukeln. Doktor, woll'n wir mal...«

Hansen nickte, und Wullemann dirigierte den Fahrer dem Standplatz entgegen. Draußen herrschte das übliche Gewühl: Follow-me-Autos, Fäkalienfahrzeuge, Dollies, Schlepper, der Kleinbus des Rampenmeisters, ferner Mechaniker und die Wagen des Technischen Dienstes – das alles ging die Klinikleute nichts an.

»Ick gloobe, da kommt se. Wie war det, die Nummer, Doktor?«

»D-ABY2«, sagte Hansen und spürte, wie seine innere Spannung wuchs.

Und tatsächlich – aus den niederhängenden Wolken tauchte eine Boeing 747 auf, kam flach über das Kleeblatt des Autobahnkreuzes, überflog die Landebahnschwelle, setzte auf und kam mit hochaufgerichteten Luftwiderstandsklappen über die Piste geschossen. Nun wurde sie langsamer, rollte nach rechts von der Bahn ab und steuerte mit gedrosselten Motoren dem Terminal entgegen, bis sie zum Stehen kam.

»Na, los schon, Otto!« rief Wullemann dem Fahrer zu.

Während auf der Backbordseite die Fahrgastbrücken herangeschoben wurden, rollte der Notarzthubwagen zur vorderen Steuerbord-Ladeluke. Sie schwang auf.

Auch Wullemann hatte die Schiebetür des Fahrzeugs geöffnet. »Los, Edi, heb das Ding rüber!« fauchte er den Sanitäter an.

Dr. Fritz Hansen hatte Evi bereits gesehen. Ihr Gesicht, das flach und fremd schien von der Anstrengung der letzten Stunde. Und er sah den Körper auf dem Boden, sah die Sauerstoffmaske, den Mann dort in seiner Uniformhose und dem

Fliegerhemd, der ihn mit hochgezogenen Augenbrauen musterte.

»Evi – da sind wir ja. Evi, du bist eine Heldin!«

Es war das einzige, was Hansen herausbrachte, während seine Fingerkuppen bereits nach der Halsschlagader des Bewußtlosen tasteten. Vollkommen eingefallen. Kein Druck an der Carotis.

»Aber er hat gelebt, Fritz!« Es war wie ein erstickter Schrei. »Und die Pupillen haben sich auch verändert. Und die Brust hat sich bewegt. Er hat gelebt, glaub mir...«

»Sicher, Evi. Er wird's auch weiter tun – hoffentlich. Komm, Fritz...«

Wullemann, der ihren erstaunten Blick registriert hatte, grinste breit: »Ick heeße ooch so, Frollein: Fritz. – Da jibt's hier 'n janzes Nest von... Na, dann woll'n wer mal!«

Sie schoben die Rollbahre in den Wagen.

Die Tür klappte zu...

Er hat noch gelebt, glaub mir!... Hansen konnte Evis Aufschrei nach der Landung nicht vergessen. – Sicher hatte der Mann noch gelebt und lebte noch... jetzt, zum Teufel, sollte er auch nicht abkratzen. Körperwärme? Die Haut feucht und kalt, das schon, aber nicht die eines Toten. Aber kein Puls! Nichts zu spüren, gar nichts...

Am Arm eine Vene für die Spritze zu suchen, war zwecklos. Hier half nur der zentrale Zugang in eine der großen Körpervenen – hier, die Subclavia – ja, sitzt!

Er hat noch gelebt... aber sicher, Evi. Was wir hier vorführen, ist eine Art Stafettenlauf gegen den Tod. Wir werden sehen, wer am Ende gewinnt.

Er war sich da nicht so sicher. Nein, gar nicht...

»Der Tubus. Fritze!«

»Adrenalin, Doktor?« fragte Wullemann.

Hansen nickte. Ein Ass, dieser alte Berliner. Man sollte den Wullemann zum »Professor für Notfallversorgung« ernennen. Nur müßte er sich dann besser rasieren. Na prima, der Beatmungstubus sitzt. Sauerstoff. Nun das Adrenalin…

Und es rührte sich noch immer nichts. Er mußte geatmet haben, wenn auch in Intervallen. Und jetzt? Kreislaufkollaps. Oder war das Herzstillstand?

Der Kasten hatte auf dem Chassis aufgesetzt, der Notfallwagen zog an. Endlich! Aber es dauert zwei Minuten, bis wir am Eingang sind, dachte Hansen. Und noch einmal zwei Minuten, bis du den Mann auf dem Tisch hast. Mindestens… Und das ist zu lange, viel zu lange! Wullemann hatte das EKG schon angeschlossen, und der Apparat ließ das Gemeinste erkennen, was er zu bieten hatte: die flache, nur leicht gekrümmte Linie einer Asystolie. Das Todeszeichen!

Er hat noch gelebt, Fritz!…

Ja, verdammt noch mal! Aber jetzt?

Wullemann hatte dieselbe vorwurfsvolle Verzweiflung im Blick, die er selber fühlte. Der Sauerstoffmangel setzte eine unverrückbare Grenze: drei Minuten bis zum Gehirntod. Auch wenn der Körper es noch zehn Minuten länger schaffte, was nützte es, was änderte es?

Hansen nahm die Faust hoch. Eine Verzweiflungsmaßnahme, doch in diesem Lotteriespiel um Leben und Tod brachte selbst sie manchmal Treffer: der präkordiale Faustschlag, genau gezielt aus zwanzig Zentimeter Höhe in die Mitte des Brustbeins.

Keine Reaktion.

Er spürte, wie ihm der Schweiß auf die Stirn trat.

»Defibrillator, Doktor?«

»Klar. Los, gib her!«

Der Wagen schüttelte. »Verdammt noch mal! Kann der Idiot da vorne nicht aufpassen?«

Nun Stopp. Die Tür wurde aufgerissen. Stimmen, weiße Kittel, aber Hansen schüttelte nur den Kopf: »Laßt uns in Ruhe!« Seine Fäuste umklammerten die Handgriffe der beiden kreisrunden Elektroden des Defibrillationsgerätes, dessen

Stromstoß das Herz wieder aktivieren konnte. Wullemann hatte die Spannungsanzeige auf 200 Joule Anfangsdosis gestellt.

»Jetzt!« befahl Hansen.

Der häßliche grüne Strich blieb. »Nochmals, Doktor?«

»Erhöhen auf dreihundert!«

»Dreihundert«, wiederholte Wullemann und drückte wieder den Schalter.

Die flache grüne Linie am Monitor hatte sich leicht verändert, sie schien breiter, unregelmäßiger.

»Dreihundertsechzig. – Jetzt!«

Aber das Herz begann noch immer nicht zu arbeiten, und wenn Hansen je gegen die lähmende, ohnmächtige Verzweiflung gegenüber dem todbringenden Verstreichen der Zeit ankämpfen mußte, dann in diesem Augenblick.

»Adrenalin. Ein Milligramm. Und dazu Natriumbicarbonat, sonst wirkt das Adrenalin nicht...«

Wullemann hatte die Ampulle längst aus dem Etui gezogen und setzte sie nun rasch auf den Katheter.

»Noch mal dreihundertsechzig«, befahl Hansen, als er fertig war und betete: Lieber Gott... Nun komm schon, Himmelherrgott!... Komm doch!

Auch dieser neue Stromstoß brachte kein Resultat.

Unbarmherzig listete die Zeitanzeige am EKG-Gerät die Sekunden auf, summierte sie zur drohenden Katastrophe. Viele Chancen blieben nicht mehr. Wenn es jetzt nicht klappte, wenn der nächste Stoß wieder ins Leere ging, dann waren die drei Minuten fast verstrichen.

»Nochmals dreihundertsechzig, Wullemann...«

Der Stoß kam. Und – endlich, jawohl, Himmelarsch, endlich war der tödliche Bann der grausamen Linie auf dem Monitor gebrochen.

»Siehste, Doktor?« rief Fritz Wullemann. »Siehste! Na also...«

Schön sah's noch immer nicht aus: Ein unrhythmisches, gezacktes Zittern entstand auf dem Monitor.

»Kammerflimmern«, stöhnte Hansen zornig. »Noch immer.«

»Man soll nie undankbar sein, Doktor. Et bewegt sich wat.«

Und da hatte er recht: Das Herz, und damit der ganze blasse, unbewegliche Körper kämpfte weiter ums Überleben. Noch immer war das Herz nicht in der Lage, Gehirn und Organe mit dem lebensspendenden Sauerstoff zu versorgen, aber die Chancen hatten sich verbessert.

»Lidocain«, sagte Hansen. »Schnell! Ein Milligramm. Und dann nochmal dreihundertsechzig Joule.«

Das Mittel floß ein, wieder umfaßte Fritz Hansen die Elektrodengriffe, umklammerte sie mit der Kraft der Verzweiflung, sandte ein neues Stoßgebet zum Himmel und hoffte, daß es endlich erhört würde.

Da geschah es: Die erste Zacke erschien auf dem Monitor, dazwischen die kleineren, die zweite – und wieder eine...

Hansen und Wullemann sogen beide zur selben Zeit die Luft ein.

Aber die Linie flachte erneut ab zum Kammerflimmern. Nochmals: Strom! Und wieder... Und da – das Herz schlug! Nach der ganzen Tortur, die der Körper durchzustehen hatte, schlug es sogar ziemlich kräftig. Zwar gab es manchmal Aussetzer, aber es setzte die Arbeit fort; der Rhythmus schien sich einzupendeln, auch der Brustkorb bewegte sich. – Und jetzt raus!

Die Sanitäter zogen die Trage aus dem Wagen und rannten in den OP. Wullemann lief hinterher. Fritz Hansen folgte.

»Na, Doktor«, hörte er Wullemann keuchen, »so 'ne Zitterpartie iss doch ooch wat Schönes? Man muß ja ooch wat jejen die Routine tun. Ja, von wejen abkratzen! Den Vogel, den bringen wir janz schön wieder zum Fliejen, meinen Se nicht?«

Aber die Arbeit fing ja erst an.

Die Wirkung des Giftes würde viele Stunden anhalten. Was der Körper aufgenommen und ins zentrale Nervensystem weitergegeben hatte, würde er selbst wieder abbauen. Das dauerte. Was jedoch noch in Magen und Darm an der Droge vorhanden sein mochte, mußte schnellstens entfernt werden. Zuerst kam indessen die Verabreichung eines Gegenmittels, das die verheerend betäubende Wirkung des gefährlichen Alkaloids minderte. Und am wichtigsten blieb es, die Atmung weiterhin sicherzustellen.

Die Anästhesistin stand am Respirator, um den Beatmungsfluß und die Kontrolle einzusteuern.

Hansen überlegte. Die Blaufärbung war inzwischen aus dem Gesicht gewichen, aber die Herztätigkeit war noch immer labil.

Wullemann machte Lukrezia Bonelli Platz, die gerade mit einer Sonde kam, durch die dem Magen die Flüssigkeit zugeleitet werden konnte, die das Gift ausspülte.

»So«, befahl Hansen, »und wenn wir das hinter uns haben, sofort Sorbit!«

Wullemann nickte und verzog dabei den Mund. Das Sorbit würde für eine schnelle Darmentleerung sorgen.

»Dann zieh ihm mal die Hosen runter, Luzi.« Auf den Namen Lukrezia hatte sich Fritz Wullemann nie eingelassen. Lukrezia blieb für ihn Luzi. »Sowat schaffste doch spielend. Da biste ja schon fast 'ne Spezialistin drin, oder wie seh ick dat?«

Lukrezia Bonelli schoß ihm einen flammenden, mörderischen Zornesblick hinüber. Auch Hansen fand, daß Wullemann nun wirklich übertrieb. Wieder befühlten seine Fingerspitzen den klatschnassen Brustkorb des Patienten. Das gnadenlose Licht der OP-Strahler enthüllte jede Einzelheit: ein muskulöser Körper, das ja, der Körper eines gut durchtrainierten Enddreißigers; die Haut allerdings von fahler Lehmfarbe. Eine Blinddarmnarbe, eine zweite Narbe am Schultergelenk, von einem Messerstich vielleicht. Die Haare dunkel vom Schweiß, an den Schläfen bereits grau. Und dann dieses etwas indianische Gesicht; breite Backenknochen, eingefallene Wangen, eingesunkene Augen.

Hansen fühlte etwas, das er in solchen Situationen sonst nicht erlebte und das ihm der Beruf ja auch verbot: Haß! Ja, einen tiefen, von Widerwillen getragenen Zorn. Die Erinnerung hatte ein anderes Bild eingeblendet; ein anderer Körper hatte einmal dort auf dem Tisch gelegen, schmal, zart. Der Körper eines Jungen, noch keine achtzehn Jahre alt. Was hatten sie genäht damals! Siebenundzwanzig Schnittwunden. Über den Tisch tropfte das Blut, und Gräfe und er setzten Stich nach Stich, zogen Knoten nach Knoten. Es wollte überhaupt nicht aufhören.

Und dann noch die schwache Jungenstimme, die gegen die Betäubung anzukämpfen versuchte: »...da waren überall Bäume, Herr Doktor. Und die Bäume wuchsen und wuchsen, wuchsen aus dem Boden, an den Tischen, zwischen den Leuten, sogar neben dem Flipperkasten... Aber an den Ästen waren Hände. Und diese Scheißhände wollten mich haben, mich schnappen, mich greifen... Da bin ich gerannt, Herr Doktor. Die Scheibe habe ich gar nicht gesehen... Ich wollte nur eines, weg, weg, weg... Es war ein richtiger Horrortrip.«

Um ein Haar wäre er für immer weg gewesen. Ein Glassplitter hatte ihm die Axillaris durchbohrt.

Auch ein Horrortrip also, doch bei dem Jungen war es nicht Kokain gewesen, sondern Heroin. Na und? Wo lag schon der Unterschied, wenn sie an irgendeinem Alkaloid krepierten?

Der Junge mit dem zerschnittenen Körper hatte alles getan, um an das Rauschmittel heranzukommen. Er hatte eingebrochen, geklaut, sich prostituiert. Selbst auf dem Airport lungerten solche armen Schweine ja herum und befanden sich in ständiger, tödlicher Gefahr.

Einer wie der hier aber, dieser Joaquin Caldas aus Kolumbien, brachte das Gift über Tausende von Kilometern von Südamerika nach Deutschland und hatte jetzt einmal Pech gehabt. Gewiß, er würde gerettet, sie würden ihn durchbringen. Zu was? Damit er es das nächste Mal wieder versuchte? So lief das doch…

Fritz Wullemann bereitete den Einlauf vor, während Lukrezia dem Bewußtlosen die Unterhose vom Körper zog.

»Ein roter Slip«, sagte Wullemann, »haste det jesehen?«

Der Lautsprecher meldete sich. Es war die Aufnahme: »Herr Dr. Hansen! Herr Dr. Hansen! – Falls Sie einen Augenblick Zeit haben: Hier warten zwei Herren von der Polizei.«

Hansen nickte. Er warf einen Blick auf die Anzeigen. Die Werte verbesserten sich stetig.

»Bin gleich wieder da«, sagte er und verließ den Raum. Als er draußen um die Ecke des Korridors bog, wurden seine Schritte ganz langsam.

Dort an der Tür der Aufnahme: die Uniform, ein blasses Gesicht und das leuchtende Haar!

Evi…

Sie kam ihm entgegen, und die letzten Schritte, die sie trennten, rannte sie. Er breitete beide Arme aus, zog sie an sich, streichelte ihren Rücken, hielt sie fest. Er spürte, sie brauchte es. »Du warst so tapfer… alle bewundern dich.«

»Was ist mit ihm?«

»Mit wem? Der kommt durch. Solche kommen immer durch.«

»Danke«, vernahm er. Und dann noch, es war nicht viel mehr als ein Hauch: »Oh, Gott sei Dank…«

Seine Hand streichelte sie noch immer, und er wunderte sich, was dieser Mann ihr wohl bedeuten konnte? Aber war die Antwort denn schwer? Hatte sie nicht vierzig Minuten irgendwo hoch in der Luft, auf dem Boden eines Jumbos kniend, um sein Leben gekämpft, ihre Handballen gegen sein Brustbein gedrückt, ihre Kräfte bis zur Erschöpfung verausgabt – und das sollte umsonst gewesen sein?

Er strich liebevoll über ihr Haar: »Es wird alles gut, glaub' mir!«

Sie nickte.

»Und weißt du, was du jetzt tust, Evi?« Er warf einen Blick durch die geöffnete Tür zum Aufnahmeraum hinüber. Da saßen sie, die Herren von der Polizei. »Du nimmst jetzt den Wagen. Hier hast du den Schlüssel.«

»Welchen Schlüssel?«

»Welchen? Den zu meiner Wohnung.«

Sie sah zu ihm auf. Licht schimmerte in den müden, schönen Augen. Oh ja, sie wirkte zum Umfallen erschöpft, den Schlüssel aber steckte sie mit einer Selbstverständlichkeit ein, die ihn nun doch ein wenig enttäuschte: seinen geheiligten Wohnungsschlüssel! Die Absicherung gegen Überraschungen und andere Gefahren. Das Symbol seiner Freiheit und Unabhängigkeit. Daß er ihn ihr übergab, war immerhin eine Entscheidung. Und vielleicht eine sehr wichtige dazu. Evi aber? Was bedeutete es für Evi?

»Du fährst jetzt also, nimmst dein Bad und machst es dir so richtig schön und bequem. Leg ein paar gute Platten auf, zum Futtern gibt's sowieso reichlich. Und dann schließt du die Augen und vergißt alles, was passiert ist. Versprochen? Du wirst sehen, es geht. Und wenn du willst, rufst du mich hier an. Oder besser noch: Sobald ich ein bißchen Luft habe, melde ich mich. In Ordnung?«

»In Ordnung.«

»Na, dann jetzt ab und nach Hause!«

»Nach Hause?« Ein fragendes Lächeln blühte in ihrem Gesicht auf.

Er sah ihr in die Augen, lange und entschlossen: »Ja, Evi. – Nach Hause!«

Der eine hieß Brunner, der andere stellte sich als Inspektor Niebuhr vor.

Sie hatten sich erhoben, als Hansen die Aufnahme betrat. Er winkte sie herüber ins Sekretariat und zog die Tür zu.

Brunner war ein großer, massiger Mann mit grauen, kurzgeschnittenen Haaren und einem offenen, sympathischen Ge-

sicht. Er übernahm die Vorstellung: »Ich gehöre zum Flughafenschutzdienst, Herr Doktor. Herr Inspektor Niebuhr wiederum ist Beamter der Drogenfahndung.«

»Oh?« Hansen versuchte sein ironisches Lächeln niederzukämpfen. Nicht, daß er etwas gegen die Beamten des Sicher-
heitsdienstes hätte, schließlich wurden sie auf dem Airport
wirklich gebraucht – doch meist standen sie ihm bei irgendwelchen Noteinsätzen im Wege und belästigten ihn dazu noch
mit dämlichen Fragen. »Und was verschafft mir die Ehre?«

»Das können Sie sich doch sicher denken, Herr Doktor.«
Niebuhr sagte es. Er war ein drahtiger junger Mann in Jeans
und Jeansjacke. Den rechten Arm ließ er lässig über die
Stuhllehne baumeln. Das Gesicht hätte einem Sportlehrer ge-
hören können, der die Leistung eines Schülers belächelt.
Fängt gut an, dachte Hansen grimmig.

»Nun, es ist so, Herr Doktor«, schaltete sich Brunner ein.
»Von Herrn Marein bekamen wir einen Hinweis, daß sich an
Bord des LH-Flugs aus Caracas vielleicht ein Drogenkurier
befand. Sie selbst sollen Herrn Marein auf diese Möglichkeit
aufmerksam gemacht haben.«

Fritz Hansen nickte. »Stimmt. Und? – Ich muß Ihnen übrigens gratulieren: Sie sind sehr schnell. Und Sie hören wirklich das Gras wachsen.«

»Na ja«, meinte Niebuhr, »wir haben auch unseren Job,
nicht?«

»Und was wollen Sie jetzt von mir?«

»Aber das ist doch einfach, Herr Doktor. Sie haben den Mann
in Ihrem Gewahrsam…«

»Ich habe ihn nicht in Gewahrsam, er liegt bei uns auf dem
OP-Tisch. Und es geht ihm verdammt schlecht, das kann ich
Ihnen versichern.«

»Trotzdem.«

»Trotzdem was?«

»Trotzdem müssen wir sicherstellen, daß er sich, wenn's ihm
besser geht, nicht einfach in Luft auflöst. Wir müssen ihn also

117

zunächst bewachen und ihn dann im Untersuchungsgefängnis weiterbehandeln lassen. Ich meine, falls er tatsächlich ein Drogenkurier ist...«

»Eben. Ich bin zwar auch davon überzeugt, aber ich finde, wir sollten das erst mal abklären. Und dann wäre es vielleicht gut, wenn Sie sowas Nebensächliches wie einen Haftbefehl vorlegen könnten. Finden Sie nicht?«

»Da machen Sie sich mal keine Sorgen, Doktor. Den haben wir ganz schnell.«

»Na dann«, sagte Hansen, »dann geh' ich mal zurück an meinen Arbeitsplatz...« Er erhob sich. »Das heißt, Sie können gleich mitkommen. Vielleicht wissen wir inzwischen, was mit dem Mann los ist. Und ob er dieses Dreckszeug geschmuggelt hat.«

Es war der unsterile OP, gut. Aber Hansen machte eine Handbewegung, die den beiden befahl, vor dem Eingang zu warten.

Er zog die Tür hinter sich zu, ging in die Mitte des Raums, den ein leichter Geruch nach Desinfektionsmitteln und Ausscheidungen erfüllte. Wullemann stand neben dem mit Tüchern bedeckten Körper und deutete auf die emaillierte Auffangschüssel in seiner linken Hand.

»Ich hab's! Und ich hab' se alle, Herr Doktor.«

Noch begriff Hansen nicht. Er ging zum Spirometer, an dem Berta Maier-Blobel, die Anästhesistin, gerade eine Lungenfunkionsprüfung durchführte. »Die Atmung kommt, es läuft ganz prima«, sagte sie. »Aber gut – der Rest ist schon ziemlich verrückt, nicht? Sehen Sie sich mal an, was Wullemann in der Hand hält!«

»Zeig mal!«

Fritz Wullemann lächelte stolz. Und auch Lukrezia Bonelli, die gerade einen Wischlappen in den Eimer warf, lächelte breit.

Hansen sah runde, kleine Kugeln. Viele, sehr viele Kugeln waren es.

»Was ist denn das?«

»Ja nun, Doktor…« Wullemann blieb völlig ernst: »Da wir hier im OP noch keine Ziejen halten, obwohl's so aussieht, gloob ick, daß die Kügelchen mit wat anderem zu tun ham, und dreimal dürfen Se raten…«

Es gab nichts zu raten. Hansen ließ sich von Lukrezia ein paar neue Gummihandschuhe überstreifen. Er befühlte eine der Kugeln. Die Außenwand war elastisch. Der Durchmesser zirka ein Zentimeter.

»Hier!« Wullemann zeigte auf eine kleine Glasschale: »Hier, det war ooch dabei. Hier ham wir dat ›corpus delicti‹ oder wie det heeßt.«

Diese Kugel war aufgerissen. Die beiden Hälften klappten auseinander, und sie hatten ihren Inhalt in den Magen ergossen und damit den Mann hier an den Rand des Todes gebracht.

»Zweihundertsechzehn Kugeln – muß man sich mal vorstellen!«

Und jede dieser Kugeln enthielt, schätzte Hansen, ein Gramm oder mehr. Vielleicht waren sie clever, die Absender, und falls der Kolumbianer auf eigenes Risiko fuhr, hatte er gute Ratgeber gehabt, die sich selbst das noch überlegten: Zwischen 800 und 1200 Milligramm lag die Toleranzgrenze für die Kokainresorption. Mehr bedeutete den sicheren Tod…

Wahrscheinlicher schien, daß die Auftraggeber sich ihrer Sache sichergewesen waren und all diese Rechnungen gar nicht aufgestellt hatten.

Wie auch immer: Der Kolumbianer hier, dieser Joaquin Caldas, schien kräftig und robust. Wenn er einem grausamen Ende nur um Haaresbreite entronnen war, hieß das, daß er zwischen einem und anderthalb Gramm reines Kokain über den Magen aufgenommen hatte.

»Na ja, dann gib mal her«, sagte Chefarzt Dr. Fritz Hansen, nahm den Behälter und setzte das Glasschälchen oben auf die

Kugeln. »Ich zeig' euren Fund gleich mal unseren Freunden von der Polizei.«

»Ein Latexüberzug ist das«, erklärte Inspektor Niebuhr zwei Minuten später, nachdem Hansen mit den Polizisten ins Sekretariat gegangen war und die Kugeln auf den Schreibtisch gestellt hatte. »Gut ausgedacht. Solche Kugeln sind erheblich sicherer als die mit Kokain gefüllten Kondome. Geht von denen eines kaputt, dann ist auch der Mann hinüber. Wir haben drei oder vier solcher Fälle in der Kartei.«

»Wirklich, gratuliere, Doktor«, setzte der mächtige, breite Mann mit den grauen Haaren hinzu, der Brunner hieß.

»Wieso denn mir?«

»Weil Sie uns den Mann am Leben erhalten haben und er somit auch noch ein paar Informationen ausspucken kann.«

»Da gratulieren Sie besser jemand anderem«. Hansen dachte an Evi. »Und was geschieht jetzt?«

»Na, wir werden wohl warten müssen, bis der Kolumbianer transportfähig ist. Und bis dahin setzen wir Ihnen einen unserer Leute in die Klinik«. Brunner hob beschwichtigend die Hand, als er Hansens Blick auffing: »Keine Sorge, Herr Doktor – in Zivil!«

»Das können Sie ja dann am besten mit Dr. Gräfe ausmachen«, sagte Hansen. »Der hat heute den ersten Nachtdienst.«

Er war froh, daß er diese Leute los war und Rolf Gräfe den Fall übernahm. Wie hieß es immer so schön: Alles wird von nun an seinen geregelten Weg gehen...

Wieder dachte er an Evi, dachte vielmehr die ganze Zeit schon an sie. Sobald er in dem Laden ein wenig Luft schnappen konnte, würde er mit ihr telefonieren.

Doch der Tag war für den Chefarzt noch nicht ausgestanden. Das wurde ihm sofort klar, als er eine Stunde später die Tür zu seinem Arbeitszimmer öffnete und die Besucherin sah, die ihn dort erwartete: Lukrezia! Schwester Lukrezia Bonelli.

Sie hatte im Sessel Platz genommen. Nun, als er eintrat,

sprang sie auf. Und die wilde Anspannung in ihrem dunklen Gesicht verhieß kaum etwas Gutes.

»Ich hab' ja nichts dagegen, daß du hier wartest«, versuchte er die erste Aggression abzuwehren, »aber gegen den Klinikkodex verstößt es doch ein bißchen, findest du nicht?«

»Klinikkodex? Ach ja? Und was ist mit dir? Könntest du mir das erklären? Erlaubt dein berühmter Kodex, daß du auf dem Flur irgendwelche Weiber abknutscht und alle dir auch noch dabei zusehen können?«

Er war zu überrascht, um eine Antwort zu finden. Er spürte nur, wie ihm die Hitze jäh und heftig in den Kopf schoß.

Er ging an ihr vorbei um den Schreibtisch herum, so als könne er damit einen Schutzwall gegen die rasende Eifersucht errichten, die ihr Gesicht zucken ließ. Nie hatte Lukrezia ihre Gefühle verbergen können; stets konnte man ihren Augen und ihrem Gesicht ablesen, was in ihr vorging. Er hatte das sonst immer faszinierend gefunden, ja, sie darum geliebt – nun erschrak er.

»Brauchst deinen Schreibtisch, was?« fauchte sie. »Na gut, wenn du dich so wohler fühlst... Aber ich will eine Antwort, Herr Chefarzt! Ich warte.«

»Denk dir, was du willst. Aber dies hier ist nicht der Ort, um private Angelegenheiten zu diskutieren.«

»Aber der Korridor vor der Aufnahme ist es?!«

»Das hast du vollkommen in den falschen Hals gekriegt. Evi Borges war das Mädchen, das unter schwierigsten Umständen in zehntausend Meter Höhe Anweisungen durchführte, die ich ihr vom Tower durchgab, damit der Südamerikaner...«

»Dieser verdammte Kugelscheißer...«

»...damit er durchkam. Ich betrachte das als eine Leistung. Und als ich Evi vorhin traf, war sie körperlich und seelisch völlig erschöpft. Jeder Mensch, der ein bißchen Verstand im Hirn hat, kann das wohl nachvollziehen.«

»Damit meinst du natürlich mich?«

»Ich wollte das nur klarstellen.«

»Klarstellen? Dann stelle ich auch was klar: Mag ja sein, daß Stewardessen im Bett Weltmeister sind...«

»Schluß!« Es kam gefährlich leise und trotzdem scharf wie ein Schuß.

»Jawohl!« Sie warf den Kopf zurück, daß ihr schwarzes Haar aufflog. Und die Augen! Schmal wie Schießscharten waren sie, und dahinter brannte das ganze Feuer ihres heißen Temperamentes. »Es ist Schluß!«

Sie ging zur Tür, wirbelte dort noch einmal herum und schrie es heraus: »Schluß, Herr Chefarzt! Du wirst noch erleben, was das bedeutet.«

Die Tür knallte hinter ihr zu.

Er betrachtete die weiße Fläche und schüttelte langsam den Kopf. Dieser Auftritt, der ganze Tag – es kam ihm alles so unwirklich vor. Theater, Operette, italienische Schmieren-komödie... oh nein, sie meinte es ernst! Und er bedauerte jetzt, daß er sie gehen ließ. Er hätte ihr die Wahrheit sagen müssen. Die ganze Wahrheit.

Aber so oder so: Der Fall war ausgestanden...

Weiße Zahlen auf schwarzem Grund. Sie tanzen, machen anderen Zahlen Platz, füllen Zwischenräume aus und verschwinden wieder. Manchmal tauchen am rechten Ende zwei grüne Lichter auf – nämlich dann, wenn draußen auf dem Flugfeld gerade eine Maschine gelandet ist.

Sie tanzen überall, diese Zahlen. Auf der Ankunfts- oder der Abflugsebene. In den Schalterhallen. Über dem Zugang zu den Warteräumen. In den Etagen über den Flugsteigen. In der Transithalle.

»MOSKAU – PLANMÄSSIGE ANKUNFT 17.30«, steht auf der Flug-anzeigetafel. Und dann: »DELAYED – 24.15«. DALLAS – LONDON – 23.30 – DELAYED«. SALONIKI, BOMBAY, ANKARA, ROM...

Und die Zahlen verschwinden wieder. Immer mehr verschwinden. Große, dunkle Flächen wachsen über die Tafeln, ihr Puls wird matt: Mitternacht im Airport Frankfurt...

Wer um diese Zeit das gewaltige Betonlabyrinth durchstreifte, hatte zumeist ein Ziel im Sinn: die Garage.

Spaziergänger waren selten. Doch Dr. Rolf Gräfe liebte diese Stunde, ging nach dem Spätdienst oft durch die verwaisten Galerien; die von Reklamen beleuchteten, endlosen Gänge. Die Anspannung der Arbeit hatte ihn noch im Griff, er wollte sie ausklingen lassen. Es gab keine bessere Methode.

Die Rolltreppe knackte. Gräfe ließ sich in den Bereich »B« tragen, die Ankunftsebene, das große Sammelbecken der aus dem Ausland ankommenden Passagiere. Er hatte das Gefühl, als bewege er sich in einem Traum. Unter Menschen. Inmitten fröhlicher, lachender Gesichter. Warum sollte er nicht auch ausgelassen sein? Wenn er so etwas wie Wärme und Nähe brauchte, gab es schließlich die Frauen. Für viele Jahre war es Olga gewesen, die frisch geschiedene Mutter eines sechzehnjährigen Jungen. Dann aber war Olga zu ihrem Mann zurückgekehrt, und es kam Britte...

Britte!

Weshalb wurde er den Namen nicht los? Und nicht den Gedanken an sie? Mit Britte war es schließlich vorbei. Britte – das war Vergangenheit. Nichts als ein Name.

Rolf Gräfe ging nun doch in die Personalgarage, holte sein Motorrad und setzte es in Gang. Langsam glitt die Honda aus dem Trockenen, und sofort hörte er das Rauschen.

Scheißregen!... Doch wieso eigentlich? Vielleicht war der Regen das beste Gegenmittel gegen seine negativen Gedanken? Vielleicht würde er verscheuchen, was ihn quälte, und wusch den ganzen Dreck von ihm ab...

Als er die Maschine am Parkhaus vorbei auf die Auffahrt lenkte, verstärkte sich alles noch: graue Wasserschnüre, graue Gebäudeschatten, dahinter die fahlblaue Helligkeit der Straßenleuchten. Und Taxis, die an ihm vorüberplatschten und ihn mit Wasser beschmissen.

Ja, von wegen! Euch zeig ich's.

Gräfe trieb den Motor hoch, und die Honda sauste ab, pflügte durch Lachen, schoß an Taxis, an Lkws vorbei, schnitt, dann war er durch – Vollgas!

Der Regen peitschte sein Gesicht, drang in den Kragen der Lederjacke bis zum Rücken, Lichter flitzten vorüber. Eine graue Gischtwolke hinter sich herziehend, von irritierten Lichthupensignalen verfolgt, raste das Motorrad durch die Nacht.

Rolf Gräfe fühlte sich frei.

Wie lange er so fuhr, wo er sich befand – er wußte es längst nicht mehr. Irgendwo, irgendwann ließ er die Honda langsamer rollen. Um ihn schwarze Häuserwände. Und dort vorn links kämpfte sich eine gelbrote Neonreklame durch den nassen Dunst.

Gräfe stoppte, stieg ab, bockte auf. Er hatte Durst. Er sah auf die Uhr: kurz vor eins. Na, um so besser, wenn die Kneipe hier noch offen hatte.

Er schüttelte sich wie ein nasser Hund, strich mit der linken Hand das Haar zurück und schob den stämmigen Körper durch einen dicken Filzvorhang.

Ein Saxophon säuselte aus dem Lautsprecher über seinem Kopf. Blues; ein heißer, schöner Blues. Schummriges Licht. Die Lampenschirme auf den kleinen Tischen verteilten honigfarbenes Licht im Raum.

Ziemlich komischer Laden. Aber eine Theke gab's wenigstens. Und sicher auch ein Bier zum Festhalten.

Gräfe rutschte auf einen Barhocker. An der Theke saß schon einer, die Ellbogen breit. Nun drehte er Gräfe das Gesicht zu. Er hatte eine breite Nase, schwarze Bürstenbrauen, der Kopf war fast kahl. Ein Fernfahrer, dachte Gräfe, so sieht er wenigstens aus. Und er war nicht mal unsympathisch.

»Ein Helles!«

Die Blondine wölbte ihm den gewaltigen Busen entgegen, der sich fast aus ihrem engen grünen Futteralkleid zu lösen drohte.

»Tut mir leid«, sagte sie. »Allein gibt's kein Bier.«

»Wie bitte?«

»Wußte ich auch nicht«, grinste der Fernfahrer. »Aber das sind nun mal hier die Sitten. Du kriegst 'n Pils nur mit 'nem Piccolo.«

»Aha?« staunte Gräfe.

Die Blonde warf ihm einen pikierten Blick zu und holte Gläser.

»Die können sich das leisten.« Der Fernfahrer nickte zu den Tischen hinüber. Da saßen tatsächlich noch Gäste. Ausschließlich Männer. Und fast alles ältere Semester. »Das hier war mal 'ne gute Kneipe, Kumpel, kann ich dir sagen. Hier haste immer jemand für 'nen Skat aufgerissen. Und sie zapften dir ein Klasse-Pils. Ja, Kollegen gab's hier zuhauf. Und außerdem, die machten einen Eins-A-Kartoffelsalat mit Bockwurst. Und dann gab's noch...«

Was es noch gab, konnte Gräfe nicht so recht verstehen. Die Musik war zu laut geworden, und dort drüben flammte ein Scheinwerfer über einer kleinen Bühne auf. Das Licht war rosa.

»Am Bahnhof«, sagte sein Nachbar, »da reißen sie doch einen Puff nach dem anderen nieder. Und dann kommt so 'n beschissener Wolkenkratzer mit irgendso 'ner verfluchten Scheißbank drin, und die Luden schnappen sich ihre Mädchen und ziehen in die Außenbezirke. So ist das nämlich...«

Gräfe nickte. Ihm war's egal. Eigentlich war ihm im Augenblick alles egal.

Er hob das Glas: »Prost!«

»Prost, Kumpel. Aber wart mal, bis du die Rechnung siehst. Eines haben se hier: dufte Mädchen, wirklich geile Hühner...«

Leiser wurde das Saxophon, die Musik noch eindringlicher, langsamer, sinnlicher, und dann – Gräfe nahm den Kopf hoch.

Eine zitternde Frauenstimme. Sie stöhnte. Dieses einzigartige, unverkennbare Stöhnen... Und nun: »Ja, ja... bitte, Liebling... Oh, tu's doch... noch mal... bitte...«

Da wandte Gräfe doch den Blick zur Bühne.

Es war nicht eine, es waren zwei Frauen. Beide trugen goldene Sandaletten mit endlos hohen Absätzen – und sonst nichts.

Eine der beiden Frauen, die sich dort umschlungen hielten, war blond, die andere schwarz. Ihre Schamhaare hatten sie rasiert, so daß sie mit der Glätte ihrer Körper, über die das rosafarbene Licht in weichen Wellen spülte, fast wie Statuen wirkten.

Die Blonde war groß, sehr groß. Schlank und wunderschön. Sie hatte eine kleine, in einer Aufwärtskurve nach oben gerichtete Brust und langes, glattes Haar. Ihr Mund aber stand wie in Erregung offen. Und ihre Hüften bewegten sich.

»Mehr noch... Liebling... oh du... es tut mir so gut...«

Das weizenfarbene Haar schwang hin und her, als sich ihr Kopf in gespielter Ekstase zurückbog, während der Mund der anderen über ihre Brustwarzen, über die Haut, die Lenden wanderte...

Gräfe hatte das Gefühl, als ziehe ein Knoten seinen Hals zusammen. Das gibt's nicht! dachte er. Das darf's nicht geben... das ist doch...? Britte ist das!

Nein, Britte war es nicht, aber ein exaktes Ebenbild, ein Zwilling, eine haargenaue Kopie.

Mit dem Ellbogen warf er das Bierglas um. Es kollerte über die Theke und fiel auf den Boden. Das Barmädchen kam schon mit dem Lappen gerannt.

»Oh, nein! Nein, nein, bitte nicht...«, stöhnte es auf der Bühne. »Doch, tu's doch!«

Bier tropfte über Gräfes Ellbogen. »Nervös, Kumpel? Was haste denn?«

»Zahlen!« sagte Gräfe, riß einen Fünfzigmarkschein aus der Brusttasche der Jacke, warf ihn auf den Tisch, ohne Antwort oder Restgeld abzuwarten.

»Noch einer, der spinnt«, hörte er, und dann war er draußen. Er drückte den Rücken gegen eine Hausmauer, starrte in den Regen und fühlte sich hilflos im Gefühl von Ohnmacht und Einsamkeit.

Britte! – Dieser zurückgespannte Hals, das verzückte Gesicht. Genauso hatte sie ausgesehen, wenn sie Liebe machten. Genauso...

Und jetzt? Ihn gab's für sie nicht mehr, das »jetzt« hieß für Britte: Lawinsky. Hubert Lawinsky. Ein geschniegeltes, halb schwules Schwein von Purser. Dich aber hat sie abserviert, kurz, wie mit einem Skalpellschnitt. Mit der ganzen Entschiedenheit, zu der nur Frauen fähig sind: »Tut mir leid, Rolf – aber du hast ja dein Motorrad...«

Richtig. Hatte er. Er schwang sich in den Sattel, ließ die Honda an, brachte sie zurück auf die Straße, wo sie hingehörte, drehte auf, raste wie ein Irrer die lange Gerade hinab, trieb die Honda immer schneller, immer höher, hundertvierzig, hundertfünfzig, schneller – hundertsiebzig, hundertachtzig... Na, siehst du! Er hätte es schreien können: Da sind wir wieder!

Doch dann sprang ihn aus dem grauen, dunstigen Dunkel etwas an. Er sah das Warnlicht erst, als alles schon zu spät war. Sah noch ein: »Achtung – Bauarbeiten«. Rotweiße Bretter sah er, dahinter eine schwarze nasse Zeltleinwand. Und einen Bauwagen.

Rolf Gräfe fühlte sich hochgehoben, so als habe die Faust eines Riesen ihn in die Nacht geworfen. Endlos schien er zu dauern, dieser Flug, begleitet von einem seltsamen Lustgefühl – dann schlug er auf.

Sein Körper kreiselte ein halbes dutzendmal um sich selbst, schlitterte über Asphalt, an nassen Autos vorüber, schlug an Bordsteinen auf, rutschte noch immer weiter. Und als das endlich vorüber war, blieb Rolf Gräfe trotz allem bei Bewußtsein. Da hast du's! dachte er. Es mußte so kommen. Scheißkaff! Diese Scheißwelt! Scheißleute! Alle haben dich verraten. Erst Fritz, dann Britte...

Und dann kam der Schmerz, schoß aus dem rechten Bein hoch ins Gehirn und ließ ihn schreien. Rolf Gräfe schrie laut und endlos. Er vernahm den Schrei, doch der gehörte wohl nicht zu ihm...

Die Jagdhütte lag versteckt unter großen, rotleuchtenden Ahornbäumen.

Als Hubert Lawinsky, Purser der australischen Fluglinie Qantas, auf die Terrasse trat, sog er tief die saubere, kühle Luft ein. Der See mit seiner Schilfinsel – wirklich wunderschön! Weit dahinter die Bergkette der Appalachen.

Im Grunde machte sich Hubert nur selten Gedanken über die Schönheit einer Landschaft oder die Natur überhaupt. Oft genug wußte er gar nicht mal so richtig, wo er sich eigentlich befand. Es war doch immer das gleiche: Nach einer Landung kommen irgendwelche Freunde und schleppen dich ab. Und schöne Flecken gibt's schließlich überall.

Aber diese Blockhaussiedlung, die Mortimer Barry im Südosten Floridas für die streß- und hitzegeplagten Reichen von Miami hochgezogen hatte, beeindruckte ihn doch.

Da kam Mortimer auch schon. Mit einem riesigen Martini in der Hand.

»Auch einen, Hubert?«

»Hör mal, alter Junge, wie stellst du dir das vor? Gestern haben wir uns bis drei Uhr in der Früh vollaufen lassen.«

»Gerade deshalb. Den Kater niederkämpfen.«

Lawinsky lachte. »Kämpf du mal allein. Ich kann's mir nicht leisten. Heute nachmittag startet mein Vogel nach Washington. Und dann geht's wieder über den Pazifik nach Tokio...«

Den Bauunternehmer Mortimer Barry hatte Hubert Lawinsky in einem der Trump-Kasino-Hotels von Miami Beach kennengelernt. Sie hatten sich auf Anhieb verstanden, und das um so mehr, als es Hubert schon am ersten Abend gelang, Barry eines der hübschesten Mädchen der Qantas-Flotte zuzuspielen: Florence Winters. Und Florence wiederum betrieb ihre Bettspielchen mit hochprofessionellem Können. Hubert wußte das, denn er hatte es selbst mit ihr durchexerziert.

Im allgemeinen bevorzugte Florence vor allem reiche Partner und bewies damit praktischen Sinn. Ihr von Hubert vermittelter Einsatz bei Barry war der Freundschaft zwischen beiden Männern jedenfalls sehr gut bekommen und gipfelte in Golf- und Pokerrunden, Sexparties und gemeinsamen Ausflügen.

Nun sollte für Lawinsky ein besonderer Gewinn aus dieser Beziehung abfallen: Barrys Geschäftsfreund Ricco Martin wollte Geld nach Europa verschieben. Und sowas lohnt sich immer.

»Wo bleibt denn Ricco?« fragte Lawinsky.

Mortimer deutete mit dem Glas zum Wald: »Da kommt er doch schon. Und pünktlich wie immer.«

Ein schwerer, leiser Continental brach durch die Büsche, die die Seiten des Waldwegs säumten. Ein Mann stieg aus: schwarzes, zurückgekämmtes Haar, die Sonnenbrille im gebräunten Gesicht, ziemlich schmal, eine vorspringende Nase.

»Ist er das?«

Mortimer nickte.

»Sieht ja aus wie ein Mafioso.«

»Na«, grinste Barry, »gehören wir nicht alle ein bißchen zur Mafia?«

Ricco Martin hatte es eilig. Das Gespräch zwischen den drei Männern dauerte nicht länger als zehn Minuten. Es ging darum, daß die Summe von 135 000 Dollar nach Frankfurt gebracht und dort irgendwo auf eine Bank eingezahlt werden sollte. Doch diese Einzahlung brauchte Hubert nicht einmal selbst zu übernehmen; er hatte den Umschlag mit dem Geld lediglich einem bestimmten Mann auszuhändigen. Schwarzgeld natürlich. »Geld waschen« nennt man sowas wohl. Und 5000 Dollar fielen dabei für ihn ab. Fünf Riesen für einen so einfachen Briefträgerjob! Gar nicht so übel, phantastisch sogar!

»Sie haben eine Menge Vertrauen in mich«, sagte Hubert Lawinsky beeindruckt.

»Überhaupt keines. Ich vertraue niemandem. Ich spiel' immer auf Nummer sicher.« Der Mund Martins wurde noch dünner, als er es ohnehin schon war: »Ich arbeite nie ohne Garantie.«

»Ach ja?«

»Die Garantie bin ich, alter Junge«, grinste Mortimer Barry. »Und du wirst mir dafür das nächste Mal eine zweite Florence besorgen. So läuft unser Geschäft.«

Sie lachten alle. Sogar Ricco.

Später dann, in der Maschine, die Lawinsky von Atlanta nach Washington brachte, zog er das Blatt Papier mit der Adresse aus der Brieftasche, das ihm Martin übergeben hatte.

»Hotel Merlin«, las er. »Frankfurt am Main.«

Und einen Namen: »Stefan Radonic«.

Hubert Lawinsky starrte zu Britte hoch. Ihr Gesicht war von leidenschaftlicher Verzückung entstellt. Er unten, sie über ihm. Er der Mustang unter der Reiterin, die ihn immer schneller jagte, genau so, wie er's liebte: ihr Keuchen; die Haare, die sich bei diesen Wahnsinnsbewegungen wie goldene Flügel entfalteten – das war es doch! Oh ja, das war es immer gewesen, wird es immer sein... jetzt, jetzt – nein, noch nicht, ich will noch nicht kommen, denk an was anderes, das dich ablenkt, denk etwas Unangenehmes!

Und Lawinsky zwang die Szene aus der vergangenen Woche in sein Gedächtnis: Das Jagdhaus in Florida. Ricco Martins Vogelgesicht. Die Sonnenbrille. Die schmalen Lippen. Seinen Satz: »Ich vertraue niemandem. Ich arbeite nie ohne Garantie...«

Nein, es nutzte nichts, es ging nicht mehr. Nicht einmal Ricco Martin konnte Hubert dabei helfen, den Orgasmus zu ver-

zögern. Hubert stöhnte, explodierte, es war wie ein Feuer-
werk, wie tausend farbige Sterne, die dann langsam erlo-
schen…

Britte bedeckte sein Gesicht, seinen Hals, die Schultern mit
tausend hastigen, winzigen Küssen. »Hubert, mein Liebling,
du machst mich noch verrückt… daß es das gibt… Nie hätte
ich gedacht, daß sowas möglich ist…«

Er lächelte und streckte sich im Bett. Er genoß ihre Worte,
obwohl er sie kannte – es waren doch überall die gleichen.
Wie oft hörte er sie, hier, dort, schön um den Globus verteilt,
von allen seinen Mädchen, in all seinen Dependancen…

Zum Teufel mit Ricco Martin!

Mit dem Absturz aber, der zu jedem Höhepunkt zu gehören
schien, kam die Ernüchterung.

Sanft löste sich Hubert von seinem selig lächelnden, blonden
deutschen Schäfchen, holte Zigaretten vom Beistelltisch, zündete zwei an, steckte die eine Britte zwischen die wunden Lippen, nahm selbst einen tiefen Zug und schloß die Augen.

Zum Teufel mit Ricco Martin?

Mach dir bloß nichts vor; der Typ ist gefährlich. Du mußt
handeln… heute noch…

»Was ist, Schatz?«

Brittes Fingernägel spielten mit den Haarlöckchen auf seiner
Brust. Das liebten sie. Sie taten es immer, die Mädchen…

Seit dem Gespräch in der Jagdhütte war eine Woche vergangen. Und das war einfach zuviel Zeit für Hubert Lawinsky,
denn zuviel Zeit hieß bei ihm: zu viele verpaßte Gelegenheiten
– verpatzte Chancen, Geld zu gewinnen, zum Beispiel.

Oder zu verlieren, wie bei dieser beschissenen Pokerpartie im
Tokio-Hilton vergangenen Mittwoch… Er war sich so sicher
gewesen, hatte doch den »Royal flush«. Aber Freddy Heller
hatte ihn souverän über den Tisch gezogen. Elftausend Dollar
hatte der Spaß gekostet. Ja nun, hatte er gedacht, du brauchst
ja nur ins Kuvert zu greifen – und dann zu gewinnen.

Aber er verlor wieder. Das Geld, das ihm nicht gehörte.

Und damit hatte Hubert Lawinsky hier in Frankfurt nun ein Problem. Ein ziemlich dickes sogar.

Er richtete sich auf, streckte die Hand aus und spielte mit Brittes Haar.

»Hör mal, Süße, ich hab' da eine kleine Schwierigkeit...«

»Ja?«

»Und du könntest mir helfen. Willst du das?«

»Natürlich. Wenn ich kann.«

Wie sie ihn ansah, mit diesem Schafsblick, voll Hingabe und Ergebenheit. Den hatten sie nach dem Sex alle. Na, um so besser...

»Es ist ein Klacks.« Er streichelte ihren rechten Oberschenkel. »Aber es muß rasch erledigt werden. Du müßtest nur in die Innenstadt fahren, Moment mal...« Er griff zur Brieftasche: »In die Fürstenberger Straße, und zwar ins Hotel Merlin und dort irgendeinem Typ, einem Jugoslawen offensichtlich, einem Herrn Radonic – ja, Stefan Radonic heißt er – ein Kuvert überbringen.«

»Klar«, lächelte sie. »Wenn's weiter nichts ist. Und wann?«

Lawinsky kontrollierte die Datumsanzeige seiner Uhr. »Die Übergabe muß zwischen dem Einundzwanzigsten und dem Dreiundzwanzigsten erfolgen«, hatte Ricco gesagt. »Radonic ist in diesen Tagen zwischen sieben und zehn Uhr im Hotel zu erreichen. Dort erwartet er sie. Klar?«

Heute war der Zweiundzwanzigste. Und es war sieben Uhr.

Was würde er sagen, wenn ein Mädchen aufkreuzte mit elftausend Greenbacks weniger im Kuvert?

Na, über eine Erklärung konnte er später nachdenken. Das Geld müßte aufzutreiben sein. Sicher war nur: es mußte etwas geschehen. Und heute! Sonst konnte er sich nie mehr in Atlanta, womöglich nirgendwo in den USA mehr zeigen.

»Wir gehören alle ein bißchen zur Mafia«, hatte Mortimer gesagt. Okay – aber soll ich mich deshalb am nächsten Baum oder in Brittes Kleiderschrank aufhängen? Das wäre dann doch zu schade.

Britte hatte sich aufgerichtet, sah ihn voll kindlichem Vertrauen an. Mit einem Auge. Das andere bedeckten ihre Haare. Sie war süß, also wirklich...

Lawinsky stupste mit dem Zeigefinger ihre Nasenspitze an: »Am besten, wir bringen das gleich hinter uns, was meinst du, Kleines? Und am Abend, wenn du zurück bist, dann hauen wir so richtig einen drauf. Wir gehen dann... wie heißt diese Gegend, wo immer was los ist?«

»Sachsenhausen«, sagte sie. »Und gleich um die Ecke.«

»Ja, wir gehen nach Sachsenhausen. Oder in eine Disko. Oder in ein Nobelrestaurant. Was du willst, du kannst dir's aussuchen. Und morgen gibt's auch was zur Belohnung. Was hältst du von 'nem Ring?«

»Viel«, strahlte sie und wunderte sich ein wenig, wieso er ein solches Theater machte wegen einer so kleinen Gefälligkeit.

Sie stand auf, ging unter die Dusche, schrubbte sich ab, band ein Tuch um das nasse Haar, schlüpfte in ihren Hosenanzug; das war immer am schnellsten und praktischsten. Schon nach fünf Minuten war sie fertig.

»Na, was sagst du nun? Weltrekord, was? Und wie seh' ich aus?« Sie drehte sich kokett und zog doch eine Schnute.

»Na, ist egal; für einen Stefan Radonic muß es in jedem Fall genügen.«

»Für einen Stefan Radonic bist du noch viel zu hübsch«, entschied er. »Und jetzt ab mit dir! Das heißt, gib mir noch einen Kuß.«

Sie küßte ihn. Er hielt sie fest: »Und hör mal, Kleines, wenn dieser Radonic nach mir fragt – du kennst mich nicht; sag ihm, daß ich für dich nichts anderes bin als ein flüchtiger Bekannter, den du von deiner Airportarbeit her kennst. Ein Purser, den du mal verarztet hast und der dich um einen Gefallen gebeten hat, weil er sich in Frankfurt nicht auskennt. Klar?«

»Klar«, nickte sie, machte sich widerstrebend aus seinen Armen los und ging.

Als sie auf der Straße ihren alten, verbeulten Golf anließ, warf sie noch einmal einen Blick hinauf zum dritten Stock, ganz so, als müsse er dort oben stehen und ihr nachwinken.

Niemand stand am Fenster. Na gut, auch das Haus würde für sie und ihr Leben bald der Vergangenheit angehören. Sie dachte an Hubert und versuchte gleichzeitig wieder einmal, sich von der tranceartigen, verrückten Zärtlichkeit zu befreien, in die seine Gegenwart sie stets versetzte. Sobald er weg war – und das geschah viel zu oft –, rief alles in ihr nach ihm. Und kam er ihr dann in seiner feschen Uniform entgegen, dieses freche Grinsen in den grünen Augen, wurde ihr ganz schwach vor Glück. Dieses Glück für immer festzuhalten – wie ging das? Wie konnte man es verwirklichen?

Elli, die Freundin, mit der sie die Wohnung teilte, war vernünftig genug, während der Zeit der Hubert-Landungen in Frankfurt zu ihrem Freund Ewald zu ziehen. Aber auf Dauer war ihr das ja nicht zuzumuten.

Eine eigene Wohnung müßte man haben. Wieviel besser wäre es doch, zu Hubert nach Australien zu ziehen, in das Land der Weite und der einsamen Strände, von denen er ihr immer erzählte. In das kleine Ferienhaus zum Beispiel, das seine Eltern bei Brisbane besaßen...

Träume... Aber waren sie unerfüllbar? Nie mehr Verbände wechseln, nie mehr eine Lukrezia Bonelli sehen, nicht mal einen Hansen... Australien! dachte sie und war vor lauter Träumen bereits in der Fürstenberger Straße gelandet, wo dieses Hotel Merlin stehen sollte.

Und da konnte sie es auch schon lesen: MERLIN.

Britte fuhr den Wagen auf den Parkplatz und betrat die Halle, die mit ihren beiden verstaubten Gummibäumen und den durchgesessenen Kunstledersofas ziemlich schäbig wirkte. In der Ecke saß ein dürrer, bebrillter Mann vor dem Fernsehgerät. SAT 1. Ein alter Kung-Fu-Film, in dem ein schwarzer Sheriff gerade dabei war, dem Helden mit dem Revolvergriff eins überzuziehen. Und der Held stöhnte nicht mal, schloß noch nicht mal die Augen; er lächelte.

Der Mann am Fernseher bemerkte jetzt die hereingekommene Frau, stemmte sich widerstrebend hoch, kam auf sie zu. Er zeigte sein schadhaftes Gebiß und fragte: »Kann ich Ihnen irgendwie helfen?«

»Ja. Das wäre nett. Ich suche einen Herrn Radonic, einen Herrn Stefan Radonic. Der wohnt doch bei Ihnen?«

»Ja.«

»Könnte ich ihn sprechen? Ich habe ihm etwas zu übergeben«.

Britte steckte die Hand in die rechte Beintasche ihres Hosenanzugs. Sie tat es unabsichtlich. Aber irgendwie war sie froh, als sie die Kontur des Umschlags darin spürte. Der Brief war ziemlich dick.

»Zimmer 24. Das heißt, ich rufe Herrn Radonic erst mal an.«

»Bitte«, sagte Britte.

Der Mann ging hinter den Empfangstresen und nahm den Hörer: »Herr Radonic, da ist jemand und bringt was für Sie… Gut. Ja, werde ich sagen.« Er legte auf und verkündete: »Er kommt sofort.«

Und er kam. Nach zwei Minuten schon schob sich die Lifttür in der Halle auf. Britte sog überrascht die Luft in die Nase. Was immer sie sich unter einem Jugoslawen namens Stefan Radovic vorgestellt hatte – den hier hatte sie nicht erwartet. Und auch nicht hier. Das erste, was sie fast erschreckte, war seine enorme Leibesfülle. Groß war er auch. Rechts und links des mächtigen, fetten Gesichtes fielen korkenzieherartige Locken über die Ohren und stießen auf die Schultern eines blendend geschnittenen, in vornehmem Blaugrau gehaltenen Anzugs, der dem Bauch des Mannes einen Anschein von Würde verlieh. Auch die ungezählten Wülste des Doppelkinns wuchsen aus einem blütenweißen gestärkten Hemd. An der Hand, die er nun halb grüßend erhob, blitzten Ringe.

Das Gesicht wie aus Fett gehauen. Beinahe starr. Es zeigte keine Regung.

»Bitte?«

»Herr Hubert Lawinsky hat mich geschickt«, sagte Britte und ärgerte sich selbst über ihre Stimme, die ihr plötzlich unsicher und schüchtern klang. »Er ist leider verhindert. Sie wissen ja, er ist Purser. Aber ich soll Ihnen etwas überbringen.«

»Aha? Ja... Ja, den Herrn Lawinsky habe ich erwartet.« Er zog die Lifttür wieder auf und machte eine altmodisch elegante Handbewegung: »Wenn ich Sie bitten darf...«

Sie fuhren hoch. Er schnaufte ein wenig, doch er sagte nichts. Und wieder öffnete er eine Tür, die Tür des Zimmers 24.

»Bitte.«

Sie trat ein und hörte, wie sich hinter ihr der Schlüssel im Schloß drehte. Ihr Unbehagen wuchs.

»Setzen Sie sich bitte. Soll ich Ihnen einen Drink...?«

»Danke.«

Sie griff in die rechte Außentasche ihrer Hose und zog das Kuvert hervor: »Hier. Das bringe ich Ihnen. Das ist für Sie.«

Er nickte nur, riß das Kuvert auf und begann, die darin enthaltenen Geldscheine im Stehen zu zählen. Er tat es mit der Fingerfertigkeit eines Trickkünstlers. Nie in ihrem Leben hatte Britte einen Menschen so schnell Geld zählen sehen. Dann steckte er die Scheine in den Umschlag zurück und warf ihn auf den kleinen Schreibtisch.

Noch immer blieb das Gesicht starr wie zuvor. Die rechte Augenbraue hatte sich in die Stirn geschoben, und in den dunklen Augen erschien ein gefährliches Flimmern.

»Es fehlen elftausend Dollar.«

Seine Stimme klang völlig ruhig.

»Wie bitte?«

»Ich sagte, es fehlen elftausend Dollar.«

»Das tut mir aber leid.«

»So? Das tut Ihnen leid? – Aha. Mir auch... Wo ist Lawinsky?«

»Ich sagte doch schon...«

»Was Sie sagten, interessiert mich nicht. Ich frage, wo er ist? Jetzt. Ich möchte mit ihm sprechen. Und das sofort.«

»Schon, aber wissen Sie, da kann ich Ihnen doch nicht helfen...« Ihre Stimme zitterte, sie registrierte es selbst. »Ich meine, wie soll ich denn das? Ich bin nur eine flüchtige Bekannte von Herrn Lawinsky, und er hat mich um diesen Gefallen gebeten. Ich wußte auch nicht, was sich in dem Kuvert... Ich weiß wirklich nicht, wo er gerade ist. Vielleicht ist er schon wieder abgefl...«

Weiter kam Britte nicht. Mit zwei blitzschnellen Schritten, die sie diesem dicken Menschen nie zugetraut hätte, war er bei ihr, packte sie am Arm, riß sie herum: »Na, wunderbar, das weißt du nicht? Nichts weißt du – was?...« Und dann durchfuhr ein Schmerz ihren Arm, als er sie zum Bett riß und mit einem einzigen gewaltigen Stoß daraufschleuderte.

»So, das weißt du nicht? Dieser Kerl gibt dir mehr als hunderttausend Dollar mit, du Flittchen. Aber du kennst ihn natürlich kaum. Ein flüchtiger Bekannter, was?... Daß ich nicht lache!«

Sie wollte sich hochstemmen, wollte schreien, um Hilfe schreien, aber da preßte sich seine breite Hand auf ihr Gesicht und würgte ihr den Atem ab. Es ging alles so schnell. Sie war in Panik, sah mit schreckgeweiteten Augen, wie er eine breite Leukoplastrolle aus dem Nachttisch holte, sie aufriß und ihr ein ekelhaft klebendes Band quer über die Lippen zog.

Sie schlug mit den Füßen nach ihm. Es war ein letzter, beinahe blinder Reflex, doch er hatte schon eine Plastikschnur in der Hand, und eine Minute später war sie gefesselt. Gefesselt an Händen und Füßen, stumm gemacht, diesem fetten Monster ausgeliefert.

Völlig ausgeliefert. Das Gesicht, aus dem fettschwer und schlaff die Backen hingen, beugte sich über sie. Alle Starre schien nun auf einmal daraus gewichen, die Augen wieselten, der Mund öffnete sich zu einem breiten, halb schmierigen, halb heiteren Lächeln.

»So... so hab' ich's gern. Ist das Bett auch bequem? Aber sicher ist es... Reden kannst du nicht, brauchst du auch gar nicht. Nicken hilft uns genauso weiter, was meinst du?«

In ihren Augen war ein Abgrund von Angst. Das schien ihm zu gefallen, denn das Lächeln wurde noch breiter. Nun stand er auf, ging im Raum hin und her, fast übermütig, mit schaukelnden, beinahe tänzerischen Bewegungen.

»So einfach hat er sich's also gedacht?« hörte sie. »Ein netter Junge, dein Freund. So richtig liebenswert. Nimmt sich elftausend Dollar Cash, schickt dann sein Mädchen, und die kennt ihn gar nicht, hat ihn nur ganz flüchtig gesehen. Er ist ja auch nur ein kleiner, harmloser Purser bei der Qantas... So?... Phantastisch!«

Radonic lachte. Trotz seines Umfangs und seiner Größe war die Stimme hoch, dünn und ein wenig kehlig, fast die einer Frau: »Phantasie hat er aufgeboten. Viel Phantasie. Ich mag Phantasie. Ich hab' auch Phantasie.«

Und dann war er mit drei Schritten wieder bei ihr und starrte sie an: »Soll ich es dir beweisen? Du glaubst ja gar nicht, was sich mit ein bißchen Phantasie machen läßt.«

Mit einem Griff hatte er eine Schublade aufgerissen, und dann hielt er eine Schere in der Hand, öffnete die Schenkel der Schere, schloß sie wieder, hielt sie ans Licht, so daß sie blaustählern aufschimmerte.

Britte konnte nicht anders, als die Schere anzusehen; der Anblick ließ ihr Herz rasen. Der Kerl ist ein Sadist. Und was für einer! Er wird doch nicht...

Noch immer saß er da und betrachtete sie. Und noch immer zuckte dieses heitere Lächeln um seine Mundwinkel.

»Hübsche Augen haste. Ganz hübsche Augen... Heißt das nicht kornblumenblau?«

Er hatte bisher beinahe ohne Akzent gesprochen. Doch nun,

an dem »r« konnte sie seine Herkunft deuten. Serbisch... sla-
wisch in jedem Fall.

»Kornblumenblau. Blau wie eine Blume. Ich kannte einmal
ein Mädchen...«

Er brach ab und betrachtete träumerisch die Spitze der Schere. Dann drehte er wieder den Kopf, und die Locken fielen
nach vorn, als er sich nun auf der Bettkante niederließ.

»Welches Auge ist dir lieber, Mädchen? Das rechte, das linke?«

Sie versuchte tiefer zu atmen, sog die Luft in den Brustkorb,
schloß die Augen – doch was half, was änderte das schon?
Seine Stimme blieb.

»Fangen wir noch mal an! Ich hab' Geduld. Was als erstes?
Zuerst? Sage! Das rechte? Dann kannst du nicken. – Das linke? Dir lieber? Wie du willst... Aber eine Kornblume wirst
du verlieren. Vielleicht tut's weh. Soll's ja auch. Sterben wirst
du daran nicht. Ein kurzer Stich. Also?«

Sie bäumte sich auf, aber seine mächtige Hand drückte ihre
Schulter wieder aufs Bett. »Mach die Augen doch mal auf.
Hast ja noch beide.«

Und wie unter einer Suggestion öffnete sie ihre Augen, um
auf die funkelnde Spitze der Schere zu starren, die direkt vor
ihrem Gesicht schwebte, noch keine vier Zentimeter entfernt.
Sie riß Kopf und Kinn zurück. Er lachte.

»Ach, der Hals ist dir lieber? Wollen wir doch mal probie-
ren...«

Einen kleinen Schmerz spürte sie. Blut floß jetzt dort, er hatte
die Kehle angeritzt.

Doch der Schmerz verklang. »Der Körper einer Frau ist
schön«, sang die Stimme des Sadisten. »Geradezu einladend
für eine Schere. Meinst du nicht?«

Er nestelte an ihrem Hals, riß den Reißverschluß herunter.
Wieder spürte sie den spitzen Stahl, jetzt unterhalb ihrer lin-
ken Brust. Nun am Magen, Druck um Druck, noch tiefer,
Stich um Stich.

»Ein ganz hübsches Spielchen, nicht?« lachte er. »Nun wollen wir mal. Ich hab' die Nummer schon einige Male abgezogen, aber noch nie so genossen wie heute. Eigentlich bin ich kein Sadist. Aber bei dir, ich weiß nicht, da könnte man es werden.« Er schüttelte den Kopf, daß seine fettigen Locken flogen, und der Blick der Augen war fast noch schlimmer als die Schere, die sich härter gegen ihr Fleisch bohrte. »Bisher war es Spaß. Jetzt wird es ernst. Was ist mit Lawinsky? Wo steckt er? Los… Ich brauch' das Geld. Ich brauch' es, und zwar sofort. Elftausend Dollar – ja, wie stellt ihr euch das eigentlich vor? Meinst du, die schreiben das einfach ab? Und der Typ hat schon fünf Riesen als Belohnung kassiert. Insgesamt sechzehn also. Ich werde dir jetzt einen Block geben, und du schreibst die Telefonnummer und die Adresse drauf. Und dann fahren wir da hin. Okay?«

Sie konnte ihn nur ansehen. Was sonst? Sie konnte nicht einmal denken. Doch, eines: Er wird mich umbringen!

»Hier, da ist ein Block und ein Bleistift. Schreib mir die Adresse auf, wo ich ihn finde.«

Der Bleistift zitterte in ihrer Hand. »Ich weiß es nicht«, schrieb sie.

»Du machst wohl Witze? Gefällt dir das Spiel? Schön, solche Spielchen? – Also…« Der schreckliche, spitze Druck gegen ihren Unterleib verstärkte sich. Dann ein Schmerz. Er hatte die Haut durchtrennt. Und nun, nun würde er…

Doch er tat es nicht.

Er nahm die Schere hoch und betrachtete sie. »Ganz schön stur, was?« seufzte er und ließ die Schere plötzlich fallen wie ein lästiges Insekt.

»Du weißt nichts? Du wirst auch weiter nichts wissen?… Wo wohnst du?«

»Schongauerstraße.« Sie versuchte es auf den Block zu schreiben, doch die Buchstaben entgleisten.

Er betrachtete das Blatt, und das Gesicht war wieder wie zuvor, starr, unbeweglich, ruhig.

»Ist er dort?«

Sie schüttelte den Kopf.

Ich darf dich nicht verraten, dachte sie. Ich werde es nicht tun, Hubert. Auch wenn ich sterbe. Ich werde es nicht tun…

»Und wo sind meine Dollar? Hältst du das für richtig, daß ich das einfach so akzeptiere? Und meinst du, ich würde das tun?«

Er ergriff ihr Handgelenk, riß sie hoch, mit einem Ruck. Ihr Anzug glitt ihr über die Schulter, sie versuchte ihn festzuhalten. Da streifte er ihn selbst zurück und zog ihr den Reißverschluß wieder zu.

»Ich krieg's raus. Ich hab' schon ganz andere Sachen rausgekriegt. Und sei froh, daß du's mit mir zu tun hast. Wir werden Lawinsky auf jeden Fall schnappen. Darauf kannst du dich verlassen. Das ist so absolut sicher wie das ›Amen‹ in der Kirche. Wenn nicht hier, dann woanders… Da kann er hundertmal Purser sein und durch die Gegend flitzen, wir kriegen ihn! – So, das ist das eine. Und jetzt der nächste Schritt.«

Mit einem Ruck riß er ihr das Pflaster vom Mund, es tat teuflisch weh. Sie fing an zu weinen. Endlich! Die Tränen schossen aus ihren Augen, liefen über ihr Gesicht, den klebrigen Mund.

Er gab ihr eine Ohrfeige, sie schrie auf. Sie konnte nicht mehr denken. Es gab keinen Widerstand mehr. Sie bestand nur noch aus Angst.

Er löste ihr die Fesseln: »Da drüben ist ein Waschbecken. Reib dir das Zeug vom Gesicht. Und deine Tränen gleich mit. Geheult wird nicht mehr, klar?«

Sie nickte stumm.

»Wir werden jetzt das Hotel verlassen und zu dir fahren. Du sagst keinen Ton. Wenn du zickig wirst oder irgendeine falsche Bewegung machst, bist du dran. Dann bist du geliefert, wirklich, Mädchen. Ich hab' nichts gegen dich, aber das ist ein Auftrag, und ich pflege meine Aufträge zu erledigen. Hast du das kapiert?«

Sie fühlte sich wie eine Marionette, als er sie aus der Empfangshalle des Hotels führte. Er nickte dem Portier zu, ließ sich die Tür öffnen, sagte danke. Und sie ging die ganze Zeit still neben ihm.

Draußen mußte sie in einen großen Citroën einsteigen. Er startete den Wagen und fuhr mit gemächlicher Sicherheit, ohne daß sie ihm irgendwelche Hinweise zu geben brauchte, durch die Innenstadt.

Als sie vor dem Haus anlangten, in dem sie wohnte, warf er ihr wieder einen seiner langen, starren Blicke zu. Keine Drohung war darin, nichts als kalte, nüchterne Sachlichkeit.

»Wo ist es?«

»Vierter Stock«, sagte sie. Es war keine Kraft mehr in ihr, Hubert weiterhin zu schützen.

»Gut. Wir gehen jetzt hoch. Du schließt auf. Du sagst nichts. Du verhältst dich so vernünftig, wie sich jeder Mensch in deiner Situation verhalten würde, klar? Ich spiel' nicht nur mit Scheren rum. Ich habe wirksamere Mittel. Zum Beispiel hier...«

Er klopfte auf seine weite Nadelstreifenjacke. Dann stieg er aus und ließ sie selbst aus dem Wagen. Stumm, ohne ein Wort ging sie auf das Haus zu, auch jetzt noch völlig in seinem Bann. Sie erlebte dies alles nicht wirklich, es kam ihr vor wie ein schrecklicher Traum. Dann, als sie oben in der Wohnung erkannte: Hubert war weg – da fiel es wie eine Betäubung von ihr ab, sie brach im Sessel zusammen, zitterte am ganzen Körper, weinte. Sie weinte vor Erleichterung.

Radonic ging durch die Räume, schnüffelte auch im Badezimmer, klapperte in der Küche, kam zurück, sah Britte an: »Abgehauen. Das ist es doch, nicht wahr, Mädchen?«

Sie saß zusammengesunken im Sessel beim Fernseher und zog nur die Schultern hoch.

»Du hast ein Riesenglück, Kornblumenauge. Weißt du das? Vielleicht habe ich heute meinen sentimentalen Tag... Jedenfalls gehe ich jetzt. Und dann kannst du noch ein bißchen heulen und zum Telefon laufen und nach der Polizei schreien. Ganz wie du willst. Auf die Paar Hemden im Hotel kommt's mir nicht an. Aber vielleicht verschwinde ich doch nicht ganz aus deinem Leben. Möglich, daß wir uns bald wiedersehen. Und das könnte sein, wenn du weiterhin darauf stehst, bei diesem Lumpenhund von Lawinsky das Flittchen zu spielen. Denn der ist dran, glaub's mir. Schmink ihn dir ab. Ist nichts als ein guter Rat…«

Schwere Schritte. Die Tür klappte. Und es kam genauso, wie es das Monster vorausgesagt hatte: Sie konnte nicht dagegen an, nicht gegen das krampfhafte Zittern, das ihren Körper befiel, nicht gegen das Würgen im Hals. Sie weinte.

Aber zum Telefon ging sie nicht. Sie mußte erst nachdenken.

Wie lange sie so gesessen hatte, Britte wußte es nicht. Irgendwann hörte sie jedenfalls ein Klopfen an der Tür. Sie fuhr hoch. Die Angst raste in ihrer Kehle: Der Fette, das Monster, kam er zurück?

Es klopfte wieder. Das Herz hämmerte. Und dann vernahm sie eine leise, unterdrückte Stimme: »Britte? Britte, mach auf…«

Hubert! Es war Lawinskys Stimme!

Sie ging zur Tür, ihre Knie waren schwach. Sie schob den Riegel zurück. Und da stand er vor ihr, lächelte auf sie herab, schob sie ins Zimmer zurück, schloß ab, schob den Riegel vor, sah sie an aus seinen grünen Augen, in denen ein triumphierendes Grinsen saß.

»Ich hab's gerochen. Hab' mir gleich gedacht, da läuft was schief.«

»So?« sagte sie, ging ins Wohnzimmer, ließ sich wieder in ihren Sessel fallen, zog die Beine hoch.

»Natürlich. Du bist so lange nicht zurückgekommen. Und da sagte ich mir: Mensch Hubert, jetzt sei vorsichtig!… Ich konnte natürlich nicht annehmen, daß dir irgend etwas dabei passiert. Aber immerhin…«

Immerhin, dachte sie. Er hat ganz genau gewußt, welche Gefahr mir bei diesem Radonic drohte.

»Ich sah mich ein bißchen hier um«, erzählte er weiter. »Unterm Dach oben gibt's einen Trockenraum. Die Tür war offen, und durch die Luke konnte man auf die Straße sehen. Da habe ich mich hingestellt und sah euch kommen.«

»Clever!«

»Nicht wahr?« Er überhörte den Hohn in ihrer Stimme. »Dieser Dicke? Was war denn mit ihm? Wieso kam er mit dir?«

Britte berichtete in allen Einzelheiten, was im Hotel passiert war. Hubert lief in übertrieben gespieltem Zorn auf und ab, den Kopf vorgestreckt wie ein gefangener Tiger.

»Mit einer Schere hat er dich bedroht?«

Sie schwieg. Sie schloß die Augen. Sie wollte, daß dieser Alptraum endlich aufhörte. Denn nun gehörte auch Hubert noch dazu…

»Arme Britte! Mensch, da hab' ich dich ja in eine schöne Situation gebracht… Sorry!… Tut mir ehrlich leid. Weißt du was? Das nächste Mal gibt's nicht nur 'nen Ring, da bring' ich dir auch…«

»Schenk's dir! Hör auf damit!«

Er blieb überrascht stehen. Dann nickte er nur zerstreut. Seine Augen waren ganz woanders. »Diese Drecksäcke! Mafiosi sind das, tatsächlich. Ich war viel zu leichtsinnig.«

»Scheint mir auch so«, sagte sie.

»Na, jedenfalls verzieh ich mich wohl besser. Weiß der Teufel, was denen noch alles einfällt. Vielleicht beobachtet dieses Schwein schon das Haus… Gibt's da noch einen zweiten Ausgang?«

»Unten, die Waschküche, da geht's hinten raus auf die nächste Straße.«

»Na, phantastisch! Ist das beste so. Und die nächsten zwei Tage treffen wir uns nicht. Ich zieh' zu einem Kumpel, der hier in der Gegend eine Frau hat. Aber du hörst wieder von mir. Bald.«

Sie spürte seinen Kuß auf dem Haar und seine Hand auf ihrer Hand, ein flüchtiges Streicheln nur, und wieder schloß sie die Augen, und wieder hörte sie die Tür klappen.

Dann war es endlich still. Sie stand auf. Die Wohnung kam ihr fremd, ja unwirklich vor. Sie ging in die Küche, öffnete den Kühlschrank, holte eine Flasche Mineralwasser heraus und goß sich ein Glas voll. Doch obwohl sie sich auf einen Stuhl gesetzt hatte, war ihre Hand so unsicher, daß das Glas umkippte und das Wasser über die Tischplatte und von dort über ihre Knie floß. Sie blieb dennoch sitzen und rührte sich nicht.

Drüben läutete das Telefon. Sie ließ es läuten.

Hubert war es, der Mann, mit dem du nach Australien wolltest? Es gibt keine Träume, die sich erfüllen, keine Flucht und keine Wunder.

Dein Wundermann ist nichts weiter als ein kleines, mieses, dreckiges, egoistisches Schwein... Jawohl! Ein Meter achtzig und grüne Augen! Vergiß ihn! Will dir einen Ring schenken und dies schenken und das schenken und behauptet, daß er dich glücklich sehen möchte – und dann läßt er dich in eine Falle laufen und entschuldigt sich am Ende noch nicht einmal! Ein Egoist, nein, viel mehr: einer, der nichts kennt als sich selbst und der andere, ohne mit der Wimper zu zucken, ans Messer liefert.

Da war wieder dieses ekelhafte Telefon. Britte stand langsam auf, ging hinüber und nahm den Hörer ab.

Es war Bärbel Rupert, die Lernschwester in der Airport-Klinik.

»Britte? Bist du's?«

»Ja.«

»Britte, da ist was passiert. Was Schlimmes. Mit Rolf Gräfe...«

»Ja?« Sie umklammerte den Hörer.

»Ich wollte es dir nur sagen: Er ist verunglückt. Heute Nacht. Gerade hat die Uniklinik angerufen. Sie haben den ganzen

Tag an ihm herumgeflickt. Deshalb hat er sich erst jetzt gemeldet...«
»Und?« Sie brachte die Frage kaum heraus. »Was ist es?«
»Er ist mit seinem Motorrad gestürzt. Irgendwas am Knie, am Bein und weiß der Teufel was. Es ist noch nicht klar heraus.«
»Danke.« Britte legte auf und betrachtete ihre Hände. Sie zitterten.

Er kam an verschleierten Pakistanifrauen vorbei, die erschöpft in ihren Liegesesseln lagen. An dunklen Männern aus Dubai oder Ghana. An den Schaufenstern der Andenkenshops, der Boutiquen, der Kosmetik- und Blumengeschäfte. In der Leonardo-da-Vinci-Bar saßen ein paar Mädchen an der Theke und drehten über ihren Gläsern die Köpfe nach ihm – auf Kundenfang; die Aperitifstunde war die beste Zeit dazu. In der »Rotisserie« hielt irgendein Politiker eine improvisierte Pressekonferenz. Am »Brücken-Bistro« steckten Geschäftsleute die Köpfe in erregtem Gespräch zusammen. Es tat gut, sich im Gehen zu entspannen. In fünf Minuten mußte er ohnehin zurück in die Klinik, der Chefarzt Dr. Fritz Hansen.
Er ging über schwarze, genoppte Kunststoffmatten, auf elegantem Marmorbelag, über blaue, graue und grüne Bodenmarkierungen, und hatte plötzlich den Eindruck, die ganze Zeit verfolgt zu werden.
Den Typ dort drüben – hatte er den nicht schon vorher im Tabakladen gesehen? Und dann beim Blumengeschäft? Was will der eigentlich? Was läuft er dir immer nach?
Es war ein eher unscheinbarer Mann in braunen Kordhosen und einem karierten, etwas altmodischen, schäbigen blauen Sportblouson. Die Hände hielt er in den Taschen. Das Gesicht unter dem graublonden Haar wirkte blaß, angespannt.
Na, was soll's? Hier laufen viele rum...

Dr. Hansen ging weiter und vergaß seinen Schatten.

Zwischen den Säulen in der Ladengalerie blieb er vor dem Geschäft des Herrenausstatters Burresi stehen und betrachtete in einer tranceartigen, verzückten Hingabe ein paar schwarze Abendschuhe – nicht, weil er sich für Abendschuhe sonderlich interessierte oder selbst keine besäße, sondern weil sie ihn daran erinnerten, wie lange er schon nicht mehr in einer Oper oder in einem Konzert gewesen war. Und auf der rechten Seite der Schaufensterauslage schmuggelte sich auch noch ein raffiniert verlockendes Poster in seinen Blick. Es zeigte einen Strand mit Fischerbooten vor einem weißen griechischen Dorf.

Urlaub! dachte Fritz Hansen. Einmal wieder irgendwo Urlaub! Aber was soll's? Obwohl du ihn immer wieder träumst, den Urlaubstraum, es läuft ja doch jedesmal aufs gleiche hinaus: keine Zeit für Dinge, die beweisen, daß das Leben auch sorgenlos und fröhlich sein kann. Sich selbst finden, sich freuen, ein freier Mensch sein, Evi an die Hand nehmen, dort über den Strand rennen, dich ins Wasser werfen, sie im Sand lieben – Herrgott, es wird langsam Zeit!

Eine Schattenspiegelung im Glas. Und dann eine Stimme: »Herr Hansen? Sind Sie Herr Doktor Hansen?«

Die Stimme war hoch, scharf und unangenehm.

Fritz Hansen drehte sich um.

Da stand er wieder, der Verfolger.

Er mochte zwischen vierzig und fünfzig sein. Der Mund war zusammengepreßt. Er hatte ein kräftiges Kinn, flache, drohende Augenbrauen. Und der Blick, mit dem er Hansen anstarrte, war stetig, genau und brennend: die Augen eines Menschen in Erregung. Die Augen eines Fanatikers.

Fritz Hansen nickte. »Ja! Wünschen Sie etwas?«

Der rechte Mundwinkel zuckte. Die Worte kamen schnell und heftig: »Daß Sie sich aufhängen, Herr Doktor! Es wäre das einfachste. Hängen Sie sich auf! Sie könnten dem ganzen Laden hier 'ne Menge Scherereien ersparen.«

»Wie bitte?«

»Ach? Das fragen Sie auch noch?«

»Ich versteh' kein Wort.«

»Schon mal den Namen Roser gehört?«

Der Mann war unangenehm aufdringlich. Schlimmer noch: Er schien gestört. Hansen wollte ihn einfach stehenlassen. Doch dieser Name... Roser? Irgendwie schien er ihm vertraut. Fritz Hansens Gedächtnis spulte Namen ab. Patientennamen. Laut sagte er: »Ich weiß nicht, was das soll und wie Sie zu derartigen Unverschämtheiten...«

»Wie ich dazu komme?« Der Mund des anderen wurde nun ganz dünn und weiß. »Dann gehen Sie mal ins Rotkreuz-Krankenhaus, Königswarter Straße, Zimmer 324. Da werden Sie noch einen treffen, der Ihnen das sagen kann. Falls er in der Lage ist zu sprechen. Da liegt nämlich mein Junge, Werner. Werner Roser! Ja, geht Ihnen langsam ein Licht auf? Der Junge, den Sie auf dem Gewissen haben, den ihr in der Airport-Klinik alle auf dem Gewissen habt! Seit Tagen kämpft er mit dem Tod.«

Roser? Werner? – Das war doch... ja, das Thoraxtrauma! Der Unfall aus Halle fünf des Flughafens. Pneumothorax, Baueisen in der Brust... die Operation. Dann eine Nacht auf der Intensivstation, ehe sie ihn – stimmt! – ins Rotkreuz-Krankenhaus in der Königswarter Straße transportieren konnten. Die Situation hatte sich also anscheinend verschlechtert und dieser Mann hier – war er der Vater?

»Hören Sie, Herr Roser! Ich weiß jetzt Bescheid. Ich kann auch Ihre Erregung verstehen. Aber es wäre doch immerhin angebracht und hilfreich, wenn Sie mir etwas genauer...«

»Angebracht?« Das war, wie es der Mann aussprach, kein Wort mehr; das war nichts als ein Zischlaut. Kleine Bläschen entstanden in den Mundwinkeln. Er starrte wirklich wie ein Wahnsinniger. »Angebracht, sagen Sie?! Hab' ich mir schon alles selber überlegt, was da angebracht ist. Weiß ich bis in die Fingerspitzen, jawohl, bis ins letzte Detail. Den ganzen Laden

hochgehen lassen, das ist angebracht! Sie, Ihre Scheißklinik!
Das hier! Ja, alles, alles…«
Was war mit ihm? Drehte er durch? Dieser Blick… und nun,
nun machte er eine kurze, fahrige Handbewegung: »Alles
hochgehen lassen!«
Ehe Fritz Hansen überhaupt realisieren konnte, was das »alles« bedeutete, kam, noch aus der Bewegung heraus, der
Schlag. Er kam vollkommen überraschend und traf Hansens
Gesicht seitlich zwischen Kiefer und Wangenbein. Und er
war so heftig, mit einer solchen Gewalt geführt, daß er
gegen die Schaufensterscheibe geschleudert wurde. Seine
Wange brannte. Nur mühsam fand er sein Gleichgewicht
wieder und nahm den Arm, den er schützend vors Gesicht
gerissen hatte, von den Augen. Er schaute sich um: Roser
war verschwunden…
Nur eine ältere Dame stand da und hielt ihre Handtasche entschlossen vor die Brust gepreßt.
»Hören Sie, mein Herr!« sagte sie. »Ich war Zeuge. Wenn
Sie wollen, gehen wir zur Polizei. Einfach so zuschlagen…!
Ich weiß ja nicht, was Sie mit dem anderen Herrn hatten,
aber das – nein, das würde ich mir wirklich nicht gefallen
lassen!«
Hansen rieb sich das schmerzende Gesicht. Die Lippe war ein
wenig geschwollen, fühlte sich zumindest taub an. Trotzdem
versuchte er ein Lächeln: »Sie haben vollkommen recht. Das
werde ich auch nicht. Herzlichen Dank!«
Dann wandte er sich zum Gehen und blickte dabei noch ein-
mal kurz auf das verlockende Ferienplakat: Blauer Himmel.
Das blaue griechische Meer. Fischerboote…
Als er in der Airport-Klinik den Flur zu seinem Arbeitszim-
mer durchquerte, ging er mit eisernem Gesicht, warf hart die
Tür zu und ließ sich in seinen Sessel fallen.
Verdammter Mist! Was heißt denn: Den habt ihr auf dem
Gewissen? Ja wieso denn, Herrgott noch mal?
Gut, an diesem Tag ging eine Menge schief, weil Rolf Gräfe

nicht in Form war. Aber er hatte es doch am Ende hinge-
kriegt. Die Blutung stand. Und in der Nacht schon, nein, am
Morgen konnten sie den jungen Roser aus der Intensivstation ins Rotkreuz-Krankenhaus überweisen. Hatten die dort
vielleicht...?

Fritz Hansen nahm eine Zigarette. Und noch etwas, dachte er,
als er das Feuerzeug aufspringen ließ: Was sollte das denn,
diese Drohung? *Ihr seid alle dran. Die Klinik, den ganzen Laden hochgehen lassen.*

Ein Verrückter? Ein Depressionsschub? Ein Anfall verzweifel-
ter Wut? Man sagt vieles... Und trotzdem: Hatte die alte
Dame mit der Handtasche nicht vollkommen recht gehabt
mit dem Vorschlag, die Polizei zu alarmieren?

Wen rufst du zuerst an? Brunner vom Schutzdienst – oder
das Rotkreuz-Krankenhaus?

Ach Quatsch – du siehst wieder einmal Gespenster!

Er nahm den Hörer ab: »Verbinden Sie mich mit dem Rotkreuz-Krankenhaus in der Königswarter Straße.«

»Rotkreuz-Krankenhaus, Zentrale«, meldete sich eine Männerstimme.

»Hier ist Hansen, Airport-Klinik. Hören Sie, wir haben Ihnen
einen Fall überwiesen, einen gewissen Werner Roser... Der
Mann liegt meines Wissens auf Zimmer 324. Könnte ich den
diensthabenden Kollegen der Station mal sprechen?«

»Das ist Doktor Schuhmann. Einen Augenblick.«

»Schuhmann.« Die Stimme, die sich meldete, wirkte ziemlich
jung. Anscheinend ein Assi.

»Hansen. Hören Sie, Herr Schuhmann, wir haben Ihnen von
der Airport-Klinik vor zehn Tagen, das Datum hab' ich im
Moment nicht, einen Unfallverletzten überwiesen. Ein ziemlich übles Thoraxtrauma. Der Mann bekam eine Ladung Baueisen in die Brust. Wir machten hier die Erstversorgung,
brachten die Blutung zum Stehen und schickten ihn zu Ihnen. Der Mann heißt...«

»Roser. Werner Roser.«

»Richtig. Sie kennen den Fall?«

»Und ob! Wir haben mit diesem Roser mehr zu tun als mit dem ganzen Rest der Station zusammen. Soweit ich weiß, wurde Ihnen sogar ein Bericht übersandt, Herr Dr. Hansen.«

»Ein Bericht?« Hansen zog an seiner Zigarette. Er hatte ihn nicht gesehen oder nicht beachtet. In dieser verdammten Horrorhektik hier übersah man vieles. »Leider, Herr Kollege: Ich kann mich nicht entsinnen. Wissen Sie, bei uns geht's ziemlich rund.«

»Es war ja auch nur Routine.« Die junge Stimme am anderen Ende klang verständnisvoll: »Aber um Sie kurz aufzuklären: Es gab Komplikationen. Und so ziemlich die miesesten, die es in solchen Fällen geben kann. Na, ein paar Baueisen im Brustkorb zu verdauen, ist ja auch nicht so einfach.«

»Eine Sepsis?«

»Richtig! Und eine Multiinfektion dazu. Sie wissen ja, wie schnell so etwas bei einem offenen Thorax passieren kann. Wir haben Lavagen gemacht, mit den schwersten Mitteln gebombt...«

»Und der Erreger?«

»Ein Streptococcus epidermidis. Ziemlich polyresistent.«

»Und nierentoxisch«, sagte Hansen.

»Das ist es ja. Da liegt der Hund begraben. Es kam ein akutes Nierenversagen hinzu, und seitdem müssen wir ihn dialysieren. Bei so einer Geschichte pendelt man immer hin und her bei der Frage, was wichtiger ist: die Infektionsbekämpfung oder die Niere? Heikle Geschichte.«

»Aber der Junge, der ist doch eigentlich ziemlich kräftig?«

»Sicher. Und er kommt auch durch. Nur, das dauert.«

»Danke«, sagte Hansen. »Vielen Dank. – Ah, noch was: War der Vater bei Ihnen?«

»Jeden Tag, Mann, jeden Tag zieht der bei uns eine Schau ab, das ist gar nicht mehr auszuhalten. Und Ihnen... Ihnen gibt er die Verantwortung, dabei...«

»Dabei kann er sich den Erreger überall eingefangen haben – auch in eurem Laden«, vollendete Hansen den Satz.

»So ist es. Unter uns natürlich...«

»Nochmals vielen Dank.«

Hansen legte auf, verschränkte die Finger und legte das Kinn auf die Knöchel. Schön sehen wir aus... Dieser Dr. Schuhmann, so jung er war, schien ziemlich kompetent. Und auch optimistisch. Und ein Vater, der in einer solchen Situation durchdreht, auch das war schließlich zu verstehen. Also, vergiß es! Hak es ab. Gestrichen.

Er stand auf und ging zum Spiegel, betrachtete sein Gesicht. Eine kleine gerötete Schwellung; das würde alles sein, was davon blieb.

Der Junge kommt durch... Das werden wir schon sehen. Wäre ja noch schöner...

Hansen hatte den Schlüssel kaum ins Schloß seiner Wohnungstür gesteckt, als sie schon von innen geöffnet wurde. Und da stand Evi.

»Mensch, was für ein Glück, daß du kommst!« rief sie. »Ich wollte schon telefonieren.«

»Etwa wieder ein Notfall?« Er grinste. »Laß mich bloß zufrieden.«

»Von wegen zufrieden lassen. Den Unfall hab' ich in der Küche. Mein Essen...«

Ihre Augen blitzten voll Eifer. Die Augen einer Evi, die auf nackten Füßen, mit blanken Beinen und mit seinem alten, geflickten Jeanshemd auf dem Leib vor ihm her in die Küche rannte, aus der ein ziemlich exotischer Geruch herüberwehte.

»Verdammt noch mal! Und mein Kuß? Ist das 'ne Art, seinen Typ zu begrüßen?«

»Später!« schrie sie. Und: »Au!« Anscheinend hatte sie sich die Finger verbrannt. Und: »Himmel, hoffentlich ist mir das Zeug nicht verbrannt...«

»Soll es doch.« Hansen grinste. Er war zufrieden. Nein, mehr noch, auch wenn das Wort so großspurig klang: glücklich war er, rundum glücklich. Und das, obwohl ein weibliches Wesen seine geheiligte Junggesellenküche durcheinanderbrachte und ihm obendrein noch Befehle an den Kopf schmiß.

Ach, Evi... Bei ihr war es ganz einfach, sich an die schwierigsten Dinge zu gewöhnen. Er wollte sie in den Arm nehmen...

»Der Reis!« keuchte sie. »Los, schütt ihn ab.«

Hansen schüttete ab.

»Das Tablett!«

Hansen gab ihr das Tablett. Na gut, üben muß man schon. So würde es auch in Zukunft sein. Und schlimmer.

»Was ist dann das für ein Essen?«

»Hab' ich aus Thailand. Fisch mit Mango und Curry.«

»Wenn du jetzt noch damit kommst, daß es nur mit Stäbchen zu essen ist, schrei ich.«

»Kriegst 'nen Löffel.« Sie strahlte ihn an, und plötzlich schlang sie ihre Arme um ihn, wollte ihn küssen.

Sie tat es nicht. Sie nahm den Kopf zurück und betrachtete ihn aus schmalen, fragenden Augen: »Was ist denn mit dir los? Was hast du denn da? Du bist ja ganz rot, und die Unterlippe richtig geschwollen! Hast du dich gestoßen oder hat da einer...«

»Da hat einer«, grinste er.

»Nein? Dich?«

»Ja. Mich.«

»Und wer?«

»Ein Verrückter. Die Welt steckt nun mal voll davon. Laufen alle frei rum. Jede Menge.«

»Mein Armer...« Sie berührte vorsichtig seine rechte Gesichtsseite. »Kann man sich gar nicht vorstellen. Einen so schönen, vornehmen, gutaussehenden Herrn zu schlagen! Dazu noch einen Arzt, einen Helfer der Menschheit! Also wirklich! Jetzt erzähl schon.«

»Den Teufel werd' ich! Meinst du, ich will mir den Appetit auf deine Thai-Erfindung verderben lassen?«

»Das ist keine Erfindung, das ist original.«

Das war's wohl auch, und es schmeckte hervorragend; wenn auch so scharf, daß man ausgiebig dazu trinken mußte.

Mein Gott! Hansen lehnte sich satt und zufrieden zurück. Und die Teller trägt sie auch noch ab... Ein Traumwunder, meine Evi, und dazu noch ein Traumwunder auf den herrlichsten Beinen der Welt! Und diese Beine werden wir bald woanders spazierenführen. An einem griechischen Strand oder in Thailand... Wie hieß doch noch dieser berühmte Badeort? Da wolltest du doch schon immer mal hin. Phuket, natürlich. Das ist es doch? Und als Begleiter einer LH-Stewardeß zahlst du nur zehn oder fünfzehn Prozent, man muß noch nicht einmal verheiratet sein. Obwohl, auch das wäre vielleicht gar keine so üble Idee...

»Also, wie war das?« Sie warf die Haare zurück und machte ein sehr entschlossenes Gesicht: »Jetzt will ich's wissen. Jetzt erzählst du.«

Er erzählte, knapp, ironisch, und als er von der Dame mit der Handtasche sprach, die die Polizei holen wollte, kam ihm der Schlag, den er abbekommen hatte, eher komisch als wichtig vor.

»Dabei hast du dem Jungen doch das Leben gerettet, oder?«

»Ja, das kann man sagen.«

»Mir gefällt das gar nicht, überhaupt nicht... Schön, der Mann mochte erregt, am Durchdrehen gewesen sein, aber diese Drohungen? Nicht nur dich, nicht nur die Klinik hochgehen lassen? Was kann er damit meinen?«

»Keine Ahnung. Ich hab's mich auch gefragt. Aber ich werde mir deshalb nicht den Kopf zerbrechen.«

Sie saß auf der Couch, zog die Beine unter sich, legte die Hände auf ihre Knie und beugte sich vor, um ihn anzusehen, lange, eindringlich. »Die Frau hatte recht. Also, wenn du mich fragst: Du solltest wirklich zur Polizei und es melden. – Ich war übrigens auch heute dort...«

»Du? Wieso?«

»Auch wegen eines Falles aus deiner Klinik. Unseres Falles.«

»Der Kolumbianer? Dieser Caldas?«

»Er heißt gar nicht Caldas. Das stand nur in seinem Paß. In Wirklichkeit heißt er Ramon. Ramon Garcia.«

»Und? Wieso bist du deswegen zur Polizei?«

Wieder sah sie ihn an. Mit demselben eindringlichen, fast vorwurfsvollen Blick: »Das fragst du? – Weil ich ihm helfen will. Er ist ein armes Schwein. Zu Hause hat er zwei Kinder. Ein kleiner Landgeometer. Er liebt seine Frau und seine Familie. Und er ist in die ganze Geschichte nur reingeschlittert.«

»So, reingeschlittert?« Was ging ihn ein Ramon Garcia an? Diesen Drogenkurier hatte er über die Runden gebracht. Aber der andere, der kleine Roser... eine massive Sepsis, eine Multiinfektion, die die Nieren ausschaltete... War es meine Schuld, Herrgott? Bei einem derartigen Unfalltrauma am Brustkorb? Aber die im Rotkreuz würden das schon schaffen...

»Ich muß ihm helfen«, hörte er Evi sagen. »Ich hab' ihm auch einen Rechtsanwalt besorgt. Du verstehst das, nicht wahr?«

»Ich versuche es.«

»Du verstehst es.«

Er nickte und wollte die Schatten loswerden. Da fiel ihm ein, was Evi ihm gestern erzählt hatte. Auch sie fühlte so etwas wie Schuld, ohne schuldig zu sein. Bei ihr war es ein Toter, der ihr diese seelische Last aufbürdete. Ein Mann in Kalifornien, den sie geliebt hatte, ohne je seine Geliebte gewesen zu sein. Ein Vertrauter, der ihr sehr nahe gewesen war. Der, wie sie sagte, sie besser verstanden hatte als je ein anderer Mensch. Und dieser Chris, dessen Existenz sie ihm gegenüber stets unterschlagen hatte, war gestorben, allein, ohne ihre Nähe, ohne ihre Hilfe...

»Und als ich auf dem Rückflug nach Frankfurt über dem Kolumbianer kniete, diesem wildfremden Menschen, und sein

Herz wieder zum Schlagen bringen wollte, da war's mir irgendwie, als hätte ich Chris unter mir. Die beiden wurden plötzlich identisch. Gleichzeitig aber war Chris wieder bei mir und half mir, wenn ich aufgeben wollte. Begreifst du das?«
Er begriff es. Er hatte selbst erlebt, daß man sich Vorwürfe für etwas machen kann, an dem man keine Schuld trägt.
»Ach, Evi«, sagte er und stand auf. »Komm, ich hol' uns einen Whisky. Und dann schlucken wir einfach alles hinunter.«
Doch sie schüttelte nur den Kopf: »Geht nicht. Funktioniert nicht immer – und was diesen Mann betrifft, der da zugeschlagen hat: Nimm den ernst! Das ist keiner wie Ramon Garcia. Nein, irgendwie habe ich das Gefühl, daß der gefährlich ist...«

Nicht daß sie Schmerzen hatte – es war eher, als greife eine fremde Gewalt nach ihrem Leib. Zwei Hände, die ihren Rükken zusammenpreßten und sich ihres Innersten bemächtigten. Maria Schuster ballte die Fäuste. Sie wollte nicht stöhnen. So etwas schickt sich nicht. Und hier auf dem Frankfurter Flughafen schon gar nicht, wo alles so schrecklich vornehm war und so teuer. Die Menschen, die Kleidung, die sie trugen! Alles reiche Leute.
Zu Hause, in der Ukraine, und auch sonst, wenn man als Volksdeutsche nach Moskau flog wegen der Ausreisepapiere, zog jeder an, was er so hatte... Aber hier? Die sahen aus wie Millionäre. Dazu der Flughafen. Und diese wunderschönen schwarzen, federweichen Sessel! Sie konnte doch hier nicht... oh Gott!
Nun kam der Schmerz. In einer einzigen großen Welle...
Mund zu! Bleib still!
Aber sie stöhnte.
Der Mann gegenüber ließ seine Zeitung sinken und rückte die Brille zurecht. Die Frau neben ihm setzte sich plötzlich ganz aufrecht, und die beiden Kinder, die wohl zu dem Paar gehörten, hatten die Münder offen.

Sie konnte es ja nicht verhindern. Wie denn? Nichts war zu verhindern. Maria hielt nun beide Hände auf ihr Umstandskleid gepreßt, schloß die Augen und biß sich die Lippen wund.

»Fehlt Ihnen was?« fragte der junge Mann, der neben ihr saß. Sie wollte den Kopf schütteln, wollte erklären, aber wie konnte sie? Der Schmerz war zu stark, war wie eine Woge, die sie hochtrug. Nun... Nein! Nein!... Warm rann es zwischen ihren Schenkeln, rann über den Polsterrand auf den Boden, bildete eine Lache.

Die Fruchtblase geplatzt! Lieber Himmel...

»Maria?« hörte sie den Ruf. Gott sei Dank – dort drüben kam Heinrich angerannt, ihr Mann. Daß sie ihm das antun, daß ihr das passieren mußte! Nach allem, was sie hinter sich hatten... Und es war doch gutgegangen bisher. Sie hatten einen so weiten Weg zurückgelegt. Von Kalanow – dem Dorf, wo sie zu Hause waren – zuerst nach Saporoschje, von Saporoschje nach Kiew, von Kiew nach Moskau, von Moskau nach Leipzig – in dieses merkwürdige Land, das nur die ganz Betagten im Dorf noch die »alte Heimat« nannten. Ja, und es war noch immer weitergegangen: Leipzig – Frankfurt. Hier in der Nähe sollten sie eine Wohnung und auch eine Arbeit bekommen.

Aber nun – nun kam das Kind...

»Bitte, Heinrich. Hilf mir doch!«

Er nickte nur. Er blickte auf das, was da am Boden entstand, starrte ihr ratlos ins Gesicht, starrte die anderen an, beugte sich über sie und flüsterte, als habe er Angst, diese fremden Menschen könnten es mithören: »Kannst du gehen? Da drüben ist eine Toilette.«

»Ich glaube«, flüsterte sie.

»Dann versuch es mal. Ich stütze dich.«

Und wieder biß sie die Zähne zusammen, als er sie hochschob – doch es ging.

Oh Gott, es schien ihr, als müsse sie durch ein Spalier von

Blicken gehen; und die Blicke waren wie Peitschen, die auf sie einschlugen. Wieso half denn niemand? Wo war denn die nette Dame vom kirchlichen Sozialdienst? Die hatte doch gesagt, sie sollten hier warten. Und sie bekämen im Restaurant sogar etwas zu essen, ehe sie den Bus zusammen besteigen konnten.

»Hören Sie, ich werde den Notarzt rufen«, war eine Stimme zu hören. »Wo gehen Sie denn hin?« Es war der junge Mann. »Dorthin!« Heinrich hob die Hand und deutete auf ein Hinweisschild auf grünem Grund. Es zeigte das Symbol einer Frau. »In die Toilette. Wo sollen wir denn sonst hin?«

In der Airport-Klinik war es Oberpfleger Fritz Wullemann, der den Hörer abnahm, als der Anruf von einem der Mädchen des Informationsdienstes kam, kühl, professionell: »Wir haben da ein etwas ausgefallenes Problem. Da ist 'ne Frau, und die bekommt ein Kind.«

»Was soll denn daran ausgefallen sein?«

»Mir ist nicht nach Witzen zumute.«

»Und wo?«

Ein leises Getuschel war zu hören, dann kam die Antwort: »Ich hab' hier einen jungen Mann, der uns Bescheid gab. Anscheinend hat sich die Dame auf die Damentoilette bei der Gepäckausgabe ›Inland‹ verzogen.«

»Verzogen«, dachte Fritz Wullemann, »verzogen« nennt sie das, die blöde Zicke!

Er schmiß den Hörer auf die Gabel, drehte sich um: »Los! Dalli, dalli!« Ja – aber wer...? Und in diesem Moment hatte der liebe Gott ein Einsehen: Der junge Arzt Olaf Honolka schob den Kopf durch die Tür. Na, Gott sei Dank!

»Wo iss 'n der Chef? 'ne Frau kriegt 'n Kind.«

Honolka riß die Augen auf: »Was?«

»Nu frag nich, Doktor. Et iss nu mal so.«

»Ja aber, ich habe...«

»Du brauchst auch jar nich, Doktorchen... Wenn du mit deinen scheenen Locken in der Damentoilette aufkreuzt, dann laufen die Damens doch schreiend davon. Sogar Gebärende. Wo iss 'n der Chef?«

»Beim Gipsen.«

»Na, dann hol ihn. Lauf schon!«

Das Bild, das sich Wullemann und Chefarzt Dr. Hansen dann bei ihrer Ankunft bot, war eher komisch als besorgniserregend: Da stand eine ältere, grauhaarige Frau, die Plakette des kirchlichen Sozialdienstes am Aufschlag ihrer Schneiderjacke, und schob mit ausgebreiteten Armen ein paar Frauen zurück, die entweder protestierten oder sie ungläubig anblickten. »Haben Sie doch Verständnis. Es gibt ja schließlich genügend Toiletten hier im Airport.«

»Ein Kind, sagen Sie?«

»Ja. Ein Kind sage ich.«

»Ach Gottchen, die Arme!«

»Können wir mal vorbei?« Hansen und Wullemann öffneten und betraten den kühlen, von Wasserplätschern erfüllten Raum und hörten bereits das Stöhnen. Die Kacheln reflektierten das Licht. Und dort, am Boden... ein Mann beugte sich über die Frau, die da auf dem Rücken lag, die Knie hoch, die Hände auf dem Leib, das Gesicht verzerrt, in der typischen Haltung der Gebärenden.

Der Mann hielt ihren Kopf, der immer wieder hin und her pendelte. Und neben dem Paar lag blutige Wäsche. Blutige Flüssigkeit floß auch über die Bodenfliesen.

»Na, hoffentlich kommen wir da nich zu spät, Doktor«, brummte Wullemann.

Sie kamen nicht zu spät. Die Austreibungsperiode hatte eingesetzt, ohne Zweifel. Der Puls heftig, sehr gesund. Dabei war die Frau schon an die Vierzig, wenn nicht darüber, soweit sich in ihrem Zustand überhaupt ein Alter schätzen ließ.

»Wie alt ist sie denn?«

»Einundvierzig«, sagte der Mann neben ihr mit flatternder Stimme.

»Sie brauchen nicht hierzubleiben.«

»Aber das muß ich doch. Ich kann doch mei Maria net allein lasse.«

Er sprach ein sonderbares Deutsch mit schwäbischem Akzent, aber er stammte nicht aus Schwaben. Man sah's. Doch das war nun weiß Gott nicht wichtig, wo er zu Hause war.

Zwei Minuten darauf kam die nächste Wehe. Ein Transport war im Moment nicht möglich. Sie preßte. Aus dem Leib wölbte sich bereits schwarz und naß der Kopf des Kindes.

»Tief einatmen!« Hansen beugte sich über ihr Gesicht. Er lächelte. »Es geht wunderbar, Sie werden es sehen. Ich heiße Hansen und bleibe jetzt bei Ihnen. Und Ihr Mann ist auch da, Maria... So, und jetzt das Kinn auf die Brust, die Luft anhalten und mit aller Kraft drücken – ja, so ist es richtig, wieder mit aller Kraft nach unten drücken.«

Die Frau sah zu ihm auf. Graue Augen hatte sie.

Er strahlte sie an, legte die Hand leicht auf ihren Bauch. »Atmen, Maria... so wie ich... sooo, ja, machen Sie's mir nach... Durch die Nase ein, nun aus, durch den Mund...«

Sie lächelte. Tatsächlich. Trotz der Schmerzen.

»Wunderbar, Maria. Wieder tief, tief atmen. Mit dem Bauch atmen, wenn es möglich ist... Unser Kind soll ja Luft bekommen. Und wenn Sie tief atmen, bekommt es die auch. Dann kriegt es Sauerstoff, verstehen Sie?«

»Oh, Herr Doktor... Dauert es noch lange?«

»Nein.« Der Kopf des Kindes hatte sich gedreht, schon war die Schulter da, vorsichtig, ganz vorsichtig griffen Hansens Hände zu.

»Noch mal... Maria. Ihr Kind ist da. Drücken!«

Ein Schrei.

Es war geschafft. Und es war blendend gegangen. Nicht einmal der Damm war gerissen.

»Ham wir prima jemacht, wat?« strahlte Wullemann. Der Mann der Frau neben ihm wischte sich den Schweiß vom knochigen Gesicht und nickte dankbar.

»Schau nach, ob die Trage da ist!«
Wullemann rannte zur Tür. Wegen der Gefahr möglicher Blutungen war es angebracht, die Nabel- und Nachgeburtsversorgung in der Klinik vorzunehmen.
Hansen hatte die Spritze mit Oxytocin, einem Mittel, das die Plazentalösung beschleunigte und etwaigen massiven Blutungen vorbeugte, bereits vorbereitet. Er führte sie ein, ohne daß Maria Schuster überhaupt etwas merkte. Dann kam die Trage angerollt.
»So, Maria, jetzt sind wir gleich in einem Bett. Bei mir.«
»Danke, Doktor! Oh, vielen Dank.«
»Nein, Sie haben das doch gemacht! Und ich muß Ihnen sagen, ganz großartig sogar.«
Die Lider fielen über ihre Augen.
Sie hoben den Körper an, legten ihr das Kind auf den Leib, verpackt in sterile Tücher, warfen die Decke darüber und rollten die Trage hinaus.
»Na, sowas! Was man hier alles erleben kann. Sogar eine Kindsgeburt.«
Die Frau draußen vor der Tür hatte ungläubige Augen.
»Na, Menschliches eben, Madame«, knurrte Fritz Wullemann. »Wat 'n sonst?«

Karl Roser hörte den Fernseher bereits auf dem Treppenabsatz und wußte, was ihn erwartete: Seine Frau Pia würde auf der Couch liegen, leidend, das Bier neben sich, und in die Glotze starren. Nach Hause kommen? – Auch das war nicht mehr einfach. Nichts mehr war einfach. Aber das Elend würde bald ein Ende nehmen…
Er steckte den Wohnungsschlüssel ins Schloß.
Wieder einmal hatte er recht gehabt: Sie lag auf der Couch, eine halbe Flasche Bier vor sich, und aus dem Fernseher strahlte ihm Peter Alexander entgegen. Noch schlimmer: Sie trug noch ihren Morgenmantel! Als er eintrat, richtete sie sich halb auf: »Tat so schlimm weh heute, Karl. Konnte mich

kaum bewegen. Mein Kreuz bricht mir noch richtig ab... Wie ist das? Haste was zum Essen mitgebracht?«

Er schüttelte den Kopf. Sie schaltete den Ton ab, denn Peter Alexander sang jetzt.

»Ich war bei Werner. Im Krankenhaus.«

»Ach Gott! Mein armer Kleiner...« Ihre Stimme sackte ab, gleich würde sie quengeln, dann womöglich flennen. »Und? Wie sieht's denn heute aus?«

»Wie immer.«

»Warum sind wir nur so gestraft, Karl? Weißt du das? Zuerst haben sie ihm die Brust kaputt gemacht«, sie schluchzte, »und jetzt auch noch die Nieren... Das hat uns noch gefehlt. Der arme Kleine...«

Der »arme Kleine«? Karl Roser betrachtete den Mann im Fernseher, Strahleaugen, ein weit aufgerissener Mund – und er dachte an das weiße, abgemagerte Gesicht seines Sohnes, an die Schläuche, durch die sie den versagenden Nieren die vorübergehend rettende Flüssigkeit zuführten, die ihn retten sollte... Und nun das Gesicht seiner Frau, alt, aufgedunsen, verlebt. Und zu allem sah er über ihrem Kopf noch das Hochzeitsbild hängen: Er in der Uniform eines Luftwaffenfeldwebels, sie im weißen Kleid. Pia war hübsch gewesen, bei Gott! Blond und schlank, ein bißchen faul damals schon, aber sie hatten so viel gelacht...

Sein Mund war ganz trocken. Wieviel kriegst du noch ab? dachte er. Und: Das Leben, warum läuft es immer bergab, schneller und schneller? Wenn du jetzt nichts unternimmst, geht alles sowieso in die Binsen...

»Da drüben liegt die Post, Karl. Ich hab' sie gar nicht aufgemacht.«

Er nickte und lächelte schief: »Brauchst du auch nicht. Sind ja nur Rechnungen und Mahnungen.«

»Da ist noch 'n Mettbrötchen. Willste das?«

Er schüttelte den Kopf.

»Bier ist keins mehr im Eisschrank. Brauchst gar nicht zu kucken.«

»Ich mach mir einen Tee und geh damit in die Werkstatt...«
Die Werkstatt befand sich einen Stock tiefer, im Anbau. Der Anbau ragte in den Hinterhof, in dem ein kümmerlicher Kirschbaum wuchs.

Karl Roser hatte den Tee in eine Thermosflasche gefüllt. Er hielt sie in der linken Hand, während er den Schlüssel zog und einen kurzen Blick auf das Schild warf, das er vor Jahren, nach seinem Ausscheiden aus dem Bund, an die Tür montieren ließ:

KARL ROSER – ELEKTRISCHE SYSTEME UND MESS-TECHNIK

Das Schild war aus Messing, und da er es immer wieder polierte, glänzte es wie neu. Aber wer las es schon? Damals vor zehn Jahren, als er die Airport-Aufträge übernommen hatte, mußte er alle andere Kundschaft ablehnen. Dann hatten sie ihn abserviert – und nun, nun kam kein Schwein.

Na ja: Bald würde er keine Kundschaft mehr brauchen.

Er drückte auf den Schalter. Das Neonlicht zitterte in dem großen Raum auf und warf seinen kalten Schein auf Geräte, Werkbänke, Arbeitsplätze. Alles leer. Dort in der Ecke hatte sein Sohn Werner gesessen. Ein Poster hatte er über seinem Tisch angebracht, auf dem eine Jeans-Blondine zu sehen war, Busen und Oberkörper nackt, die Jeans schon halb offen. Was hatte es damals für einen Krach gegeben, als er verlangte: »Das Ding muß weg!«

»Du kommandierst mich sowieso nur rum«, hatte Werner protestiert. »Wenn du das auch noch durchsetzen willst, Papi, hau' ich in den Sack! Das sag' ich dir gleich, dann mach' ich eine Fliege.«

Weg war er jetzt sowieso. Und wie es aussah, womöglich für immer...

Karl Roser stellte die Thermosflasche auf seinen Schreibtisch, goß sich eine Tasse ein, ging zu seinem alten Panzerschrank und holte die Schaltpläne raus. »Streng geheim«, versteht sich ja wohl von selbst. Als die Airportbauleitung ihn holte, vor zehn Jahren, da waren sie heilfroh gewesen, einen zusätzlichen, beim Bund ausgebildeten Systemtechniker zu finden, der sich auf ihren Krempel verstand. So bekam er auch ohne weiteres den Sicherheitsausweis und die Pläne. Ein Satz Pläne konnte ja mal bei ihm hängenbleiben? Sie hatten es nicht einmal gemerkt.

Roser zündete seine Pfeife an und beugte sich über das Labyrinth der Linien und technischen Angaben.

Wo er die Zünder und Sprengkörper unterbringen würde, hatte er mit kleinen roten Kreuzen markiert. Nicht der große »Bäng« sollte es werden – nein, stufenweise sollte der Schrecken kommen. Schön langsam. Immer ein wenig wollte er die Schraube anziehen. Über Tage, Wochen, wenn's drauf ankam. Zuerst der Brief. Dann das Info-System ausschalten. Phase zwei: Klinikfahrzeuge. Phase drei: Frachtzentrum. Vier: Die Abflughalle... Schlag auf Schlag, jawohl. Effizient, ordentlich, sauber.

Die Pläne würde er zuvor vernichten müssen. Klar. Aber dazu hatte es noch Zeit...

Seufzend setzte er sich an den Computer, schaltete ihn ein und begann den ersten Brief zu tippen.

»Was heute passierte«, tippte Karl Roser, »war eine Warnung und soll Ihnen zeigen, daß ich es ernst meine...«

»Was hast du denn, Oskar? Fühlst du dich nicht gut?«

»Oh nein, mein Liebes. Es ist nichts. Wo bleiben denn nur die Koffer?«

»Da steht's doch, drüben an der Tafel: Kairo. LTU. Das sind wir.«

»Ach ja?«

Das Transportband setzte sich in Bewegung. Es war ja alles wirklich sehr praktisch. Da kam schon das erste Gepäckstück, irgend etwas schaukelte heran. Ein kleiner Korb war es.

»Meinst du, der Jürgen freut sich über den Teller?«

Es war ein herrlicher silberner Teller, und sie hatten ihn im

Gepäck. Darauf standen sonderbare Schriftzeichen. Arabisch. Das sei ein Koranvers, hatte der Verkäufer im Basar gesagt, und der Teller echt Silber. So »echt Silber« konnte er allerdings wohl kaum sein, dazu war er viel zu billig gewesen.

»Oskar! Wir hätten dem Kleinen doch den Kamelsattel mitbringen sollen.« – Aber ach, der war einfach zu schwer gewesen. Es war überhaupt alles so viel und so verwirrend gewesen, die ganze Reise eigentlich – und doch so gut gemeint von den Kindern. So lieb, ihnen zur goldenen Hochzeit eine Reise an den Nil zu schenken. Ja, der Nil: Palmen, Pyramiden, Assuan, die Königsgräber, sogar auf einem Dromedar waren sie geritten... Und all diese dunklen Menschen... nun ja, sie bettelten ein bißchen arg, aber lieb waren auch die.

Und dann der Flug zurück über Meer und Berge. Und plötzlich wird alles grün, und eine Stimme sagt: »Wir haben gerade Stuttgart überflogen. Wir setzen bald zur Landung in Frankfurt an und bitten Sie deshalb, sich anzuschnallen.«

»Die Kinder holen uns ganz bestimmt ab, Oskar«, meinte Wilma Koch jetzt.

»So, meinst du?« zweifelte ihr Mann.

Wilma war nun doch besorgt, denn Oskar schien ein bißchen blaß unter seiner Bräune. Und warum waren die Augen so eingefallen? Vielleicht kein Wunder, wenn man bedachte: in ein paar Stunden von einem Kontinent zum anderen zu hüpfen, und das mit sechsundsiebzig Jahren...

»Dort kommt der Koffer!« – Na also! Oskar hatte es sogar zuerst gemerkt.

»Das ist meiner«, sagte sie. »Und deiner, der kommt gleich dort hinten. Der grüne.«

»Ja«, sagte er, »stimmt!«

Menschen beugten sich über das Band, Hände griffen zu. Die braungebrannten Gesichter wirkten starr und gespannt. Viele dieser Gesichter kannte Wilma Koch noch, man hatte im selben Bus gesessen, war auf demselben Nildampfer an der Reling gestanden und hatte gemeinsam zum Ufer geblickt. – Schöpfräder, Pyramiden, alte, verwitterte Festungen und kleine Dörfer, das alles zog vorüber. Und an den Ufern in den Dörfern spielten Kinder. Auf dies und jenes hatte man sich gegenseitig aufmerksam gemacht, hatte fotografiert und war glücklich gewesen... Nun standen hier nur noch fremde Menschen, die sich ihr Gepäck schnappten. Und überall Beton, Licht, Ordnung und Organisation: Die Heimat hat dich wieder! Auch sie selbst dachte ja bereits daran, ob Frau Scheuer ihr die Geranien gegossen und ob sie nicht vergessen hatte, die Wohnungstür zweimal abzuschließen...

»Ach, Wilma...« Seine Hand griff nach ihrer Hand. »Nicht wahr, es war doch so schön, so wunderschön! Und wir werden wieder nach Ägypten...«

Sie drehte sich um, ganz schnell, aufs höchste alarmiert: »Oskar? Was ist denn?«

Ja, was war? Der Fußboden, so weich? Und die Beine... meine Beine... warum spüre ich sie nicht mehr... nur Wärme spüre ich, Wärme, die in mir aufquillt, hochsteigt... Wärme, die wie fließendes Wasser ist, mein Herz erreicht, und nun den Hals...

»Oskar, was ist denn?«

Ihre Augen waren weit aufgerissen. »Nein!« rief sie. »Nein...«

Sie mußte ihn festhalten. Er war ja so groß, das war er immer gewesen, so groß und knochig, wie konnte sie ihn... er fiel, fiel jetzt, fiel über das Band, zwischen die Koffer, und da waren nun Leute und Rufe, und jemand hielt sie fest, und sie zogen Oskar auf den Boden. – Oh, Oskar! Mein armer, lieber Oskar...

»Krieg' ich kein Eis, Papi?« fragte der kleine Junge.

»Es gibt kein Eis! Wir haben keine Zeit. Und paß auf den Strauß auf, Himmelherrgott noch mal!«

»Jetzt hör mal zu«, sagte Traudl Koch irritiert: »Was hast du eigentlich? Die Maschine aus Kairo ist gerade erst gelandet. Und bis die Eltern durch den Zoll sind und ihr Gepäck geholt haben... Ich versteh' überhaupt nicht, was biste so nervös? Was stellst du dich bloß so an?«

Doch Jürgen warf ihr nur einen seiner berüchtigten Blicke zu. Was war eigentlich in ihn gefahren? Dabei kannte er sich auf Flughäfen bei Gott aus. Vielflieger war er, ständig unterwegs. Die Firma jagte ihn überall herum. Er hatte alle Routine der Welt, was das Fliegen anging. Und nun, wenn sein Vater und seine Mutter mal landeten, benahm er sich wie eine aufgeregte Braut. Und überhaupt die ganze Geschichte – ein Geld hatte das vielleicht gekostet! Als ob irgendein hübsches Geschenk zur goldenen Hochzeit nicht auch gereicht hätte. Nein, eine Nilreise mußte es ausgerechnet sein! Und von der Firma hatte er sich heute auch noch freigeben lassen.

»He, renn doch nicht so!«

»Nun komm schon.«

Traudl Koch stolperte ihrem Mann und ihrem Sohn hinterher. Langsam hatte sie die Nase voll. Wirklich...

»Können Sie sich denn nicht etwas beeilen?«

Er saß auf dem Hocker im Gipsraum und sein Gesäß benötigte eine Menge Platz. Dünn an ihm waren nur der Mund und die Goldränder seiner Brille.

Er trug eine großkarierte italienische Seidenkrawatte zu seinen Unterhosen, da er die Beine freimachen mußte. Das rechte Bein war hochgelagert, damit der junge Arzt Dr. Olaf Honolka den Knöchel eingipsen konnte.

»Ja, Herrgott, wird das denn heute nicht mehr?« schimpfte er weiter. Seine kräftigen Hände hielten die Herrentasche fest umklammert wie eine Axt.

»Was heißt denn ›heute‹?« fragte Honolka.

»Mann, in vierzig Minuten geht mein Flieger!«

Der Arzt warf einen kurzen Blick auf die Karteikarte: »Herr Piess!«

»Priess – nicht Piess.«

»Aha? Na, dann haben wir uns wenigstens einmal verstanden.«

Vom Tisch, wo Oberpfleger Fritz Wullemann noch Gips anrührte, kam ein anerkennendes Grinsen.

»Verstanden? Wir verstehen uns anscheinend überhaupt nicht. Ich habe Sie gefragt, wie lange das noch dauert.«

»Das Gipsen ist in zehn Minuten vorbei. Aber Ihren Flieger, den vergessen Sie besser.«

»Wieso? Was soll das heißen?«

»Na, daß Sie hierbleiben mit so 'nem frischen Bruch.«

»Sind Sie verrückt? Wissen Sie, um was es geht?«

»Das interessiert mich nur in Grenzen.«

»Kann ich mir vorstellen. Es geht um Millionen, Mann!«

»Honolka heiße ich«, sagte der Arzt, »Dr. Olaf Honolka.«

»Um so besser. Den Namen werde ich mir merken. Wer weiß, vielleicht kann ich Sie noch regreßpflichtig machen für diese... diese Verzögerung.«

»Stehen Sie auf.«

»Wie bitte?«

»Sie sollen aufstehen. Und treten Sie mal fest auf, ja? Damit's auch schön weh tut. Ich will Sie nicht länger aufhalten. Da ist die Tür!«

»Sie sind ja verrückt. Ich verlange, daß Sie die Behandlung...«

»Hier können Sie überhaupt nichts verlangen, damit das mal klargestellt ist. Sie wurden hier reingebracht. Sie wurden geröntgt, hier!« Honolka hielt eine Aufnahme hoch. »Schauen Sie es sich doch an. Die Kapsel zweimal gesprungen. Und da wollen Sie einfach...«

Der Mann sackte in sich zusammen. Dann nickte er. »Entschuldigen Sie bitte, die Nerven... Wissen Sie, der Dauerstreß...«

»Und die Millionen, wat?« kam es von Fritz Wullemann. »Wo wollen Sie überhaupt hin?«

»Dresden.«

»Hab' ick mir schon jedacht. Natürlich... Wo kriegt man die Kohle heutzutage noch? Bei unseren Brüdern im Osten.«

»Das verstehen Sie doch nicht. Was wissen Sie von meinem Risiko? Ich bin da voll reingegangen. Und wenn da 'ne Million drin ist, dann ist es schließlich nur wegen...«

»Wejen des Aufbaus, nich?«

»Ich will mich nicht mit Ihnen rumstreiten. Ich will wissen, wie ich zu meinem Flugzeug komme. Sie haben doch hier sicher Rollstühle?«

»Ham wir. Aber wenn Sie meinen, dat ich Sie schiebe...«

»Ich meine nichts. Ich verlange nichts. Ich bezahle.«

»Na, dann zahlen Sie, Mann, schmieren Sie doch...«

Der Lautsprecher unterbrach: »Notfall. Ankunftsebene. Gepäckausgabe vierzehn...«

Honolka nickte Wullemann zu. Von seinen Händen tropfte der Gips. Er machte einen neuen, den letzten Bindenschlag. »Frag mal nach, Fritz. Wir sind ja doch dran. Der Chef ist im Moment nicht zu haben. Der operiert.«

Fritz Wullemann hatte den Hörer bereits in der Hand »Was Schlimmes?« fragte er ins Telefon.

»Ein älterer Herr. Anscheinend ein Schlaganfall.«

»Kann er sich noch rühren?«

»Nein, völlig gelähmt.«

Arzt und Oberpfleger sahen sich an. Honolka seufzte. »Na denn, nichts wie los!«

»Wir nehmen den Wagen. Dat iss bei der Jepäckausgabe Ausland. Da kommen wir gleich durch die Tür, dat iss nich weit«, sagte Wullemann.

»Hören Sie«, meldete sich der Dicke, »was soll denn das?«

»Was das soll?« Honolka sah ihn an, und sein Blick glitt von den vergipsten Zehen bis zu den spärlichen Haaren auf dem Kopf des Patienten. »Das bedeutet: Es gibt noch andere Menschen auf der Welt, nicht nur Sie! Ob Sie's glauben oder nicht... Komm, Fritz!«

»Herr Doktor!« rief ihnen der Mann hinterher. »Das können Sie doch mit mir nicht machen! Herr Doktor, nun hören Sie doch! Seien Sie vernünftig... ich meine, ich kann Ihnen ja ein Sonderhonorar oder für die Klinik 'ne Spende...«

Aber Honolka und Wullemann waren bereits draußen, rannten mit der Notfall- und Katastrophenausrüstung durch den Korridor bis zum Fahrerraum und durch den Fahrerraum hinaus auf den Fahrzeughof. Der Wagen wartete vor der Tür.

»Na, los schon!« Wullemann warf sich auf den Sitz, Honolka nahm neben ihm Platz.

»Mensch, Doktor, wieso haste dem deinen Jips bloß nich ins Maul jestopft? Also so 'n Arsch! Depressionen kann man da kriejen, wat? Armes Dresden, nich?«

Olaf Honolka hörte gar nicht zu. Er dachte an das, was sie erwartete. Beidseitig gelähmt? Und noch ein älterer Jahrgang? Das bedeutete eine Blockierung der Gehirnblutversorgung. Entweder war die Halsschlagader oder die Gehirnarterie direkt geschlossen... Gerinnungsmittel? Na, hoffentlich halfen die. Herrgott, das wäre ein Fall für Hansen gewesen, aber der hatte diese Speiseröhrenruptur.

Seine Nervosität wuchs. Dann war es wie immer: Er mußte eingreifen, handeln. Mußte Menschen zurückscheuchen, die lachend und schreiend mit sich selbst beschäftigt waren: Urlauber, Geschäftsleute, Vergnügungsreisende. Die einen braun und fröhlich, die anderen hektisch oder konzentriert. Der Anblick der rennenden Sanitäter mit ihrer Trage und der hinterher eilende Arzt machten sie nur für Sekunden betroffen.

Der Mann lag auf dem Rücken, die Arme von sich gestreckt, die Beine geschlossen, wie ein Gekreuzigter. Über ihm kniete mit gekrümmtem Rücken eine zierliche, weißhaarige, alte Frau und hielt seinen Kopf. »Mein Oskar...« sagte sie immer wieder, es war nur ein Flüstern, doch Honolka schien es lauter als das Tosen der Stimmen und das Knacken der Bänder in der lärmerfüllten Halle. »Mein Liebster... Bitte, bleib doch. Bleib bei mir...«

Jetzt sah sie auf. Sie hatte dunkle Augen, die voller Tränen waren.

»Darf ich mal?« Honolka schob sie sanft ein wenig zur Seite. Er legte die Fingerspitzen an die Halsschlagader.

»Er lebt doch, nicht wahr, Herr Doktor?«

Honolka nickte. Der Puls war da – doch wie lange noch? Er ging sehr schwach. Und ein einziger Blick auf die erschlafften Gesichtsmuskeln genügte für die Feststellung, daß beide Seiten bereits betroffen waren. Ein derart blitzartiger Ablauf sprach für eine Hirnembolie, also für einen Verschluß. Aber wenn es eine Blutung war? Dann würden Antigerinnungsmittel sie verstärken... Verdammt, wie konnte er das jetzt entscheiden?

Das muß in der Klinik festgestellt werden. Wenn bloß Hansen...

»Fritz! Glukose!« Zart – so zart es überhaupt in dieser Situation möglich war – führte er die Kanüle ein, durch die die Traubenzuckerlösung fließen konnte.

Dann gab er den Sanitätern das Zeichen, die Trage anzuheben.

»Kann ich mitkommen?« fragte die kleine Frau. »Bitte, Herr Doktor.«

»Aber natürlich können Sie das. Kommen Sie.« Er legte die Hand auf ihre Schulter, dann lief er neben der Trage her. Die Menschen, die neugierig stehengeblieben waren, machten Platz. Ein Spalier von Gesichtern bis zum Wagen.

Er half der Frau hinein. »Hier, hier können Sie sich setzen.«

Der Wagen zog an. Der Oberpfleger hatte bereits die Elektroden angelegt und beobachtete auf dem Monitor zusammen mit Dr. Honolka, wie das Herz seinen Kampf fortsetzte, aber schwächer wurde, noch schwächer...

Der Wagen schwankte. Wullemann griff, ohne ein Wort zu

sagen, zum Spritzenetui. Er sah Honolka an und las die Antwort in seinem Blick. Winzig und unregelmäßig wurden die Zacken auf der Kurve. Das Herz mit dem Adrenalin-Hormon wieder anzutreiben – wozu konnte das noch gut sein. Es würde nur zu weiteren Zerstörungen führen. Würde eine Entscheidung des Schicksals hinausschieben, gegen die kein Veto mehr möglich war.

Und da kam es schon; der Hirntod mußte bereits eingesetzt haben: ein leises Piepen, dann die lange, gerade, schreckliche Linie… Herzstillstand.

Das Gesicht der alten Frau war jetzt gefaßt und ruhig. Ihr Blick ging zwischen Wullemann und Dr. Honolka hin und her, blieb schließlich am Monitor hängen.

»Ist es… ist es das, nicht wahr?«

Dr. Honolka nickte.

Der Wagen hielt. Sie stand auf, Fritz Wullemann stützte sie. Sie ging zu der Bahre, breitete die Arme aus und drückte ihr Gesicht gegen das Gesicht auf dem Polster. Und blieb ganz lange so.

Olaf Honolka verließ den Wagen. Wullemann räusperte sich; als die Frau sich wieder aufrichtete, faßte er sie vorsichtig, unendlich vorsichtig um die Schultern und führte sie hinaus: »Geht es so?«

Sie nickte. »Es muß… Ich muß wohl weitermachen, nicht?«

»Sie sind sehr tapfer«, sagte Fritz Wullemann und hielt sie fest.

Als Dr. Honolka die für die Todesbescheinigung erforderlichen Personalien aufnahm, traf er die alte Dame wieder: zusammen mit ihren Familienangehörigen. Sie saß aufrecht auf einem Stuhl, ihr Blick ging irgendwohin in die Ferne. Ein kleiner Junge stand neben ihr. Auf ihrem Schoß lag ein großer Rosenstrauß. An der Wand stand eine junge Frau in einer sehr eleganten, weitgeschnittenen Seidenjacke. Sie hatte rote Haare und war ein wenig zu stark geschminkt – aber vielleicht schien es nur so, weil dieses Lippenrot nicht zur Situation passen wollte; nicht zum Tod und auch nicht zu dem zitternden, bleichen, schweren Mann an ihrer Seite, der nur mühsam Antworten zustande brachte.

Und auch nicht zu der alten Dame mit ihrem abgekehrten, wie entrückten Gesicht.

»Es war unsere Hochzeitsreise, Herr Doktor«, sagte sie. »Unsere Goldene-Hochzeits-Reise. Und Jürgen hier hat sie uns geschenkt.«

Honolkas Gesicht zeigte die verstehende Trauer, die Ärzte in solchen Situationen zu zeigen pflegen. Lieber Himmel, man konnte nicht jeden Schmerz mitleiden, jeden Tod nachvollziehen... Er brauchte die Daten. Und dann würde es weiter rundgehen. Aber die alte Frau tat ihm wirklich von Herzen leid. Außerdem bewunderte er sie.

»Wir waren in Ägypten. Eigentlich bin ich immer noch dort. Wir hätten wohl dort bleiben sollen – nicht wahr, Jürgen?«

Jürgen sagte nichts. Er tupfte sich neue Tränen von den geröteten Augen. Der Mann hat seinen Vater wirklich geliebt, dachte Honolka.

»Sie haben dort sehr schöne Gräber«, sagte die alte Dame. »Wunderschöne Gräber. Und riesengroß. Aber wir lebten und waren fröhlich. Vielleicht ist er dortgeblieben, Jürgen, was meinst du? Vielleicht sollte ich wieder hinfahren...«

»Ja, Mutter.«

»Ich denke es doch. Und wollt ihr wissen, was er zuletzt gesagt hat: Es war so schön, hat er gesagt, so wunderschön... Und hat dabei gelächelt...«

Die Leute hier an der Universitätsklinik waren wirklich Klasse! Da war nichts zu sagen. Jede erdenkliche Mühe hatten sie sich gegeben: Verschraubt, genagelt und weiß der Teufel was sonst noch hatten sie ihn, dann nochmals geöffnet und wieder korrigiert, gearbeitet nach allen Regeln der Kunst. Und nicht nur der Chef der Chirurgie, sondern auch noch ein Professor und ein Orthopäde waren ständig bei ihm. Vermutlich, dachte der durch seinen Motorradunfall schwerverletzte Arzt Dr. Rolf Gräfe, ist es Fritz Hansen gewesen, der ihnen derartig eingeheizt hat. Denn, Kollege hin oder her: Nur seiner Wenigkeit wegen hätten sie bestimmt nicht soviel Aufwand getrieben.

So weit, so gut. Daß sich alles irgendwie zusammenflicken läßt, weiß man ja selbst am besten. Doch da blieb noch ein Rest, blieben ein paar scheinbar ganz unwesentliche Kleinigkeiten, die so sonderbare Namen tragen wie Herz, Seele, Lebensmut, Sinn des Lebens überhaupt und so weiter und so weiter... Rolf Gräfe starrte hinauf zur Zimmerdecke.

»Was ist denn, Herr Doktor? Sie machen ja scho wieder a G'sicht, als würd's glei graue Katzen hageln.«

Die junge, pausbäckige Bayerin, die das Bett richtete und die Zugvorrichtung kontrollierte, durch welche das Bein in Strecklage gehalten wurde, sah ihn strafend an. Im Grunde mochte Gräfe sie, aber sie konnte einem auch ganz schön den Nerv töten mit ihrer ewig putzmunteren Fröhlichkeit.

Wie sie auch jetzt wieder durchs Zimmer tobte!

»Was ist denn mit den Blumen da draußen vor der Tür? So schöne Rosen – und stehen da im Dunkeln rum!«

»Die brauch' ich nicht.«

Nein, Rolf Gräfe konnte die Rosen nicht einmal sehen. Die dazugesteckte Karte mit der Aufschrift »Ich denke an Dich – B.«, die hatte er sofort im Aschenbecher verbrannt. Wieso ließ ausgerechnet Britte ihn nicht in Frieden? Zweimal war sie außerdem hier gewesen, und zweimal hatte er sie durch die Stationsschwester abwimmeln lassen. Bei Airport-Chefarzt Dr. Fritz Hansen war ihm das nicht gelungen. In der vergangenen Woche flog einfach die Tür auf, und Fritz Hansen stand bereits mitten im Zimmer.

»Hör mal, was soll denn das? Die sagen, du bist nicht zu sprechen.«

»Die sagen das Richtige.«

»Gilt das auch für mich?«

Sein »für alle« hatte Rolf Gräfe Mühe gekostet. Sein jetziges Kopfschütteln war ein Kraftakt an Diplomatie.

Hansen hatte sich den Hocker herangezogen und Gräfes Bein und dann die Röntgenaufnahmen betrachtet, die der Orthopäde Professor Wollgiebel auf dem Tisch liegengelassen hatte.

»Die mußten ja ganz schön was tun bei dir!« konstatierte er.

»Ja. Und um es gleich zu sagen, Fritz: Wenn du mich jetzt fragst, was ich mir damit beweisen wollte, schmeiß' ich dich raus… Nein, ich kann dir sogar die Antwort geben. Ich wollte meiner Honda beweisen, wie schnell sie auf nassen Stadtstraßen werden kann, wenn ich besoffen im Sattel sitze.«

»Wunderbar! Und das ist natürlich 'ne ganz starke Antwort, oder?«

»Sieh es, wie du's willst.«

Hansen hatte gezögert, sich dann doch eine Zigarette angesteckt und ihn lange angesehen: durch die Rauchbällchen hindurch, mit seinem blauen, genauen Blick. Aber er hatte geschwiegen.

»Und noch was, Fritz: Wenn du mir jetzt damit kommst, wie wichtig meine Arbeit für euch in der Airport-Klinik ist, und daß ich deine Klinik im Stich lasse…«

»Es ist nicht meine Klinik, Rolf.«

»Genau so führst du dich aber auf.«

»Du würdest dich kein bißchen anders aufführen an meiner Stelle, das weißt du genau.«

Ehe Gräfe etwas erwidern konnte, hatte Hansen die Hand auf seinen Arm gelegt: »Verdammt noch mal, Rolf – was ist los? Was ist eigentlich aus uns geworden? Wir waren doch mehr als Kumpel oder Kollegen. Wir waren doch richtige Freunde.«

Gräfe schloß die Augen. Freunde? Es war was dran, an dem, was er sagte… Und jetzt? Nun, dies war Frankfurt und nicht Hannover. Vielleicht lag's auch an der verdammten Stadt und nicht allein am Airport? Vielleicht war es überhaupt nur die

Stadt, das ganze Pflaster hier? Verdammt, dachte er, wie ich es hasse, dieses aufgemotzte, geldbesoffene, arrogante, protzige Mainhattan!

»Ich steig' aus, Fritz. Mach dich schon jetzt darauf gefaßt. Besser, du suchst dir gleich einen Nachfolger für mich. Ich mach' nicht weiter.«

»Und warum?«

»Wir waren Freunde, du hast es doch zuvor gesagt.«

»Und jetzt, jetzt hänge ich den Chef raus?«

»Du bist mir einfach zu schön.« Gräfe versuchte zu grinsen. »Neben dir komme ich mir immer so häßlich vor.«

»Keine Witze jetzt! Die Wahrheit!«

»Vielleicht hängt es mit der Stadt zusammen, Fritz«, versuchte er zu erklären; doch während er den Gedanken aussprach, hatte diese Begründung plötzlich ihre Überzeugungskraft verloren. »Nein, es ist der Job. Ich hab's dir schon mal gesagt. Er frißt mich auf. Dieser Job ist der totale Frust. Ich such' mir eine andere Stelle. Es ist doch Wahnsinn, was wir tun. Die Leute kommen rein, werden versorgt, wir schuften uns einen ab – und dann sind sie schon wieder weg. Unter einem Arzt stell' ich mir einfach was anderes vor…«

»Die Patienten bis zur Wiederherstellung begleiten, ist es das?«

Gräfe nickte. Fritz Hansen hatte den Punkt getroffen: Die Fließbandarbeit, die ewig rotierenden Gesichter, immer dieselben Handgriffe… An einem Bett wollte er sitzen und einem Menschen, einem Patienten, sagen können: So, nun haben wir's geschafft. Sie sind wieder gesund…

»Das ist es wohl wirklich«, antwortete er. »Jedenfalls werde ich mir eine neue Stelle suchen.«

Und Fritz Hansen hatte genickt, als habe Gräfe etwas ausgesprochen, das er erwartet hatte. »Ich denke im Grunde auch so wie du, Rolf. Oft, sehr oft. Das kannst du mir glauben.«

»Warum machst du dann weiter?«

Hansen war aufgestanden und hatte auf ihn herabgeblickt, und in seinen Augen war etwas, das Rolf Gräfe noch nie an ihm entdeckt hatte: Melancholie, Ratlosigkeit? Was war es?

»Mir würde es sehr leid tun, Rolf... Das brauche ich dir wohl nicht zu sagen. Damals, in Hannover, als wir die Koffer packten – na, damals habe ich mir auch manches anders vorgestellt.«

»Vielleicht liegt's an mir selbst, Fritz? Ich komme mit dem Laden nicht zurecht. Und mit mir schon gar nicht. Und auch nicht mit dieser Stadt... Manchmal fühle ich mich schon ziemlich im Stich gelassen.«

»Britte?«

»Ach die!« Wie er das ausrief, hatte es fast verächtlich geklungen. »Es findet sich immer eine Britte.«

»Vielleicht, Rolf.« Fritz Hansen zuckte die Schultern. »Aber sie arbeitet jetzt bis zum Umfallen. Steht nur noch in der Klinik, macht nichts als Überstunden. Und die Geschichte, die sie da hatte... mit diesem Australier...«

»Das weißt du also auch?«

»Gegen Kliniktratsch kann sich keiner wehren, Rolf. Jedenfalls, die Geschichte ist vorbei.«

»Na und? Was kratzt mich das?«

Aber das war nicht die Wahrheit gewesen. Die Information hatte Dr. Gräfe sehr beschäftigt. Bis heute. Aber was würde es ändern? Verzeihen war ein großes Wort und traf doch nicht den Kern der Dinge. Verzeihen kann man, aber vertrauen? Andererseits hatte er ein Recht darauf, Vertrauen zu erwarten? Hatte er Britte je ernst genommen? Ja, das hatte er – aber erst, als es zu spät, als es zu Ende war...

Du kannst wirklich alles haben, und das meiste nur vom Feinsten: Kaviar oder Klamotten, Uhren und Schmuck. Wie wär's denn mit dem Collier da drüben im Schaufenster? Sind ja nur 74 000 D-Mark an Smaragden und Brillis. Weiter: Blumen oder Zigaretten, Tabak oder Parfümeriewaren. Der letzte

Schrei aus Italien: das Design der Silberbestecke und das Edelgeschirr.

Was ist? Gehen wir in die Disko? Ins Pornokino? Oder einfach nur essen? Aber was heißt hier »einfach«? Chinesisch, französisch, italienisch? Oder wieder mal ein arabisches Couscous?

Der Flughafen ist eine Stadt in der Stadt. Und dazu ein ewigwährender, rund um die Uhr geöffneter Basar der Träume und Wünsche. Was soll's noch sein? Ein hübsches Mädchen? Gleich drüben an der Bar sitzen sie, und die Kreditkarte genügt.

Oder eine letzte Nacht mit der Braut vor dem Start nach Copacabana? Aber sicher: Dafür stellt das Airport-Sheraton seine Honeymoon-Suite zur Verfügung. Für den Klacks von 1 800 D-Mark.

Ja, alles ist hier zu haben. Alles! Die exotischsten Städte, die schönsten Strände, die abenteuerlichsten Dschungel – am Counter gibt's das Ticket. Ein Moloch ist der Airport, mit 5 0 000 Menschen, die rund um die Uhr für ihn arbeiten. Ein Moloch, der die Welt verknüpft und doch die Menschen zu trennen scheint von dem, was diese Welt bedeutet. Denn ewig herrscht hier Frühling. Man kennt weder Kälte noch Hitze. Die Klimaanlagen sorgen für permanente dreiundzwanzig Grad.

Wie in einer der utopischen Städte, von denen die Architekten der sechziger Jahre träumten, mit gewaltigen Kunstgebilden aus Glas und Beton; auf dem Mond oder unterm Meer – so herrschen auch hier, von Neonlicht und Glaskuppeln erhellt, die ewig gleichen Bedingungen. Und die gleichen menschlichen Muster: Armut und Protzertum, Verzweiflung, Verlorensein, Einsamkeit... Die einen sind oben, die anderen unten. Es gibt die Ganoven und die Strichjungen, die Banker und die Penner.

Und diejenigen, die auf all das ein Auge haben müssen.

Als Friedhelm Brunner die Leitstelle des Flughafenschutzdienstes verließ, war es kurz nach sieben. Drüben im Lagezentrum flirrten auf den Monitoren die Bilder, die aus allen Winkeln des riesigen Airportkomplexes von jeweils dort installierten Kameras kamen. Aber diese elektronische Kontrolle reichte ja nicht aus. Der Mensch mußte sie ergänzen.

Brunner hakte das Funkgerät unter seiner Jacke fest. Wie immer bei seinen Runden, trug er auch heute Zivil. Selbst auf die ID-Karte hatte er verzichtet. Das machte ihm die Arbeit nicht nur bei den Ganoven leichter, es half ihm auch, den eigenen Leuten vom Flughafenschutzdienst ein wenig auf die Finger zu sehen. Die merkten nicht sofort: Der Chef kommt...

Bereits in der Werkshalle traf er das erste Paar: Walter Scheidt und »Greif« auf Streife. Eine ungleiche Kombination, denn »Greif« war ein sechsjähriger Deutscher Schäferhundrüde mit bernsteinklaren, intelligenten Augen und einem wunderschön gezeichneten grauweißen Fell.

»Bist schon unser Bester!«

Brunner tätschelte Greifs breiten Kopf. Er war wirklich der beste. Nicht nur, daß man Greif auf das Aufspüren von Sprengstoffen dressiert hatte – in jeder Ecke, aus jeder Verpackung und jedem Koffer witterte er den leichten Kerosinduft von Plastiksprengstoff –, seine übersensible Nase fand außerdem auch Schwarzpulver, »Unkraut-Ex«, präparierte Zünder oder Sprengstoffröhrchen. Dabei war er unter den zwanzig Tieren der Hundestaffel des Flughafenschutzdienstes der gutmütigste und freundlichste, Greif trug Zeitungen hin und her, mochte jeden, ließ sich von allen streicheln...

»Na dann, ihr beiden!« rief Brunner zum Abschied und ging weiter, fuhr Rolltreppe. Verdammt, vor dem Pornokino standen schon wieder ein paar herrenlose Koffer! Na, wenn die leichtsinnigen Besitzer es so haben wollten, bitte schön! Lange würden die wohl nicht stehenbleiben...

Die Mädchen an der Theke des »Otto Lilienthal« drehten

179

rasch den Blick weg, als er auftauchte. Er kannte sie, sie kannten ihn... Daneben ein paar Inder, die ihm auch nicht gefielen. Und drüben, dieser Junge, der am Zeitungsladen lehnte? Na, laß ihn mal, den schaust du dir später an.

Dies war Brunners Revier und in gewissem Sinne seine Heimat. Jede Ecke kannte Brunner, jeden Winkel und jedes Versteck, die angenehmen und die Schattenseiten – so, als wäre es seine Stadt. Und sowas wie eine Stadt war der Airport ja auch: Ein Leben konnte man hier verbringen und sich am Ende vom Pfarrer mit einem Segen verabschieden lassen. Pfarrer gab's gleich zwei oder drei – nur der Friedhof fehlte noch. Aber den, dachte Brunner, den werden sie ja wohl auch noch anlegen. Für die Dauerkunden.

Dort, dort hatte er schon einen...

Brunner sah ihn von oben, von einer neuen Rolltreppe aus, als er sich in die Ebene unter dem Flughafen hinabtragen ließ. In die Halle, wo die US-Gesellschaften ihre Check-in-Schalter besaßen.

Der »Kunde« trug eine runde, blaue, abgespeckte Lotsenmütze, unter der ein Kranz weißlichgelber Haare hervorquoll, die auf eine alte grüne Kordjacke herunterhingen.

Er hieß Sievers, und Brunner ging langsam auf ihn zu und überlegte, ob er den Alten mit einem festen Griff an der Schulter erschrecken sollte. Aber dann ließ er es doch sein.

»Na, Captain?« sprach er ihn an.

Den Titel »Captain«, manchmal auch »Skipper«, hatte Sievers seiner speckigen Mütze zu verdanken. Wie von der Tarantel gestochen fuhr er jetzt hoch, rückte seine Stahlbrille zurecht und musterte Brunner aus seinen wäßrigen Penneraugen. Immerhin, registrierte Brunner, er hat sich rasiert. Aber diese Knochen und die dünne Haut? »Leberzirrhose«, hatte er mal gesagt. Aber die Augen wirkten schon wieder munter. Es waren Augen, die niemals aufgaben.

»Buona sera, comandante«, revanchierte sich Sievers. Er war nun wirklich ein echter Fall: sprach fünf Sprachen, hatte als

Schiffsingenieur die ganze Welt gesehen und war nach einer kaputtgegangenen Ehe auf das geraten, was man so die »schiefe Bahn« nennt.

Er selbst empfand es nicht so. »Ich fühl' mich wohl in meiner Haut, solange sie noch hält«, war sein Wahlspruch.

Jetzt allerdings blickte er nun doch ein wenig unsicher. »Willst mich wohl rausschmeißen, Comandante? So wie letzten Dienstag? Und weißte, was mir dann in der S-Bahn passiert ist? Da hat mich der Kontrolleur geschnappt. Na, das war vielleicht ein Theater!«

»Was heißt Theater, Skipper? War doch prima, konntest wieder mal in den Knast. Wurdest versorgt.«

»'ne Fahrkarte reicht doch nicht mehr dafür, Comandante. Hast du 'ne Ahnung. Das waren die guten alten Zeiten. Aber heute…«

Heute? – Genau das war die Frage und das Problem. Im Schnitt wurde Sievers zwei- bis dreimal in der Woche im Flughafen geschnappt. Und wenn Brunner ihn in die Finger bekam, hielt er jedesmal dieselbe Predigt. Aber es war in etwa wie mit den Mäusen und den Grillen und den Schaben, die sich trotz aller Putzfrauenkolonnen und Kammerjäger zwischen Gummi und Stahlbeton in Ritzen und Papierkörben festsetzten; man schmiß sie zwar raus, aber sie kamen zur Hintertür wieder rein.

Mit den Stadtstreichern wurde keiner fertig, obwohl sie nun bei Gott nicht so recht zu dem feinen Image passen wollten, das die Flughafenleitung so gern dem »Drehkreuz Europas« verpaßt hätte.

»Also weißte, Comandante«, fing Sievers wieder an, »sei mal ein Mensch. Ich hab' heute Geburtstag.«

»Das hast du das vorletzte Mal auch gesagt.«

»Trotzdem…« Sievers fiel nichts mehr ein als ein bettelnder Blick. Der Brunner war ja in Ordnung, aber alles war verloren, wenn der Schutzdienstboß, verdammt noch mal, jetzt auf die Idee kam, seinen Matschsack öffnen zu lassen. Na dann,

verflucht noch mal, dann findet er zunächst 'nen halben Brot-
laib, die Schnapsflasche – und darunter das geklaute Kroko-
täschchen…

Lieber Gott, betete Sievers, laß diesen Ordnungsheini doch
endlich weitergehen! War ja nun wirklich nicht der Hit gewesen, das Täschchen: siebzig Mark und sechs Dollar, was ist das
schon? Und bei der reichen Araberin, der er es abgeknöpft
hatte, wäre eigentlich mehr zu erwarten gewesen. – Und
Brunner? Vielleicht ist der »Comandante« der einzig Ver-
nünftige unter den ganzen Schutzheinis, die dir das Leben
schwermachen – aber was den »schnellen Griff« angeht, da
verstand nicht mal er Spaß.

»Na dann, Sievers«, sagte er jetzt, »weißte was, ich mach' dir
'nen Vorschlag: Bis zwanzig Uhr noch – und dann hast du
dich verdünnisiert, dann biste weg hier.«

»In Ordnung«, beeilte sich Sievers zu versichern. »Versprochen!«

Der große Mann lächelte dünn, tippte kurz mit der Hand an
die Schläfe und marschierte weiter.

Sievers sah ihm nach. Ein Stein, ein ganzer Berg, der ihm
vom Herzen fiel. Schwein gehabt… Und jetzt, na, jetzt ein
süßes, kaltes, gutes Bier! An der Bar bedienen sie dich ja
nicht, aber im Supermarkt ist's sowieso billiger. Und dann
runter zum Flughafenbahnhof!

Es begann jedesmal mit einem feinen Zittern. Man spürte es
an den Fußsohlen. Und aus dem Zittern wuchs Lärm, ein
dunkles Grollen, das näher und näher kam und einen kalten
Luftstrom aus dem dunklen Tunneleingang herausschleuder-
te. Bis dann, wie zwei Raubtieraugen, die Zugscheinwerfer
auftauchten…

Karin hatte es nun zum zehnten, vielleicht schon zum zwölf-
ten Mal mit angesehen. Sie hatte alles registriert und sich
nicht bewegt. Sie saß auf ihrer Bank und hielt die Umhänge-
tasche in den verkrampften Händen.

Nun wieder. Diesmal war es der LH-Express.

Die Schnauze war schnittig gelb wie bei einem dieser Hochgeschwindigkeitszüge. Und es waren nur wenige Wagen. Weißgekleidete Kellner sah sie und Gläser auf den kleinen Tischen, auf denen Lampenschirme leuchteten. Ein Dutzend Leute stiegen ein. Dann ruckte der Zug an, gewann an Fahrt, verschwand. Der Tunnel lag wieder leer und still.

Sie nahm die Bilder in sich auf; fast so, wie man einen Film im Fernseher betrachtet. Es war alles unwirklich. Unwirklich und unwichtig. Nun, da sie ihren Entschluß gefaßt hatte, fühlte sie eine sonderbare Schwerelosigkeit. Keine Abschiedsstimmung, nein. Überhaupt: Abschied wovon? Von all dem beschissenen Kram? Von der Gemeinheit, die man Leben nennt?

Es würde sehr einfach sein. Sehr, sehr einfach... Es brauchte nur wenige Schritte. Und nicht einmal Mut.

Sie dachte an ihren früheren Mitschüler Matis Görris aus dem Gymnasium in Stade. Sie hatten so viel darüber gesprochen. Auch in der Klasse waren sie eigentlich der Ansicht, daß es gar nicht so schwierig sein konnte. Matis hatte Schlaftabletten genommen. Dabei war es lächerlich, unbegreiflich, daß er es getan hatte. Es gab ja gar keinen Grund. Eine Fünf in Deutsch, eine verpatzte Physikarbeit und dann der Krach mit seinem Alten, weil er das Auto genommen hatte...

Bei ihr war es anders. Und sie würde auch nicht friedlich im Bett liegen. Sie würde schrecklich aussehen: Nichts als Fleischstücke... Aber spüren würde sie nichts davon, gar nichts. Das wußte sie nun, als sie die Züge sah. Und den Mut dazu hatte sie auch. Mami würde es als letzte erfahren... Aber zu Vera und zu Papa würde die Polizei kommen. Und Papa würde seine geliebte Vera, dieses miese Stück, in den Arm nehmen und trösten. Bei Vera war er einsame Spitze im Trösten! – Aber du, wann hat er es jemals bei dir versucht...?

Nun, jetzt hatte er wieder Grund, sich um Vera zu kümmern!

Karin blickte den Bahnsteig entlang auf die Leute, die mit der S-Bahn vom Flughafen zurückfuhren. Angestellte waren das. Oder Touristen ohne Geld. Sie sahen alle ziemlich ärmlich aus... Und der alte Mann dort drüben mit seiner Schiffermütze? Der saß ganz gemütlich da und ließ es sich schmekken. Ab und zu nahm er die Flasche hoch.

Ein Penner. Aber irgendwie, fand Karin, sieht er aus wie der einzige Mensch in dem ganzen Haufen hier.

Sie öffnete ihre Tasche. Die mußte sie vorher wegschmeißen, sonst würde sie auch von den Rädern zerrissen werden.

Den Abschiedsbrief hatte sie oben in einer Bar geschrieben, kurz nachdem Thommy zornschnaubend die Mücke gemacht hatte.

»Wenn du glaubst«, hatte er geschimpft, »daß du mit deinem ewigen Geseire über deine blöde Stiefmutter unseren Urlaub versauen kannst, bist du auf dem falschen Dampfer, Karin!«

»Dann fahr halt alleine«, hatte sie geantwortet. Da war er wortlos aufgestanden und war gegangen. Auch Thommy paßte also nun ins Bild. Er war genau wie die anderen...

Und das tat am meisten weh!

Sie faltete das Stück Papier auseinander. Drei Zeilen standen darauf: »Ihr wolltet es ja alle so! Na gut, ich hab' es mir überlegt und tu euch den Gefallen. – Karin.«

Daneben hatte sie einen Grabstein gemalt mit einem Kreuz darauf. Und eine kleine Rose.

Das war alles. Und mußte reichen. Und tat's wohl auch.

Wieder ein Zug. Eine S-Bahn. Die nächste kam in zehn Minuten. Die nächste? Die letzte...

Sie stand auf. Sie konnte nicht gegen die Tränen an; die liefen ihr einfach so aus den Augen. Sollten sie! Auch, wenn diese Idioten sie schief anguckten.

Sie ging hinüber zur Bahnsteigkante und war stolz darauf,

daß ihre Beine sie so gut trugen. Es wird nicht schwer sein, dachte sie. Ein bißchen näher mußt du ran. Noch zwei Schritte. Sie hätte jetzt ganz gern noch eine Zigarette geraucht, aber sie verkniff es sich. Und dann...

Wieder das Zittern unter den Sohlen; wieder das Grollen, das lauter und lauter wurde; wieder die Luft. Gleich kommen die Lichter... Karin zog tief den Atem ein, duckte sich ab, sprang...

Nein, sie wollte springen, doch da kam ein Stoß von der Seite, der sie taumeln ließ. Sie begriff nicht, sie schrie. Jetzt! dachte sie – jetzt!!... Dann fühlte sie, wie sie aufschlug, spürte den stechenden Schmerz im Hinterkopf. Alles wurde dunkel...

Benno Sievers bekam keine Luft. Das war das erste: Wo bloß die Luft hernehmen? Er keuchte. Die anderen Typen, die da jetzt angerannt kamen...

»Hören Sie?! – Sind Sie denn verrückt? Warum schlagen Sie dieses junge Mädchen nieder? Da sieht man's mal wieder: ein Penner! Was glaubt der eigentlich?«

Sievers gab keine Antwort. Er setzte sich erst mal auf den Boden. Das war schon gut. Dann stützte er die Hand auf: »Hol doch einer die Polizei.«

Ignoranten, dachte Benno Sievers. Ignoranten wie immer! Blind vor Blödheit.

»Sie wollte sich umbringen.« Er sagte es eher zu sich selbst und wandte den Blick zu dem Mädchen.

Blond und hübsch, und so schrecklich blaß. Blond und hübsch, wie es einst seine Tochter gewesen war.

Die Augen hatte sie geschlossen, aber sie atmete. Unter dem Zug dort hätte sie nicht mehr geatmet. Ganz sacht streichelte er ihre Schulter. Dann sah er endlich hoch. Und blickte in versteinerte Gesichter. Aber auch in das Gesicht einer Frau, einer Dame, die gerade sagte: »Ich hab' es genau beobachtet. Der Mann hier hat ihr das Leben gerettet. Sie wollte sich umbringen, aber er warf sich dazwischen und hat sie von der Bahnsteigkante gestoßen. Dabei ist sie auf den Hinterkopf gefallen.«

Sievers nickte: »Nun ruft doch endlich einen Arzt! Ist denn hier niemand, der helfen will?«

An der Ecke des Postamts sah Brunner vom Schutzdienst einen seiner Leute neben einem wild gestikulierenden jungen Mann stehen und ging etwas schneller hin.

Der Flughafenschutzbeamte nahm Haltung an.

»Was ist denn, Abner?«

»Der Herr hier«, sagte Abner und schob sich die Maschinenpistole zurecht, »der Herr hier sucht sein Mädchen.«

Der Herr? Achtzehn oder neunzehn Jahre alt, schätzte Brunner, eher achtzehn. Bartflaum am Kinn, aufgeregtes Gesicht und dunkelbraune Augen unter dem blonden Haar.

»Ich hab' es versucht, die ganze Zeit«, haspelte er heraus, »aber was heißt denn hier suchen? Richtig suchen kann man ja gar nicht. Nur verrückt werden... Ich laufe hier hinunter, ich renn' durch diesen ganzen beschissenen Terminal, ich frag' die Infotanten – und nichts. Dabei geht unser Flug doch in zwanzig Minuten.«

»Welcher Flug?«

»Ibiza. – Neckermann.«

»Und Ihre Begleiterin haben Sie also verloren?«

»Verloren? Ja, so kann man's nennen. Den Flugschein hab' ich doch. Hier.« Er klopfte sich auf die dünne Lederjacke.

»Na, dann gehen Sie zum Abfertigungsschalter. Dort muß sie sich melden.«

»Da war ich ja schon die ganze Zeit. Die haben schon den dritten Ausruf raus. Aber niemand... Keine Karin!«

Das schien nun auch Brunner ein wenig sonderbar. Vielleicht hatte es sich die Kleine – jung mußte sie ja sein, wenn man ihn ansah – vielleicht hatte sie es sich im letzten Moment anders überlegt?

»Wie ist der Name?«

»Karin.«

»Das hab' ich schon kapiert«, lächelte Brunner. »Der Nachname natürlich. Die Stadt, Alter? Und eine Beschreibung sollten Sie auch liefern.«

»Andersen«, sagte der Junge. »Karin Andersen. Aus Stade. Siebzehn Jahre alt. Ein bißchen kleiner als ich. Ich bin einsachtzig – also sie, sagen wir, einsfünfundsiebzig. Blond, kurze Haare.«

Brunner nickte, ging einige Schritte seitwärts und gab Name und Beschreibung sowie den Code für die Schnellfahndung an die Leitstelle des Flughafenschutzdienstes durch. Die Anfrage würde jetzt im Eilverfahren an die Schutzstreife, die Polizeiwache im Gebäude, den Bundesgrenzschutz, aber auch an die »Sozialen Dienste« und die Klinik durchgehen.

Er schaltete das Gerät ab und ging zu dem jungen Mann: »Gesund ist sie doch, Ihre Karin, nicht?«

»Was heißt gesund?«

»Gesund heißt gesund. Was glauben Sie, was hier auf dem Airport alles los ist? Wir haben jede Menge Menschen mit Drogenproblemen. Und dann haben wir die Desorientierten, Leute mit Angstproblemen, Depressive.«

»Depressive?« sagte der Junge. Er nagte an seiner Unterlippe. Doch ehe Brunner nachhaken konnte, meldete sich die Leitstelle. »Flughafenklinik«, hörte Brunner die knappe Stimme des Wachhabenden. »Da wurde gerade ein Mädchen eingeliefert, auf das die Beschreibung ziemlich zutrifft. Blond, kurzes Haar, zirka einsfünfundsiebzig. Anscheinend ein Suizidversuch unten am Bundesbahnbahnhof.«

»Und?« fragte Brunner und hielt den Atem an.

»Nichts. Sie wurde zurückgerissen und ist dabei gefallen und hat eine Gehirnerschütterung erlitten.«

Brunner ließ den Hörer sinken. Der Junge blickte ihn aus weitaufgerissenen, fragenden Augen an.

»Kommen Sie mit!« sagte Brunner. »Wir haben vielleicht Ihre Karin.«

»Teheran?!« Chefarzt Hansen seufzte: »Was tust du bloß in Teheran?«

»Das frag' ich mich auch.« Evis Stimme kam kristallklar; beinahe so, als wäre sie nur einige hundert Meter entfernt und würde aus einer der Flughafenhallen telefonieren. Eine Satellitenverbindung – die Wunder der Technik! Aber gerade sie rückten ihm sein Mädchen immer weiter weg.

»Heiß ist es hier«, sagte sie, »heiß und staubig.«

»Und die Frauen? Die laufen alle im Schleier rum?«

»Tun sie tatsächlich. Aber ich setze kaum einen Fuß vors Hotel.«

Er versuchte es sich vorzustellen. Für sie war es stets dasselbe, ob Teheran oder Dallas: Hotelzimmer, überall die gleichen Gespräche. Sie hatte sich so oft darüber beklagt. Traumjob? – Von wegen!

»Ich habe Sehnsucht nach dir.« Ihm war der Satz einfach herausgerutscht, denn eigentlich wollte er derartige Dinge am Telefon nicht sagen.

»Fang nicht damit an, bitte...«

»Zieh dir auch 'nen Schleier über, Evi. Versprochen? Dann bin ich wenigstens die Zwangsvorstellung los, daß irgendwelche Mullahs nach dir grapschen, sobald du auftauchst.«

Sie lachte. »Daß du grapschst, reicht mir schon. Ich brauch' keine Mullahs. Übrigens, Fritz, ich hab' mir das überlegt: Ich werde mit der ›Einsatzplanung‹ reden. Ein bißchen Einfluß haben wir nämlich auf unseren Dienst. Ich werde vorschlagen, daß sie mich mehr auf den Mittelstrecken einsetzen. Dann wär' ich jeden zweiten, dritten Tag in Frankfurt. Allerdings nur eine Nacht oder einen Tag, aber dafür zwei- oder dreimal in der Woche. Ich bin's langsam auch leid.«

»Himmelherrgott noch mal«, beklagte er sich, »warum gibst du nicht zu, was wirklich los ist? Wieso sagst du nicht: Fritz, ich halt's ohne dich so lange nicht aus? Was glaubst du, wie mir das runterginge!«

Da kam ihr Lachen; ihr kurzes, leises, etwas heiseres Lachen, das er so mochte. »Gut. Ich halt's einfach nicht aus, so lange von Ihnen getrennt zu sein, Herr Doktor!«

»Sie sind bereits auf dem Weg der Besserung, gnädige Frau.« Und dann fiel ihm noch etwas ein: »Die erste Mittelstrecke, die machen wir gemeinsam. Wir fliegen nach Griechenland. Ich bin gerade dabei, meinen Urlaub zu organisieren, und dann…«

Die Tür ging auf. Bärbel Rupert steckte ihr aufgeregtes Gesicht durch den Spalt: »Herr Doktor, die Aufnahme will Sie. Es ist dringend.«

Hansen nickte ihr zu: »Ich komme gleich.« Dann drehte er sich dem Fenster zu, als wolle er nichts mehr sehen und habe mit all dem nichts zu tun. »Scheißladen! Aber ich krieg' meinen Urlaub. Das schwör' ich dir… Leider, Kleines, es geht wieder los.« Er warf einen Blick auf seinen Notizblock auf dem Schreibtisch. »Bleibst du im Hotel? Ich ruf' dich noch mal an. Und dann erzähl' ich dir das alles. Und du wirst mir sagen, daß es nichts Schöneres gibt, als mit mir über den Strand, einen griechischen Strand zu rennen.«

»Das kann ich schon jetzt: Es gibt nichts Schöneres, Fritz!«

Er legte auf. Schön, diese Stimme zu hören, dachte er. Was wäre, wenn du Evi nicht hättest… Aber Teheran? Lieber Mann! Wenn die Telefonrechnung fällig ist, wird es dir schlecht werden. Eine Evi Borges zu lieben – nichts ist einfacher als das! Aber wer zahlt die verdammten Telefonate?

Die Rolltrage stand im Vorbereitungsraum. Die Patientin, ein junges Mädchen: blasses Gesicht, offene Augen, leicht vergrößerte Pupillen. Offensichtlich ohne Bewußtsein oder im Schock.

Schwester Britte Happel war gerade dabei, ihren Kopf seitlich zu betten.

»Ein Schädeltrauma«, sagte sie. »Sie ist gefallen.«

»Ja, im Bahnhof«, ergänzte eine Stimme. »Da kam der Zug, und sie wollte sich unter die Räder werfen. So ist das!«

Hansen drehte sich um. An der Wand saß ein Mann, welch sonderbare Erscheinung: spitzes Alkoholikergesicht, Schmuddelhaare, die Jackenärmel ausgefranst, einen Matchsack neben dem Hocker. Und ein paar wieselflinke, intelligente blaue Augen hinter einer Brille.

»Waren Sie dabei?«

»Richtig. Ich heiße Sievers, wenn ich mich vorstellen darf.«

»Bleiben Sie ruhig sitzen, Herr Sievers. Und?«

Hansen war inzwischen an die Trage getreten, fühlte einen matten Puls und begann mit dem Tastbefund. »Reden Sie ruhig weiter.«

Aber das tat Sievers nicht. Die Tür hatte sich geöffnet, und im Rahmen stand groß und grauhaarig Brunner vom Schutzdienst.

»Du hier, Skipper? Ja, was soll denn das schon wieder?«

»Ich wart' auf meine Medaille. Ich bin der Lebensretter.«

»Was?«

Und nun tauchte auch noch ein blonder Junge auf, schob Brunner einfach zur Seite und rief erstickt: »Karin…«

Hansen hatte genug. Er erhob sich in seiner vollen Größe und breitete die Arme aus: »Jetzt mal alle raus, wenn's recht ist. Dies ist kein Zirkus. Ich bin beim Untersuchen. Also bitte, meine Herrschaften…«

»Karin?« Das Gesicht des Jungen war fahl. Aus den Augen rannen Tränen. »Herr Doktor, ich bin…«

»Wer Sie sind, ist im Moment gar nicht wichtig. – Bitte!«

Die Tür schloß sich. Dr. Hansen konnte sich konzentrieren.

Ein Schmutzstreifen lief quer über die Stirn der Patientin, aber die Farbe kehrte zurück. Und wenn er sich nicht täuschte – ja, ihre Lider zitterten.

»Hören Sie mich?«

Nichts.

Für Hansen bestand nach dem Tastbefund kein Zweifel: Dies war eine Commotio cerebri, eine Gehirnerschütterung. Ob der Schädel intakt geblieben war, das würden die Röntgenaufnahmen ja noch beweisen. Trotzdem: Auch eine leichtere Prellverletzung ersten Grades wie diese konnte zu Komplikationen führen.

»Britte! Was wir brauchen, ist Fortecortin. Und wenn du das nicht zur Hand hast, tut es auch Dexamethason. Das ist in jedem Fall gut zur Vorbeugung eines Hirnödems, verstehst du?«

Sie nickte. In den letzten Tagen hatte er mehr und mehr Gefallen an Brittes Arbeit gefunden. Sie arbeitete schweigend, mit höchster Konzentration, nahm alles auf sich, schuftete bis zum Umfallen. Wie sehr er dies anerkannte, zeigte er, indem er ihr jeden seiner Handgriffe und jede Therapiephase zu erklären versuchte.

»So, und jetzt das Hämmerchen. Wir machen einen Reflexstatus.«

Die Patientin reagierte deutlich, die Reflexe waren vorhanden und dazu noch ziemlich kräftig. Es kamen ihm Zweifel, ob ihr Zustand, dieses wie gelähmt Daliegen, tatsächlich von einer Bewußtlosigkeit herrührte. Es konnte auch psychosomatisch bedingt sein. Ja, möglicherweise befand sie sich in einer Art seelischem Schock.

Zwei Selbstmordversuche in einem Monat, dachte er, und wieder handelt es sich um eine Frau. Doch was hieß Frau? Die vor ihm lag, war noch ein halbes Kind… Was ist eigentlich in dieser Welt los, wenn sich Kinder unter einen Zug werfen wollen?

Er beugte sich über sie. Er lächelte. »Karin? Hören Sie mich?«

Er suchte ihre Hand und ließ die Finger sanft über den Handrücken streichen, zärtlich, lange, so wie man es bei Kindern tut. »Karin… Hier bei mir bist du in Sicherheit. Hier ist alles gut. Du mußt dir keine Sorgen mehr machen.«

Die Pupillen drehten sich ihm zu. Sie stöhnte leise, nun bewegte sich ihre rechte Hand, preßte sich jäh gegen den Magen.

»Britte!« rief Hansen.

Die Patientin erbrach sich in die Schüssel. Hansen nahm Zellstoff und tupfte ihr vorsichtig den Mund ab.

»Ein Glas Wasser, Britte! – Du hast jetzt Durst, nicht?«

Ein Nicken. Die erste Reaktion. Sie verstand also seine Worte.

»Tut was weh, Karin? Der Kopf, nicht?«

»Ja... schrecklich.«

»Und schwindlig ist's dir auch?«

»Ja.«

»Na, nicht mehr lange. Das geht vorbei. Du wirst sehen...«

Sie legte den Kopf wieder seitlich gegen das Polster, um den Schmerz an der Schwellung zu vermeiden, und schloß die Augen. Tränen quollen durch die langen Wimpern und rannen über die blasse Haut. Sag was! befahl sich Hansen; irgend etwas wird dir doch einfallen. Das letzte Mal warst du ja auch so gut, bei... wie war noch der Name? Ja, Herta. Richtig, Herta Frieske... Doch Herta war ein erwachsener Mensch gewesen und vielleicht mitschuldig an der fehlgeschlagenen Inszenierung, die man »Schicksal« nennt. Aber hier... Ein Kind! Und ein Kind dazu, von dem er nichts, rein gar nichts wußte...

»Karin?« Er hielt die schmale, schmutzige Hand fest, die seitlich herunterhing. Er drückte sie leicht. »Karin, als sie dich hereinbrachten, kam auch ein junger Mann angerannt. Dein Freund, nicht?«

Sie schwieg. Sie bewegte nur leicht die Lippen.

»Er hat auch geweint, Karin. Er war vollkommen entsetzt.«

Und dann stellte er die Frage, die ihm sein ärztlicher Instinkt eingab: »Es war schlimm dort unten im Bahnhof, nicht wahr? Aber bist du nicht froh, daß du jetzt hier bist?«

»Bahnhof«, sagte sie, und die Hand verkrampfte sich. »Bahnhof, ja...«

»Der Zug?«

»Ich weiß nicht... ich weiß wirklich nichts.«

Er hatte es erwartet. Es war nicht der psychische Schock, der sie das Geschehen verdrängen ließ; es war eine retrograde Amnesie. Auf der Landkarte ihres Gedächtnisses war ein weißer Fleck entstanden. Sie würde sich nicht erinnern. Nie würde sie das. Und das war in diesem Fall sehr gut.

»Karin, wir werden noch Röntgenaufnahmen machen müssen. Und dann wirst du schlafen, ganz lange schlafen – ja?«

Sie sah ihn wieder an. Das Flehen ihrer Augen war fast unerträglich.

»Hör zu, Karin«, begann Hansen, aber draußen waren Stimmen. Er hob den Kopf. Und da erschien auch schon Wullemann.

»Herr Doktor, wenn Sie hier fertig sind... Da iss eener im Frachtzentrum von der Bühne jesejelt. Ein offener Bruch. Schienbein oder sowat. Und mit dem Schädel stimmt's auch nich, bewußtlos iss er.«

»Bring ihn in den OP.«

Wieder wandte er sich dem weißen Mädchengesicht zu.

»Siehst du, Karin: Es gibt noch viel schlimmere Dinge. Und er konnte noch nicht einmal was dafür...«

»Jan Puschinsky, 32 Jahre«, stand auf der Karte, die der Schichtführer den Sanitätern ausgefüllt hatte. Ein Pole. Und schön sah's nicht aus mit Jan Puschinsky – nein, ziemlich schlimm stand es um ihn. Später würden ihm die Kollegen erzählen, wie es passierte. Wie beim Beladen der Container die Palette ausschwang und ihn wie einen Lappen von der Brücke wischte. Wie er fiel, zuerst im Gestänge hängenblieb, wieder fiel, auf die Stückwaage und von dort auf den Gabelstapler – Später? Wenn es ein »Später« für ihn gab. Wenn er durchkam...

Jetzt war er ein von Blutergüssen und Wunden entstellter, regloser Körper auf dem OP-Tisch. Dr. Olaf Honolka war da. Und Schwester Britte Happel, die »eiserne« Tina, die die anderen mit kurzen Worten umsichtig anwies. Ferner die Anästhesistin und Oberpfleger Fritz Wullemann. Für diesen Fall von Polytrauma, von Mehrfachverletzung, brauchte es ein großes Aufgebot.

Während sie den Patienten vorbereiteten und Plasma den Blutverlust ausglich, während der Sauerstoff, den die Anästhesistin fließen ließ, die Atmung sicherte und während durch die Kanülen die schmerzbetäubenden, entspannenden und kreislaufstützenden Medikamente flossen, überlegte sich Dr. Hansen die Strategie, nach der er vorzugehen hatte. Die Schockbehandlung und die Reanimation liefen. Ein jüngerer Mann lag auf dem Tisch, ein Pole, und wie die Instrumente anzeigten, einer mit der Konstitution eines Ochsen.

Dennoch: Für diesen Fall brauchte es die Hochtechnologie, die Spezialistenschar eines Großklinikums. Das stand fest. In Frage kam jetzt nur die erste, unaufschiebbare operative Versorgung. Olaf Honolka war dabei, an den offenen Wunden die Blutung aus kleineren Gefäße zu stillen. Die Schwellung deutete auf eine Milzruptur, doch die Milzkapsel schien nicht verletzt zu sein. Die Weiterbehandlung des verletzten Organs war Sache des Klinikums. – Weiter? Das rechte Bein: offener Schienbeinbruch. Die Knochensplitter ragten aus der blutenden Fleischwunde hervor. Ein Spiralbruch ganz offensichtlich, dazu einer mit einem Keil. Ein Bruch, ähnlich wie Rolf Gräfe ihn erlitten hatte. Rolf... Er wurde den Gedanken an ihn nicht los: Ist doch Wahnsinn, was wir tun. Dieser Job ist der totale Frust...

Wahnsinn? Vielleicht. Aber jetzt könnte ich dich brauchen, Mann!

Und hier – das ganze Schultergelenk im Eimer, die Pfanne auch, und ein Hämatom dabei. Ein größeres Gefäß blutete noch.

»Das machen wir auf. Dazu brauche ich den Knochenhebel. Tina, den mit der kurzen Spitze.«

»Ja, den kurzen.«

»Und – Olaf! Das Bein müssen wir reponieren. Übernimm

du das. Und dann fixierst du mit der pneumatischen Schiene.«

»Okay. Mach' ich.«

Die Arbeit begann. Es war eine verbissene, eine nervenzehrende Arbeit unter äußerster Anspannung. Ein zerstörtes Schultergelenk, Brüche am Schienbein, Rippenbruch und dazu noch eine Unterkieferfraktur, Mundverletzungen...

Im Rotkreuz-Krankenhaus wartete bereits das Unfallteam. Nach vierzig Minuten waren sie soweit, daß sie Jan Puschinsky für transportfähig erklären und in den Wagen zu seiner Fahrt in den nächsten OP schieben konnten...

Hansen wusch sich die Hände. Er fühlte sich todmüde, dabei war es erst vier, und der Zirkus würde erbarmungslos weitergehen. Hoffentlich brachten sie ihm nicht noch mal so ein armes Schwein auf den Tisch wie diesen Polen...

Unglaublich.

Er rieb sich die Schläfen, um den sirrenden, permanenten Schmerz zu beruhigen, der sich dort einnistete.

Evi wartet in ihrem Hotel? Muß weiter warten... Er erhob sich und blieb stehen: In Hannover hatte er nach ähnlichen Streßsituationen einen Spaziergang durch den Garten gemacht. Flieder wuchs dort, Stiefmütterchen gab es. Narzissen und Tulpen. Jede Menge blühender Sträucher. Und er hatte sich die Blüten angeguckt und gefühlt, wie seine innere Ruhe zurückkehrte. Hier aber? Airport-Klinik – draußen vor der Tür hasteten die Streßgeplagten. Na gut, blieb die Hintertür: Dort konnte er im Fahrzeughof eine Runde drehen zum fauchenden Heulen der Düsen und dem Donnern der Maschinen, die zum Start über die Pisten jagten...

Er nahm doch eine Tablette. Dies war der Tag der Kopfwehpillen.

Im Patiententrakt stand vor einer der Türen ein junger Mann in einem olivgrünen Freizeitanzug, blond, groß, schmal – eigentlich eher ein Junge... Ach ja, Hansen erinnerte sich: der Ibizafahrer, Karins Freund!

»Herr Doktor! Gut, daß Sie kommen. Ich muß doch mit Karin sprechen können. Unbedingt muß ich das. Aber die wollen mich nicht reinlassen.«

»Da haben die aber recht.«

»Ja, aber…«

»Na schön, Thomas, dann kommen Sie mal mit mir in mein Arbeitszimmer. Und dort werden Sie mir erzählen, was eigentlich los ist.«

»Aber ich…«

»Nichts. Kommen Sie schon mit!«

Und dann saß er auf dem Besucherstuhl, die Knie hochgezogen, die Finger im Schoß verschränkt, und ließ die Gelenke knacken. Sein Gesicht war noch immer unruhig und die Augen weit geöffnet. Graublaue Augen starrten Hansen fragend an, während er berichtete

»Verstehen Sie, Herr Doktor? Karins Stiefmutter, die Vera, die ist doch keine Mutter! Dazu ist sie viel zu jung. Vierundzwanzig, gerade sieben Jahre älter. Dazu noch tierisch eifersüchtig. Und Karins richtige Mutter, die ist ja schon vor Jahren mit einem anderen nach Frankreich abgehauen. Was soll Karin denn da tun? Verstehen Sie, daß sie dann durchdreht?«

Hansen überlegte eine Antwort und erinnerte sich dabei, daß er sich selbst in den Jahren seiner Ehe ein Kind gewünscht hatte. Und daß er dann den Gedanken wieder verwarf – nicht bloß, weil er sich mit Ursula nur sehr begrenzt verstand, sondern da war ja auch der Beruf und die Furcht, es könnte dasselbe geschehen, was er ringsum bei Freunden und Kollegen beobachtete: Kinder, die mit Sprüchen bei der Stange gehalten und mit Geld oder Geschenken ruhiggestellt wurden. Denn, nicht wahr: Man hat ja viel zuwenig Zeit! Der Chef, die Karriere, der Job! Man kommt ohnehin kaum über die Runden. Nein, für viel zu viele Kinder fiel in dieser Tretmühle nichts ab. Noch nicht einmal eine Erklärung…

Wie sollte es bei ihm anders sein können?

»Eine traurige, eine sehr traurige Geschichte«, sagte er und unterdrückte schon wieder den Wunsch nach einer Zigarette.

»Und du meinst, Thomas – ah, Verzeihung… Sie meinen…«

»Sie können ruhig ›du‹ und Thomas zu mir sagen.«

»Und du meinst, daß es mit dieser Vera keine Verständigungsmöglichkeit geben wird? Keinerlei Basis, auf der man eine Beziehung aufbauen könnte?«

Thomas schüttelte den Kopf.

»Und warum nicht? Daß sie so jung ist, könnte auch dafürsprechen, meinst du nicht?«

»Manchmal klappt sowas schon. Aber die, die macht Karin ständig das schlimmste Theater und tobt rum, wenn sie sich mal einen Fummel von ihr nimmt und ihrer Meinung nach zu kess wird. Die macht sie ständig fertig.«

Hansen nickte.

»Deshalb ging's in der Schule mit Karin bergab«, fuhr Thomas fort. »Das Abi schafft sie nie, zumindest nicht in Stade.«

»Wo denn sonst?«

Thomas zuckte die Schultern. »Was weiß ich? In einem Internat vielleicht. Aber das ist dem Alten zu teuer…«

Römer, dachte Hansen plötzlich. Bernhard Römer. Er war doch einer der Direktoren der Odenwald-Schule, und dieses Internat wäre genau das richtige, um ein Mädchen wie Karin wieder aufzufangen. Eine Schule, in der die Lehrkräfte Familienbindung aufbauen und wo die jungen Menschen nicht nach irgendwelchen Zeugnisnoten, sondern nach ihrer Persönlichkeit beurteilt und ausgebildet werden. Und außerdem: Die Odenwald-Schule lag gar nicht so weit weg von hier, und man könnte sich vielleicht gleich ganz persönlich morgen… Aber die Idee laß besser fallen. Keine Zeit.

»Dann verstehe ich nicht«, sagte er langsam, »wieso der Vater ihr das Geld für eine Ibizareise geschenkt hat.«

»Geschenkt? Nix schenken! Das hab' doch alles ich finanziert. Ich wollte sie einfach mal raus haben. Ich lieb' sie wirklich. Die Karin ist ein Spitzenmädchen. Und daß sie dann den

Mut verlor und richtig depressiv wurde, das hängt ja nur mit diesem ewigen Theater zusammen. Das steckt nicht in ihr. Und ich Idiot, ich hab' nicht daran gedacht...«

»An was nicht gedacht?«

»Na ja, als wir abfliegen wollten, hab' ich so 'nen blöden Satz rausgelassen, sie soll uns nicht den Urlaub verderben, denn sonst wär's aus.«

»Ah so«, sagte Hansen und holte sich doch eine Zigarette. »Rauchst du auch?«

Thomas schüttelte den Kopf.

»Na, und jetzt?« sondierte er vorsichtig. »Wo sie hier in der Klinik ist, was machen wir? Jetzt fliegst du also allein?«

»Ich? Wie kommen Sie bloß darauf, Doktor? Ich denk' nicht dran. Ich bleib' bei ihr. Ich bin doch kein Schwein und laß meine Karin im Stich.«

»Ja, wenn das so ist, wüßte ich vielleicht einen Rat.«

»Wirklich?«

»Ja. Und ich versprech' mir viel davon«, begann er. »Ich hab' da nämlich einen Bekannten an der Odenwald-Schule...«

Hansen erklärte die Einzelheiten und bat Thomas, ihn am Abend zu besuchen, damit man alles durchsprechen könne. Er kritzelte seine Adresse auf einen Notizblock. »Und wenn du hier kein Hotel findest, kannst du heute nacht auch bei mir schlafen.«

»Ich habe eine Tante in Frankfurt. Bei der kann ich wohnen.«

»Na dann, um so besser...«

Hansen brachte ihn zur Tür, und als er ihn gehen sah, zögernd und bedrückt, dachte er: Ein Sohn, ein Junge wie Thomas – vielleicht wäre es gar keine so üble Idee...

Als er später den Flur entlang ging, um in Zimmer 12 nach der Patientin zu schauen, rief eine Stimme: »Herr Doktor!«

Er drehte sich um. Da kam wieder dieser Mann vom Schutzdienst. Der Bereichsleiter – oder wie das bei denen hieß.

Der Name? – Ach ja, Brunner hieß er.

»Sie auch noch?« seufzte Hansen.

Der große Mann lächelte. »Ich weiß nicht, Herr Doktor, aber irgendwie habe ich langsam den Eindruck, Sie mögen uns nicht so recht.«

»Ein Eindruck, Herr Brunner«, grinste Hansen zurück, »nichts weiter.«

»Na, um so besser. Aber trotzdem: Hätten Sie fünf Minuten Zeit für mich?«

»Hab' ich. Fünf Minuten! Am besten, wir gehen rüber ins Schreibzimmer.«

Dort plazierte er Brunner in der Besucherecke. Dann ließ er sich selbst nieder, schlug die Beine übereinander und betrachtete die Wölbung an Brunners Lederjacke. Eine Kanone schleppt er also auch rum? Muß er wohl...

»Also? Noch mal dasselbe? Wie vor drei Wochen?«

»Richtig. Wir kriegen schon langsam Routine darin. Der zweite Suizidfall in einem Monat.«

»Hoffentlich bleibt's dabei für den Rest des Jahres... Selbstmorde sind nicht gerade so mein Geschmack. Und was die Routine angeht: Von mir bekommen Sie dazu die gleiche Antwort. Ich bin gegen eine Einweisung. Und in diesem Fall ganz besonders.«

»Ich wollte ja nur mit Ihnen darüber reden.« Die Stimme Brunners wirkte besänftigend. »Es gehört nun mal zu meinen Aufgaben.«

»Und zu meinen gehört es anscheinend, Ihnen die Gesetzeslage mal klarzumachen, Herr Brunner.«

»Oho?«

»Ja – oho! Grundsätzlich, so bestimmt es der Gesetzgeber, soll immer zunächst versucht werden, das Einverständnis des Kranken zu erhalten. Daß dies im Augenblick nicht möglich ist, liegt auf der Hand. Der Zustand der Patientin läßt es noch nicht zu. Übrigens: Ob man das Mädchen überhaupt als ›krank‹ bezeichnen kann, weil es sich unter einen Zug schmeißen wollte, ist äußerst fraglich.«

Ein harter Brocken, dieser Doktor, dachte Brunner. »Ja nun –

jetzt kann ich Ihnen auch mit dem Gesetz kommen: Die Unterbringung ist dann zulässig, wenn die Anzeichen eines seelischen Ausnahmezustandes gegeben sind und infolgedessen eine Selbstgefährdung naheliegt. Die Selbstgefährdung durch Suizid ist bei uns in Hessen nun mal als Einweisungsgrund anerkannt.«

»Ihr mit eurer Einweiserei! Aber gut, dann steht's halt eins zu eins, und wir sind pari.«

»Ich bin ja durchaus bereit, Ihren Argumenten zu folgen, Herr Doktor, wenn ich endlich klar wüßte, was los ist. Mein ganzer Kenntnisstand stammt von ›Skipper‹, einem Stadtstreicher.«

»Der Mann, der bei der Aufnahme dabei war?«

»Richtig. Der Mann, der das Mädchen gerettet hat. Das ist natürlich eine großartige Idee, nichts dagegen. Aber jetzt werde ich noch größere Schwierigkeiten haben, den ›Skipper‹ vom Airport runterzukriegen. Der will seinen Orden. Oder zumindest, daß ich ihn in Frieden lasse. Das sind so die Probleme, mit denen ich mich herumschlagen muß.«

»Na, wenn's keine schlimmeren sind«, grinste Hansen. »Und dieser Kerl, Ihr ›Skipper‹, der machte außerdem noch einen ganz netten Eindruck auf mich.«

»Nett? Na ja, ist er eigentlich auch…«

»Aber zurück zu unserem Fall!« Hansen berichtete und schloß: »Was den seelischen Ausnahmezustand angeht, so haben Sie die Anwendungsbedingung vergessen, Herr Brunner; sie lautet: ›Die Unterbringung eines psychisch Kranken ist dann zulässig, wenn die Gefahr auf andere Weise nicht abgewendet werden kann…‹«

Brunners Augen waren ganz schmal geworden. Im Grunde ist es wie bei einem Match, dachte Hansen. Gleich schlägt er den Ball zurück. Und da kam er auch schon: »In allen Unterbringungsgesetzen sind die Bestimmungen über eilige Notfälle die gleichen. Und die lauten: Einweisen.«

»Ach, Herr Brunner!« Hansen sah auf die Uhr und stand auf.

»Streiten wir uns nicht. Seien Sie doch vernünftig. Ich habe Ihnen die ganze Geschichte geschildert. Können Sie sich nicht vorstellen, was in diesem Mädchen vorgeht?« Er wartete keine Antwort ab. »Natürlich können Sie das. Warum zerren wir dann hier an Gummiparagraphen herum? Halten wir uns doch an die Bestimmung: ›Wenn die Gefahr auf andere Weise nicht abgewendet werden kann...‹«

Auch Brunner hatte sich erhoben. »Und Sie könnten dafür einstehen, daß die Gefahr abgewendet wird?«

»Ja«, sagte Hansen. »Ich hab' da schon mein kleines Konzept entwickelt. Und das werde ich durchführen... Karin, so heißt die Kleine, hat wirklich genug hinter sich. Wir wollen sie doch nicht noch anderen unnötigen Belastungen aussetzen, nicht wahr? Ich werde dafür sorgen, daß sie hier in der Nähe von Frankfurt in ein Internat aufgenommen und dort von einem guten Freund betreut wird. Heute noch kümmere ich mich darum. Verlassen Sie sich darauf, Herr Brunner. Und nun entschuldigen Sie mich bitte...«

Sie gaben sich die Hand, und für eine, zwei Sekunden behielt Hansen Brunners große, kräftige Hand in der seinen: »Herr Brunner, ich sagte Ihnen ja vorhin schon – ein Eindruck kann trügen. Ich mag Sie. Und Sie können sich darauf verlassen: Wenn es hier mal ein Problem gibt, ein wirkliches Problem oder auch nur ein wirkliches Problemchen, dann gebe ich Ihnen sofort Bescheid.«

»Das ist ein Angebot.« Brunner lächelte.

»Dabei soll's auch bleiben, Herr Brunner...«

»Pollack!« sagte Pollack. »Mit ce-ka und zwei ›l‹.« Er pflanzte sich vor dem Schalter der Fluggesellschaft auf.

Ja, was war denn jetzt? Dieses junge Mädchen in ihrer Uniform sah ihn so komisch an – nein, richtig mißbilligend. Was hat die denn?

»Hier, die Tickets.« Paul Pollack schob rasch die Flugscheine über das Pult.

»Sie sind zu früh dran, Herr Pollack.«

»Was bin ich?« Langsam wurde Pollack sauer. »Zu früh kann man nie sein.«

»Aber das ist nicht der Djerba-Flug. Die Maschine hier geht nach Athen.«

»Was? Da steh' ich hier stundenlang in der Reihe und Sie kommen mir mit sowas?!«

»Ich komme Ihnen mit gar nichts. Ich sage nur, dies ist der Flug nach Athen und nicht nach Djerba.«

Nun verdrehte sie auch noch die Augen und diese Idioten daneben fingen an zu grinsen. Unglaublich...

»Unglaublich!« sagte Pollack.

»Der Check-in für Djerba«, erklärte das Mädchen, »beginnt in eineinhalb Stunden. Kommen Sie dann wieder.«

Kommen Sie dann wieder... ganz heiß wurde es Paul Pollack im Kopf. Auch an den Ohren und am Hals... Kein Wunder, wenn man da keine Luft kriegt, bei so einer Organisation!

»Komm, Lieschen, nimm die Kinder. Und das Gepäck. Na, was sagst du zu diesem Chaos?«

Lieschen sagte natürlich nichts. Das tat sie nie. Und wenn sie es täte, was würde es schon nützen? Schließlich war es Paul, der plante. Alles, das ganze Leben. Und erst recht so einen Flug ins Ausland. Der erste Flug war's auch noch. Na ja, sonst war Paul ja perfekt auf allen Gebieten – aber das hier...

»Was ist denn, Paul?«

»Nichts.« Er schnappte regelrecht nach Luft.

»Komm, Paul, da drüben gibt's Sitze.«

»Was heißt denn hier Sitze? Und wo stellen wir das ganze Gepäck hin?«

»Daneben«, sagte Lieschen.

Nun gut, das mochte ja angehen...

»Aber stell den Koffer gerade, Bert!« brüllte Paul Pollack seinen zehnjährigen Sohn an. »Wie ich dir's gesagt habe. Sonst rutscht der ja noch runter.«

Schließlich saß er auf einem Stuhl. Sicher, bequem war der

schon – aber der ganze Betrieb hier? Schlimmer als auf der Kirchweih in Rotstetten. Schlimmer als auf dem Oktoberfest. Nur daß hier nicht gesoffen wurde. Das hätte noch gefehlt.

»Papa?« meldete sich seine Tochter, die siebenjährige Greti, verschüchtert: »Papi, ich hab' so Durst. Könnt ich nicht 'ne Cola haben? Da drüben, in dem Restaurant…«

»Das ist kein Restaurant, Greti, das ist eine Bar. Und eine Cola gibt's nicht. Was glaubst du, was die hier für Preise haben. Wir müssen schließlich unser Urlaubsgeld zusammenhalten.«

Das war der Punkt: Wenn er nicht von vornherein jeden Pfennig einteilte, dann wurde dieser Urlaub sowieso zur Katastrophe.

»Lieschen, hast du ein Taschentuch?«

»Hier, Paul.«

Paul Pollack tupfte sich den Schweiß von der Stirn. Und es war ziemlich viel Schweiß, fand er. Und sein Hemd war auch schon ganz naß. Wie würde das erst in Tunesien werden, verdammt noch mal? Und überhaupt, persönlich zu den Kanaken, und das zudem im Flugzeug? Er würde ja nie geplant haben, irgendwohin zu irgendwelchen Eingeborenen zu fahren, wäre das Angebot nicht so extrem günstig gewesen. Für dieses Geld in ein Luxushotel mit Swimmingpool – das war ja nun doch ein wahres Schnäppchen. Soviel brauchten sie ja beinahe zu Hause.

Paul Pollack öffnete den Kragenknopf. Er beugte den Kopf zurück, schloß die Augen: Also im Flugzeug… zu den Kanaken… und Palmen gibt's… und Kamele… was interessierten ihn die Kamele? Hoffentlich haben sie ein gutes Bier… eine Insel ist dieses Djerba? Somit gibt's auch jede Menge Meer. Und sicher viel Sonne? Die kann er sowieso nicht ab… Langsamer wurden seine Gedanken, mühsam. Ein Flugzeug?… Wie wird denn das sein? Die sperren dich in eine Blechkiste und dann schießen sie dich hoch. Über zehntausend Meter, hatte er gelesen, halb zum Mond ist das doch... Oh, meine Brust! Was ist denn das? Es kribbelt...

»Lieschen?« flüsterte er. »Sag mal, wollen wir denn wirklich fliegen?«

»Aber wir haben doch das Ticket? Ist doch schon alles bezahlt.«

Das war es ja: Alles bezahlt... Dann haben sie in so 'nem Flugzeug noch nicht mal 'nen Fallschirm, wenn was passierte. Ja, es wird was passieren. Paul Pollack hatte jäh das Gefühl, als presse eine eiserne Faust gegen seinen Brustkorb, unerbittlich, gnadenlos, härter und härter, dann schwerer und schwerer und schließlich, als er aufstehen wollte, um sich gegen die Faust zu wehren, als er stammelnd »Lieschen!« rief und die Kinder herbeirannten, explodierte in ihm ein schrecklicher Schmerz, und er verlor das Bewußtsein...

Schwester Lukrezia Bonelli bekam winzige kleine Fältchen an ihrer hübschen Nasenwurzel. Sie entstanden immer dann, wenn etwas sie ärgerte. Wie kam denn die Frau hier rein, um Himmelswillen? Und was sollten die Kinder?

»Mach du das mal fertig, Agnes! Ich kümmere mich um diese Leute!«

Bisher hatte sich Lukrezia gemeinsam mit Agnes eines alten, lederhäutigen Südamerikaners angenommen, der sich im Passagierbus eine stark blutende Kopfplatzwunde geholt hatte. Aus Dankbarkeit oder weiß der Teufel aus welchen Gründen, wollte er sie nun beide einladen. Nach Frankfurt, in sein Hotel. Und nicht nur das, sondern sogar auch auf seine Ranch in Argentinien – in Südamerika hieß das ja Hazienda.

Lukrezia war froh, ihn endlich loszuwerden.

»Hören Sie! Hier können Sie nicht bleiben«, sagte sie zu der Frau und lächelte die Kinder an, die wirklich hübsch waren und völlig entgeistert auf die blutigen Verbände des Patienten und auf die weißen Instrumentenschränke blickten. »Was wollen Sie denn? Kommen Sie raus auf den Flur.«

»Mein Mann…«, flüsterte die Frau. Sie war rund, pummelig und stammte wohl vom Lande; zumindest, wenn man sie nach ihrer Kleidung beurteilen wollte. »Mein Mann ist hier. Er ist… ja, wir wollten unser Gepäck aufgeben. Wir müssen doch nach Djerba. Unser Flieger geht doch schon in einer Stunde. Und jetzt diese Verspätung. Er hat sich so aufgeregt, und dann… dann…«

»Wie ist denn der Name?«

»Pollack.« Sie sprach es so leise, daß Lukrezia zweimal fragen mußte, bis sie begriff.

»Moment…« Sie ging zur Aufnahme und kam sofort wieder zurück. »Ja, Ihr Mann ist hier auf der Station.«

»Aber was hat er denn?«

»Er hat einen Infarkt erlitten, Frau Pollack.« Lukrezia streichelte die Haare des kleinen Mädchens. Blaß und wie versteinert blickte es hoch, und nun faßte es ganz plötzlich nach ihrer Hand.

»Komm, wie heißt du denn?«

»Greti.«

»Komm, Greti, wir gehen ins Wartezimmer. Da bekommst du ein paar schöne Bücher und Zeitungen, ja?«

Die Frau zitterte jetzt; sie war so blaß, daß Lukrezia überlegte, ob sie nicht auch ein Kreislaufmittel benötigte. Aber dann ließ sie sich doch ins Wartezimmer führen.

»Er muß sterben, nicht wahr? Mein Vater ist auch an einem Infarkt gestorben. Oh Gott… Warum haben wir das nur gemacht? Er hatte Angst vor dem Flugzeug. Das war es wahrscheinlich. Er gibt ja nie was zu, aber ich spür' sowas, Schwester, ich spür' das genau. Und jetzt wird er sterben.«

»Nun hören Sie mal mit dem ewigen Sterben auf.« Lukrezia Bonelli wurde resolut. »Was glauben Sie, wieviel Infarkte wir hier reinkriegen? Jede Woche ein paar. Das war sicher ein ganz leichter. Er kann bereits wieder sprechen, hat man mir drüben gesagt.«

Nicht nur sprechen konnte Paul Pollack, er versuchte sogar zu brüllen. Aber das ging nun mal schlecht. Sobald er seine Stimme zu heben versuchte, kam der Schmerz zurück. Und mit dem Schmerz diese verdammte, elende Angst. Und dann bekam er auch keine Luft mehr.

»Ich habe Ihnen das nun schon zum fünften Mal gesagt«, keuchte er, »und jetzt tun Sie endlich, was ich verlange. Holen Sie sofort meine Frau hierher!«

»Hören Sie mal, Sie sollen ruhen – ruhen mit langem U! Und vor allem sollen Sie endlich den Mund halten. Sie müssen sich entspannen. Det iss nu mal das erste Jesetz von dem Janzen.«

»Von Ihnen nehm' ich keine Gesetze an!«

Fritz Wullemann nickte in tiefem Staunen. Er kannte schließlich seine Kunden. Er war an Kranke, Leidende und Aufgeregte aller Art und aller Schattierungen gewöhnt. Getreu seiner Devise: »So ist nun mal der Mensch«, nahm er die Dinge gelassen. Dieser Typ aber, dieser Pollack? Versorgt war er, eine Infusion war gemacht, jede Menge Spritzen hatte er bekommen, doch nicht einmal die Sedativa griffen. Der Mann wollte sich immer weiter aufregen, versuchte noch immer herumzukommandieren.

»Mann, jetzt schlafen Sie endlich. Dann wird det schon wieder.«

»Schlafen?« schnaufte Pollack. »Sie gefallen mir. Meine Frau will ich!«

»Sie brauchen ja keen Testament zu machen, Herr Pollack. Für letzte Worte isses bei Ihnen wirklich zu früh... War nur 'n janz leichter Myokardschaden. Wahrscheinlich ham Sie sich zuvor auch so aufjeregt wie jetzt – aber da hatten Sie kein Nitroglycerin dabei. Wollen Sie's denn wieder haben?«

»Ja, verstehen Sie's denn noch immer nicht? Ich will... will kein Testament... ich will... daß sie abfliegt... Und in vierzig Minuten geht die Maschine nach Djerba.«

»Abfliegt?« Wullemann vermochte nur noch benommen zu

flüstern. »Sie wollen, daß Ihre Familie wegfliegt, jetzt, da Sie
'nen Infarkt erlitten haben?«
»Der heilt ja wieder aus. Aber das Geld? Dreitausendzwei-
hundert Mark sind das! Ich kann ja nicht mit. Also sind meine siebenhundert schon mal weg, einfach so. Runter den
Bach...«
»Jetzt reden Sie nich so viel, Mann!«
»Runter den Bach«, keuchte Paul Pollack und griff sich wieder an die Brust. »Dann sollen... sollen doch wenigstens...
die was davon haben... Ich seh' doch nicht zu, wie dieser Ka-
nakenhotelier sich die Hände reibt, ich schenk' doch mein
Geld nicht diesen Gangstern von Reisegesellschaften... Verstehen Sie jetzt?... Also bitte, gehen Sie und sagen Sie meiner Frau, sie soll bloß fliegen... Sagen Sie... sagen Sie ihr einen Gruß und ein Küßchen von Paul... Aber sie soll sich mal
amüsieren.«
Amüsieren? Fritz Wullemann schüttelte halb ungläubig,
halb beeindruckt den Kopf und wandte sich an die Schwester, die noch im Raum war: »Paß auf, Agnes! Ich bin gleich
zurück.«
Und das war Fritz Wullemann auch. Und etwas zögernd trat
er ans Bett, aus dem ihm Paul Pollack erwartungsvoll entge-
genstarrte.
»Sie bleibt hier, soll ick Ihnen sajen. Und die Kinder ooch.
Schließlich seien Sie 'ne Familie, da könnte man doch den Papa nich alleene lassen. – Sie ham 'ne gute Frau, Herr Pollack.
Aber det kann ich Ihnen sajen: Wenn ick mir Sie so ansehe –
ick wäre jeflogen. Und schon lange...«
Paul Pollack hörte das gar nicht. Die Nase war nun noch spit-
zer geworden, die Augen sanken noch tiefer ein.
»Geht's? – Oder Schmerzen?«
Er nickte. Und dann plötzlich lächelte er doch: »Sie haben
recht. Ich hab 'ne gute Frau. Und wenn ich's mir so überlege:
Ich bin doch ein Riesenidiot.«
»Da ham Sie ein jutes Wort jesprochen.« Wullemann sagte es

fast feierlich und setzte hinzu: »Einsicht kommt ja bekannt-
lich nie zu spät...«

Evi Borges und Dr. Fritz Hansen lagen auf dem Balkon in der
Sonne. Evi unter dem Schirm, ein Buch in der Hand. Hansen
froh lächelnd und entspannt.
Das Frühstück hatten sie hinter sich. Und was für ein Frühstück Evi aufgebaut hatte! Darin war sie ja Expertin. Das Leben mit einer Stewardeß mochte manchmal etwas anstrengend und immer aufregend sein, aber es hatte, bei Gott, auch
seine positiven Seiten.
Hansen riskierte einen Blick zum Schirm.
Da lag sie nun, göttergleich und schön und dazu noch tief-
braun gebrannt von der Sonne irgendwelcher exotischer Länder. Er aber? Melancholisch betrachtete Hansen seine weißen
Beine.
Vögel zwitscherten. Um sie herum war, was man in Frank-
furt-Niederrad so Stille nennt: Vom fernen Flughafen das
Fauchen der Düsen und das Dröhnen, wenn eine Maschine
startete – und von der Autobahn das Rauschen des Verkehrs,
gleichmäßig auf- und abebbend wie der Wellenschlag des
Meeres.
Korfu – dachte Hansen wieder einmal. Verflixt, warum wird
das nur nichts? Weil du es, nachdem Gräfe ausfiel, noch immer nicht geschafft hast, eine Urlaubsvertretung zu finden.
»Ich flieg' mit dir nach Korfu«, hörte er sich sagen. »Und
ganz, ganz bald. Soll doch der Laden zusammenkrachen. Und
dann...«
»Fliegen?« stöhnte sie.
»Wie bitte?«
Sie drehte ihm den Kopf zu und schob die Brille auf die Nasenspitze. »Korfu oder sonst irgendwas – wenn du mich
fragst: Ich bin schon froh, daß ich in Niederrad bin. Hier ist's
auch schön.«
»Ein großes Wort für eine so weitgereiste Dame«, erklärte

Fritz Hansen andächtig. »Wo findet Evi Borges das Wunder aller Wunder, die Erfüllung ihrer Wünsche, ihr großes persönliches Märchen? Auf einem beschissenen Balkon in Frankfurt. Bei mir.«

»Angeber!« Sie ließ ihr Buch sinken und sah ihn strafend aus grünen Augen an: »Hoffnungsloser Aufschneider...«

»Aufschneider? Das ist doch so ein armer, mißbrauchter Begriff.« Er stieß mit den Zehen nach ihrem Fuß. »Es gibt diese Aufschneider und jene Aufschneider. Hast du das noch nicht bemerkt bei all deiner Erfahrung mit fliegenden Männern? Nein? – Gut, dann höre: Es gibt solche, die mit Grund aufschneiden, weil nämlich ihre Angabe die Wirklichkeit nie erreichen wird – und es gibt die anderen Aufschneider, die nichts als warme Luft produzieren.«

»Und du bist einer der guten ersten Sorte?«

»Und ob!« Er richtete sich auf. »Was glaubst du, wenn ich jetzt loslege und dir erzähle...«

Er erzählte nichts. Es war ihm etwas eingefallen – und zum Teufel: Seine Armbanduhr zeigte bereits elf Uhr dreißig. Der Besuch bei Römer in der Odenwald-Schule! Hätte er doch glatt verschwitzt. Dabei hatte er jetzt richtig Lust, den Balkon zu verlassen und mit Evi übers Land zu fahren.

»Schluß! Klapp das Buch zu.«

»Was ist denn jetzt schon wieder?«

»Eine Landpartie! – Waldesrauschen. Rucksack. Erdbeereis.«

»Mag ich nicht.«

»Dann Limonade mit Bockwurst«, entschied er. »Hauptsache, du nimmst deinen hübschen Hintern hoch und ziehst dir irgendwas an, womit du unter die Leute gehen kannst.«

»Und zu was und wohin und warum?«

Er erzählte es ihr mit drei Sätzen. Sie nickte verständnisinnig, schüttelte aber gleich darauf bedauernd den Kopf.

»Ich würde ja gern. Geht leider nicht. Da mußt du schon allein...«

»Und wieso das?«

»Stand-by«, sagte sie. »Den ganzen Tag.«

Auch das noch! »Stand-by« war eine dieser Stewardessen-foltern: Galt für eines der Mädchen »stand-by«, hatte sie unablässig und rund um die Uhr an ihrem Telefon herumzu-lungern, bis es irgendeiner Instanz im Lufthansa-Olymp, die auch noch »Planverwaltung« hieß, gefiel, die Wartende in irgendeine Crew einzuordnen, weil dort das oder jenes geschehen und Not an der Frau war. Kam so ein Anruf, hatte sie gerade noch eine Stunde Zeit, um sich am Airport zu melden.

»Verdammt noch mal«, knurrte Hansen. »Was nützt es mir, daß du so hübsch bist, wenn ich dich nirgends vorzeigen kann? Und was sollen all diese blöden Zehn-Prozent-Flüge, wenn ich nie zu einem komme? Was ist das überhaupt für ein Leben mit uns beiden?«

»Armer Fritz!« Sie war nun doch aufgestanden und nahm die Sonnenbrille sogar endgültig ab, um ihn zu küssen.

Aber danach war ihm nicht zumute.

»Jetzt kann ich den Römer in der Odenwald-Schule anrufen, Himmelarsch! An sich geht die Sache mit Karin ja in Ord-nung. Hat er wenigstens gesagt. Er wollte nur noch mal mit mir sprechen…«

»Dort ist das Telefon!«

Aber das Telefon meldete sich auf eigene Faust.

Beide saßen sie kerzengerade da und sahen sich an.

»Für dich…«

»Oder für dich?«

Am Apparat war die Airport-Klinik. Und ausgerechnet auch noch Lukrezia Bonelli…

»Herr Doktor«, kam es spitz, »es ist sehr dringend.«

»Ja, was denn? Wer will mich denn jetzt schon wieder?!«

»Ich nicht, Herr Doktor. Ich spreche im Auftrag von Dr. Honolka. Wir haben da eine heftige Ulkusblutung, und Olaf Honolka sagt, sie sei lebensbedrohend und er komme damit nicht zurecht und deshalb…«

»Okay, okay.« Hansen atmete tief. »Lukrezia! Tut mir leid, wenn ich gerade ein bißchen harsch gewesen bin. Aber du weißt doch, wie das ist, wenn man mal frei...«

»Es interessiert mich nicht«, kam es aus der Leitung, »wie das ist.«

Hansen legte auf.

»Wer war denn das?« wollte Evi wissen.

»Na, wer schon!« stöhnte Hansen und ging seine Hose suchen...

Eva Maria Kanitz erschauerte, als sie im Spiegel die beiden tiefbraunen, mit dunklen Härchen bewachsenen Männerhände auf ihrem nackten Busen ruhen sah. Und als die Finger auch noch mit ihren Brustwarzen spielten, erschauerte sie erneut. Welch aufregender Anblick! Aufregender eigentlich als alles, was sie heute nacht erlebt hatte. Aufregend schon deshalb, weil seine Hände und ihr Busen so gut zueinander paßten. Vielleicht war ihr Busen nicht mehr der allerjüngste, doch perfekt war er. »Wie aus Stein gehauen«, hatte der Schönheits-Chirurg gesagt, nachdem die Korrektur vorüber war.

Ja: Wie aus Stein gehauen. Und er, Peter Straub, streichelte ihn, spielte mit ihren Knospen. »Oh Himmel...«, stöhnte sie. »Peter... ich halt' das doch nicht länger aus...«

Es stimmte: Der sehnsüchtige Mund dort im Spiegel, das war ihr Mund. Die verwirrten Augen waren ihre Augen. Und auf ihrer Schulter lag sein Gesicht! – Das ganze Bild war dazu noch zart und raffiniert in das rosafarbene Licht gebettet, mit dem die Innenarchitekten des Sheraton-Konzerns die Badezimmer der Luxusappartements ausstatteten.

»Nimm deine elenden Hände weg... Hör endlich auf, an mir herumzuspielen, sonst...«

»Sonst was?«

Strahlend weiße Zähne hatte er, und eindrucksvolle schwarze Augen. Und sein Blick war so berühmt wie das Grübchen an seinem Kinn, wenn er lächelte. Jawohl! Berühmt und beliebt beim Millionenheer der Fernsehzuschauer.

Vielleicht war es das, was für Eva Maria alles so verrückt, so aufregend machte: daß Millionen von Frauen sich genau nach dieser Situation sehnten. Daß sie davon träumten, so – ganz genau so! – von Peter Straub gestreichelt zu werden.

»Die Finger weg, du Bestie«, keuchte sie. »Sonst bist du nochmals dran! Jetzt...«

Seine Lippen strichen über ihre Halsmuskeln. Dabei sah er unverwandt in den Spiegel.

»Komm«, flüsterte sie, »komm, bitte... Tun wir's noch mal.«

Er lächelte mit seinen weißen Zähnen. »Wir müssen jetzt vernünftig sein, mein Schätzchen.«

»Vernünftig? – Ja, wie denn? Und warum?«

»Vernünftig bleibt vernünftig, da gibt's kein Warum«, lächelte er, ließ los und trat einen Schritt zurück. »In zwei Stunden geht mein Flieger nach Salzburg. Und da bin ich an Bord. So ist's nun mal im Leben.«

Er trat an das andere Becken und massierte sein Gesicht. Zuerst die Augen, dann die Schläfen. »Vernünftig heißt zum Beispiel, daß man sich vor der Premierenprobe von einer Frau nicht total demontieren läßt.«

Er warf sich Wasser ins Gesicht und prustete. Das Handtuch. Und wieder eine Massage. Dann irgendeine After-Shave-Lotion – und sie, sie stand da, stumm und enttäuscht.

»Nun komm schon, Eva Maria! Die Götter neidisch machen, welch menschlich Herz...«

»Hör auf mit deinen Klassikersprüchen.«

»Das ist Schiller.«

»Für mich ist das Quatsch.«

Sie sah an sich herab: die langen Beine, die lackierten Zehen, der Tangaslip. Sie hatte doch so gehofft... Nun ja, ein schönes zweites Frühstück zumindest, vielleicht noch einen Spaziergang unternehmen, alles abklingen lassen – und nun?

»Scheißpremiere!« sagte sie erbittert.

Er nickte. »Da hast du bei Gott recht.« Und dann ließ er sie einfach stehen, ging hinüber, öffnete die Schranktür im Ankleidezimmer, holte den Anzug heraus, zögerte bei seinen Hemden herum – genau wie Heinz, wenn er zu einer seiner Vorstandssitzungen oder einer wichtigen Geschäftsreise aufbrach. Und sie, sie stand da, nackt, und konnte zusehen...

»Weißt du, Eva Maria, ich finde, du bleibst nachher besser im Hotel.«

»Ich bring' dich zum Flugsteig, Peter.«

»Aber hör mal! Eine Frau wie du; eine... wie sagt man so schön... eine Frau in deiner Position sollte sich nicht unnötig Risiken aussetzen. Ich kann's ja auch nicht ändern, aber ich bin nun mal bekannt wie ein bunter Hund. Und sowas ist in den Klatschzeitungen rum, ehe du nur Pieps sagen kannst.«

»Heinz liest keine Klatschzeitungen. Den Wirtschaftsteil und den Börsenteil liest er. Damit hat's sich.«

»Deshalb?« Er lachte und berührte mit dem Zeigefinger ihr Kinn: »Deshalb, nicht wahr? Zuviel Börsenteil.«

In diesem Augenblick haßte sie ihn. Liz hatte also doch recht gehabt: »Es ist nicht alles Gold, was glänzt, mein armer Liebling«, hatte Liz gesagt. »Schauspieler und vor allem Stars wie Peter Straub sind nun mal Darsteller. Und das heißt, daß man sich von ihnen mehr verspricht, als sie halten können.«

In jeder Beziehung hatte Liz recht. Sie mußte es ja schließlich auch wissen. In ihrer Glitzer-und Klunkerbude auf der Düsseldorfer Kö verkehrte die Prominenz. Sie war's ja auch gewesen, die ihr Peter vorgestellt hatte. »Ein Ehebruch pro Quartal« – auch so ein Spruch von Liz – »erhält das Selbstgefühl und beugt den Falten vor!« Richtig. Und sie wußte ja, was Heinz so auf seinen Geschäftsreisen trieb...

»Na, wenn du auf deiner Schau bestehst«, lächelte Peter Straub und band sich die Krawatte, »dann auf dein Risiko.«

Es war ausgestanden...

All das »Herzlichen Dank, Herr Straub!« und das »Beehren Sie uns wieder!« und die verstohlenen, neugierigen Blicke – sie brauchte nur die Straße zu überqueren, und das Stimmengewirr und die tosende Anonymität des Airports hatte sie wieder.

Auch hier drehten sich Köpfe, blieben irgendwelche Leute stehen, um ihnen nachzusehen. Auch hier wurde der große Mann mit dem braunen Gesicht und dem Römerprofil erkannt: »Ist das denn nicht der Straub? Klar, das ist er!« Aber man hatte dann doch wieder mit sich selbst zu tun, hatte es eilig oder hing genauso wie vorher apathisch hinter irgendeiner Zeitung in den Sesseln und wartete auf den Aufruf.

Eva Maria Kanitz und Peter Straub passierten den Meeting-Point. Einen kurzen, quälenden Herzschlag lang stoppte plötzlich Eva Marias Schritt, dann begann ihr Puls um so heftiger zu hämmern.

Hinter der Säule dort drüben stand ein Mann im schwarzen Nadelstreifenanzug. Und die breiten Schultern, der runde Kopf – war das nicht Heinz?!...

»Was ist denn?« lächelte Straub auf sie herab.

»Nichts. Aber vielleicht bin ich doch ein wenig überanstrengt. Ich seh' schon Gespenster.«

»Wieso denn?«

»Ach, nichts. Komm, nehmen wir dort drüben noch einen Kaffee. Jetzt haben wir doch noch ein paar Minuten Zeit...«

»Aber sicher.«

Es muß ein Irrtum gewesen sein, dachte Eva Maria, was denn sonst? Heinz ist doch in New York. Am Donnerstag wird er mit der »Concorde« nach Paris fliegen und von Paris dann mit dem Lufthansa-Anschluß nach Düsseldorf. In Düsseldorf hole ich ihn am Flughafen ab. So ist es geplant, so geschieht es.

Er konnte also nicht in Frankfurt sein. Was sollte er auch hier, vier Tage vor seiner geplanten Ankunft?

Außerdem: Männer in schwarzen, grauen und blauen Nadel-
streifenanzügen rannten zu Hunderten im Airport rum,
Frankfurt, das war die Stadt der Banker, und genau wie ein
Banker sah Heinz auch aus. Hatte er im übrigen nicht sogar
irgendwo eine eigene Bank?...

»Komm, Schätzchen, setz dich!« Straub hatte den Stuhl für
sie herangezogen und drückte Eva Maria sanft auf das Polster.

»Also? Einen Kaffee?« Er winkte dem Kellner. Sie schüttelte
den Kopf.

»Mineralwasser?«

»Mineralwasser? Ja, spinnst du? Wenn schon Abschied, dann
mit Stil. – Kellner, zwei Piccolo!«

Die Ohrringe für Eva Maria hatte Dr. Heinz Kanitz im Gepäck.

Der Eigentümer der *Kanitz-AG – Industrieeinrichtungen* ließ
Leben wie Beruf nach genau festgelegten Regeln ablaufen.
Wo käme man sonst hin? Woher nähme er die Zeit?

Diesmal hatte er sogar Zeit gewonnen: Die Verhandlungen in
New York mit der Chase Manhattan Bank hatten bereits am
Nachmittag nach seiner Ankunft zu einem vollen Erfolg geführt. Der Vertrag war unterschrieben, und so blieben nur
noch die Gespräche mit den Leitern seiner Niederlassung.

Sonst? Nun, es war in New York eigentlich immer dasselbe:
Die Geschäftsbesprechungen, die Golfrunden mit seinem alten
Freund Bobby Heller in New Jersey, am Schluß noch die Be-
sorgung eines Geschenks für Eva Maria – ein kleiner
Schmuckeinkauf, den Kanitz besonders genoß: Liebstock, Park
Avenue 22.

Er kaufte weder bei Tiffany noch in der Van-Cleef-Niederlas-
sung. Individuell wollte er beraten werden, und keiner machte das besser als der alte Liebstock. Diesmal wurden es ein
paar Ohrringe, wirklich wunderhübsch, Smaragd mit einer
Rosette von Brillanten... Und falls sie Eva Maria nicht gefie-

len, war's ihr Problem. Er jedenfalls hatte sich amüsiert. Die kleine Rothaarige, die ihm Heller in die Hotelsuite geschickt hatte, war einsame Spitzenklasse gewesen.

Das Kinn hoch, mit kurzen, harten Schritten wie immer, folgte Heinz Kanitz dem Chauffeur, den ihm die Deutsche Bank in den Airport geschickt hatte: Jetzt noch das Gespräch mit Wilms über das Bilbaoprojekt, dann reichte es vielleicht noch für den Sechzehn-Uhr-fünfzig-Flieger. Er würde um halb sechs in Düsseldorf und, wenn er Glück hatte, sogar schon um sechs zu Hause sein.

Eva Maria würde staunen...

Doch nun blieb Heinz Kanitz wie vom Blitz getroffen stehen. Und staunte selbst.

Gleich am ersten Tisch des Cafés dort, es waren nicht mehr als zwanzig Meter: Eine rosenholzfarbene, weitgeschnittene Seidenjacke. Ein Arm, der sich hob, gleichfalls rosenholzfarben umweht. Eine Hand, die das Gesicht eines Mannes streichelte...

Eva Maria...?!

Ja, das ist sie doch! Die Jacke haben wir gemeinsam gekauft... Auch wenn du nur den Hinterkopf erkennen kannst, den schmalen Nacken mit dem hochgetürmten dunkelbraunen Haar – sie ist es! Und flirtet, was heißt flirtet, fummelt an diesem Kerl dort rum.

»Verzeihung, Herr Doktor...« Der Fahrer der Deutschen Bank sah Kanitz verwundert an: »Ist etwas?«

Ist etwas, sagt der? – Oh ja, da ist etwas: Meine Frau!

Sie war es tatsächlich, er hatte sie jetzt im Profil: Eva Maria in flagranti – und welches »flagranti«! Wie sie diesen Typ anhimmelt! Und dazu noch in aller Öffentlichkeit. Mitten im Airport, auf dieser gigantischen Schaubühne, auf der ständig Zehntausende von Menschen herumstanden: Banker, Journalisten, leitende Angestellte, Leute aus der Branche womöglich, dankbar für jeden Klatsch, geil auf jeden Skandal!

»Falls Sie es jetzt wünschen, Herr Doktor...«

»Moment, Moment... Bleiben Sie hier stehen und warten Sie auf mich. Ich habe etwas zu erledigen.«

Heinz Kanitz marschierte los. Im Gehen lockerte er die Schultern. Vor zwei Jahren noch hatte er Boxtraining genommen, immer Dienstag früh, ehe er sich ins Büro fahren ließ – jetzt war er froh darum.

Sekt trinken sie, prosten sich zu! Der hält dabei auch noch ihre Hand. Vor aller Augen. Ihn zum Gespött machen? Rufschädigung ist das. – Ja nun, wenn sie den Skandal haben wollten, konnten sie ihn kriegen.

Kanitz ging jetzt etwas langsamer. Noch zehn, noch fünf Schritte... Das Gesicht des Liebhabers kannte er. Richtig, es war dieser aufgeblasene Schauspielerschnösel, der Hübschling, der in der Düsseldorfer Kunsthalle die Lesung gehalten hatte. Auch noch Schauspieler, so professionell wie eine Hure.

Derart jäh und unerwartet war Heinz Kanitz hinter Eva Marias Stuhl aufgetaucht, daß sie zu keiner Reaktion fähig war.

»Du?« flüsterte sie nur.

»Ja. – Ich...«

Der Kerl hielt noch immer ihre Hand, was heißt hielt – er umklammerte sie. Und jetzt stand er auf.

»Straub.« Ein arrogantes Grinsen. »Und wer sind Sie? Könnten Sie sich nicht eine angenehmere Art zulegen, einen anzugucken?«

»Könnte schon«, hörte Kanitz sich sagen. »Nur: Ich hab' keinen Grund.«

»Ach wirklich? Versuchen Sie's doch mal.«

Was dann passierte, geschah ohne einen einzigen weiteren Gedanken. Kanitz hatte es sich vorgenommen, gut – aber daß es so einfach sein würde bei einem derartigen Scheißkerl, bei einer so langen Latte von Mann, hätte er nicht gedacht.

Es wurde ein Schwinger. Kanitz warf sein ganzes Körpergewicht hinein und traf auch tadellos. Höchst präzise, an die rechte Kinnseite... Der Mann wurde richtiggehend hochgehoben, segelte durch die Luft und krachte mit ausgebreiteten Armen auf den nächsten Tisch. An dem hatte Gott sei Dank niemand Platz genommen.

Eine Frau schrie. Es war nicht Eva Maria.

»Jetzt mal halblang!« kam der Kellner angerannt. Kanitz griff in seine Westentasche und zog eine Visitenkarte heraus: »Hier, meine Adresse. Wenden Sie sich an mein Büro wegen der Schadensregelung – falls es überhaupt einen Schaden gegeben hat.«

An der Bar, hinter der Bar, an den anderen Tischen, in der Halle: Überall waren Menschen stehengeblieben. Irgendwie wirkte es komisch. Es sah aus wie bei einer Blitzlichtaufnahme: Alle standen und starrten. Und alle hatten sie denselben Gesichtsausdruck.

Außerdem kam auch noch Wilms' Fahrer angerannt.

Eva Maria aber? Sie saß noch immer. Geisterblaß. Nun, das war uninteressant. Die ganze Eva Maria war es bereits. Sie existierte nicht mehr. Sie wußte es nur noch nicht.

Kanitz drehte sich um und rieb die schmerzenden Knöchel.

»Sind Sie eigentlich verheiratet?« fragte er den Fahrer.

»Wie bitte?« stotterte der. »Ja, Herr Doktor... jawohl.«

»Nun, ich war es mal. Und Ihnen, mein Lieber, würde ich raten... Aber lassen wir's! Bringen Sie mich zu Herrn Dr. Wilms. Der hat es wirklich nicht verdient, daß ich ihn warten lasse.«

Das erste, was Peter Straub erkannte, als er einigermaßen wieder zu sich kam, waren Tischbeine. Dann Männerbeine, Hosen...

Benommen versuchte er sich klarzuwerden, was eigentlich geschehen war. Doch es gelang ihm nicht, der Schmerz drohte seinen Mund zu zerreißen. Und es war nicht der Schmerz allein, es war auch diese grauenhafte Übelkeit, das Würgen im Magen, in der Speiseröhre... Alles, was die rebellierenden

Nerven verlangten, war: Luft, Luft! Ich muß atmen, Luft, Hilfe... ich ersticke!

Es wurde schwarz vor Peter Straubs Augen.

Seine Hand zuckte, riß ein Tischtuch herunter. Mit letzter Kraft versuchte er sich zu erheben, doch sein Körper schien schwer wie Blei, es ging nicht... Nichts ging mehr... alles schwarz! In einem letzten Aufflammen seines Bewußtseins sah er ein Mädchengesicht über sich. Fühlte eine Hand, die ihm den Kopf zurückriß; eine andere Hand, die seinen Mund öffnete, den Kiefer auseinanderschob.

Er konnte jetzt atmen – ja!

Wie ein silberner Strom drang Sauerstoff in seine Lungen, machte ihn einige Herzschläge lang blind vor Glück. Doch dann kam die Übelkeit zurück, der Magen revoltierte, krampfte sich zusammen.

Bloß nicht! – Er dachte es und versuchte den Brechreiz niederzukämpfen: Der Straub – der große Straub... da liegt er im Dreck, hat einen K.o. verpaßt bekommen... da liegt er und kotzt Tischbeine an... Und warum, warum nur?

Es war ihm sowas von übel. Und mit einem Rest von Klarheit sah er sich wie immer: von anderen beobachtet und angestarrt. Und das Stück war so mies, die Inszenierung eine einzige Katastrophe...

Vorhang!

Doch es gab hier ja keinen Vorhang.

Peter Straub wußte nur noch einen einzigen Abgang: eine gnädige, nein, eine gekonnte Ohnmacht...

»Was soll denn das mit deiner ›Sensation‹?« protestierte Britte Happel. »Du kannst mich doch nicht auf den Arm nehmen! Ich sitze da, trinke meinen Milk-Shake – und da kommt so 'ne aufgemotzte Schickimickitante herein und ein Typ mit Locken...«

»Was heißt hier Typ mit Locken?« Lukrezia Bonellis Augen wurden rund wie nie: »Ja, Britte! Hast du ihn nicht sofort erkannt?« Sie starrte Britte Happel an, als hätte sie ein seltenes Tier im Zoo vor sich.

»Ja, wie denn? Erst mal hab' ich gar nicht hingeguckt. Mein Milk-Shake war mir wichtiger. Und dann, als es rundging...« Oberpfleger Fritz Wullemann kam an den Tisch in der Kantine der Airport-Klinik, das Tablett mit Bier für sich und den jungen Arzt Fred Wicke und Kaffee für Lukrezia und Britte in den Händen. »Dein Kaffee, Brittchen. Jeht auf Kosten des Hauses. Oder vielmehr: Det iss 'ne Wullemann-Spende. Airportschwester rettet in Kaffeepause Weltstar! Iss det nisch? Haste wenigstens 'n Autogramm?«

Britte schüttelte den Kopf.

»Icke schon!« Triumphierend griff Fritz Wullemann in die Tasche seines Pflegermantels und zog ein Foto hervor. Auf dem Bild ein strahlendes Gesicht, und darunter stand schräg, bis zur Brusthöhe: PETER STRAUB.

»Wat sagste nun?« fragte er stolz.

Britte sagte gar nichts. Sie riß die Zuckertüte auf und schüttete den Inhalt in ihren Kaffee. Am liebsten wäre sie aufgestanden und hätte den Kaffee gleich mitgenommen. Diese idiotischen Sprüche. Was ging sie ein Peter Straub an? Ihr wurde es einfach zuviel...

»Er wird dich einladen, hat er jesagt. Der war ja richtig besoffen vor Dankbarkeit. Und wo du steckst, wollte er wissen. Aber da warste ja im OP, nich?«

Britte nickte.

»Na schön. Morjen kriegste Karten. Für Salzburg. Da muß er nämlich hin. Hat sich jerade noch seine Millionenvisage abjewischt, wollt von mir 'nen Kamm und iss losjerannt, zu seinem Fliejer.«

»Ja, und die Frau? Und überhaupt, Britte, warum erzählst du denn nicht endlich?« Lukrezia Bonellis Augen fieberten vor Aufregung: »Der Straub! Mein Gott, wenn ich mir vorstelle, daß er... ich meine, wenn ich den Straub... Also, wie war denn das mit seinem Gspusi?«

»Die ist ab. – Sofort.« Britte trank ihren Kaffee. Zu heiß. Sie stellte ihn hastig auf die Untertasse zurück.

»Und ihr Straub wäre beinahe über den Jordan«, erklärte der junge Wicke. »So was kann ganz schön gefährlich werden. Der Mann wäre um ein Haar glatt draufgegangen an seinen falschen Zähnen.«

»Was? Der Straub hat falsche...?« Nun waren nicht nur Lukrezias Augen, nun war auch noch ihr Mund kreisrund.

»Natürlich hat der. Die meisten ham schließlich. Und Schauspieler schon janz früh. Und die kriejen die zweiten Zähne ooch nich vom Kassenarzt...«

»Oben war's eine Totalprothese«, ergänzte der junge Wicke, »aber unten hatte er nur 'ne Brücke. Die Schneidezähne... Und dann macht's ›bum‹, einfach so – muß ja wirklich ein fabelhafter Schlag gewesen sein –, und der kriegt die Brücke direkt vor den Ösophagus, das arme Schwein.«

»Kannst ruhig Speiseröhre sajen. Hier glooben doch sowieso alle, daß de bald mit 'nem Doktortitel rumläufst.«

»Okay, Speiseröhre! Aber das Ding, die Prothese, hat ihm auch noch die Trache..., also die Luftröhre und den Kehlkopfeingang blockiert. Und nun wurde es schwierig für den armen Straub; jetzt hatte er ein Problem: Die Luftzufuhr war abgeschnitten, und lang geht sowas nie gut. – Aber siehe, die Hilfe war ja nah!« Wicke machte eine elegante Handbewegung: »Wer nuckelte, gerade zehn Meter weiter, an einem Milk-Shake? Wer ließ den stehen, holte unserem Star mal rasch die Prothese heraus und hat sich somit, wo immer der Schwarm aller Frauen Theater spielen wird, Freikarten gesichert?« Wicke nahm einen großen Schluck Bier. »Nehm' ich wenigstens an. Zu seinen Gunsten...«

Britte trank den Kaffee aus und stand auf. »Ja dann – bis später.«

Sie sahen ihr nach, wie sie zur Tür ging.

»Was hat sie denn?« fragte Wicke. »Was hat sie überhaupt in letzter Zeit?«

»Stell mir 'ne leichtere Fraje«, brummte Fritz Wullemann. »Aber so oder so, ick jedenfalls mag sie...«

»Hier spricht Eva Maria Kanitz. Soweit mir bekannt ist, hat mein Mann einen Termin mit Herrn Dr. Wilms. Ich muß aber meinen Mann dringend sprechen und hätte daher gerne gewußt, ob er bereits bei Ihnen eingetroffen ist?«

Eva Maria Kanitz lehnte sich an die Metallwand der Telefonzelle im Restaurant und ließ das Kabel durch ihre Finger gleiten. Jetzt werden wir's sehen. Natürlich wird er versuchen, mich abzuwimmeln, doch was nützt ihm das?

»Ach ja, Frau Kanitz.« Die gepflegte, beherrschte Frauenstimme im Hörer zeigte keinerlei Überraschung. Wilms' Bürotante? Na, die sind ja alle gleich... »Wir erwarten Ihren Gemahl jeden Augenblick, Frau Direktor. Herr Wilms hat ihm den Wagen an den Flughafen geschickt. Aber leider – jetzt, Moment mal. Ich glaube, da kommt er.«

Na, um so besser.

Stimmen hörte man. Nun drang ein Lachen aus dem Hörer; das war wohl Wilms' Begrüßungslachen. Und dazwischen nun ein: »Wie bitte?« Der Baß von Heinz.

Sie sah die Szene vor sich: sein irritiertes Gesicht; der Mund, der nun noch schmäler wurde. Wunderbar, daß ich ihn erwischt habe, dachte sie. Vor Wilms kann er sich schließlich nicht die Blöße geben, mich einfach abzuwimmeln. Hätte die Besprechung bereits begonnen, wäre es etwas anderes.

Und da war er schon: »Kanitz.«

»Hör zu, Heinz! Mach jetzt nicht den Fehler, einfach aufzuhängen, ehe ich ausgesprochen habe.«

»Wie? – Hm.«

»Du wirst mir jetzt auch keine Antworten geben können; ich meine, in dieser Situation.«

»Das kann man wohl sagen.«

»Nun ja. Trotzdem. Ich werde dich so schnell nicht wieder anrufen. Also hör zu, denn das nächste Mal wird sich mein

Anwalt bei dir melden. Deinen Standpunkt habe ich ja vernommen.«

»Aha? – Ja.«

»Punkt Nummer eins, mein Lieber: Der Mann, den du im
Flughafen angegriffen hast, kam ins Krankenhaus.«

»Da gehört er hin.«

»Ach ja?« Doch seine Antwort machte ihr nun zu schaffen.
Dabei mußte sie klar denken, klar wie noch nie in ihrem Leben. Eva Maria beobachtete drei Kinder, die draußen vor der
Zelle herumrannten. Lieber Gott, dachte sie, warum das alles?
Was war überhaupt geschehen? Und Straub – ein Idiot, der
bei der ersten Gelegenheit auch noch seine Zähne verliert,
seine falschen Zähne. Wer hätte gedacht, daß der falsche Zähne... Und ich? Ich... Nimm dich zusammen, Herrgott!

»Heinz«, sagte sie, »du hast Glück, daß du nicht ins Gefängnis kommst und dazu gleich noch dort drüben in deiner
Deutschen Bank verhaftet wirst.«

»Ich?!«

»Ja, du! Der Mann wäre nämlich um ein Haar erstickt. Er war
schon ganz blau im Gesicht. Er konnte erst im letzten Moment gerettet werden. Du kannst dir wohl vorstellen, daß du
schon bald auch von ihm eine Klage an den Hals kriegst.«

»Dem seh' ich mit Gelassenheit entgegen. – Aber was heißt
›auch‹?« Er blieb eiskalt. Ein Stück Stein war er. Nein: ein
Monster!

»Damit wären wir bei Punkt zwei, Heinz«, sagte Eva Maria.
»Ich will gar nicht verhehlen, daß ich mit Peter Straub ein
kurzes und äußerst oberflächliches Verhältnis hatte...«

»Eines von vielen.«

»Du übertreibst. Und wirst außerdem nichts, aber auch gar
nichts beweisen können... Bei dir wiederum, lieber Heinz,
liegen die Dinge ein wenig anders: Ich habe deine Seiten-
sprünge und Ehebrüche hübsch sauber registriert. Und dies
seit Jahren. Dabei rede ich nicht etwa von den Pipi-Mädchen
in deinen Vorzimmern, auch nicht zum Beispiel von den New

Yorker Nutten, mit denen dich dein Freund Heller versorgt, obwohl auch sie in meiner Sammlung sind – nein, ich hab' ja noch ganz andere Kaliber...«

Sie hörte seinen Atem, was heißt Atem, sein Schnaufen. Das hatte ihm die Sprache verschlagen. Und was für ihn das schlimmste sein mußte: Er war wehrlos dort in diesem feinen Bankbüro. Nichts konnte er tun. Konnte nicht protestieren, nicht reden – und vor allem nicht brüllen.

»Ach ja?« kam es jetzt zögernd. »Und darf ich fragen, woher diese – äh – Kenntnisse stammen?«

»Von Leuten«, antwortete sie honigsüß, »die darauf spezialisiert sind, solche ›Kenntnisse‹ zu sammeln. Das kostet zwar ein wenig, aber wie man sieht: Es lohnt sich. Es handelt sich um gut angelegtes Geld – findest du nicht auch? Mein Anwalt wird dir die Sammlung bald vorführen können. Es ist ja eine richtige Kartei daraus geworden. Auch die Presse hätte ihre Freude daran. Da bin ich mir absolut sicher, darauf geh' ich jede Wette ein.«

Die Pause wurde sehr lang.

»Das sollten wir vielleicht besser nochmals bereden«, meinte er schließlich, »Liebes...«

»Beredet wird es ja auch«, erklärte sie hart.

»Wir zwei, Eva Maria. Unter uns.«

Und nun hörte sie ein Seufzen – oder war's auch bei ihm der Lufthunger? Litt auch er nur an Sauerstoffmangel, wurde er schon blau wie Peter?

»Ich meine... ich glaube – wie soll ich sagen? Man sollte solche Sachen... nicht dra... nicht dramatisieren.«

Es war für Eva Maria eine überwältigende Genugtuung: Ein Heinz Kanitz, der stotterte! Nie, seit sie ihn kannte – und das waren immerhin sechzehn Jahre –, hatte sie so etwas erlebt.

»Deshalb mein Vorschlag«, kam es jetzt mühsam: »Wir treffen uns noch heute.«

»Und wo?«

»Zu Hause, Liebes. Wo sonst? Zu Hause natürlich. Wir nehmen uns eine gute Flasche Wein dazu. Du kennst doch mein Leib- und Lebensmotto: Nichts übereilen! Und wieso eigentlich auch? Wenn man es genau bedenkt: War doch alles nichts als eine Bagatelle...«

Der Rächer und Attentäter Karl Roser befand sich in voller Aktion. Die Hauptversorgungsstränge des Frankfurter Flughafens verliefen in einem Gang im Innern der Tragmauern, und der war von einer Stahltür geschützt. Das hatten sie sich clever überlegt. Aber bei den Leitungen gab es Verbindungsstellen, und dort, wo sich die Abzweigungen trafen, konnte man ansetzen. Vorn beim Ibero-Büro zum Beispiel. Er erinnerte sich genau, denn er selbst hatte damals den Schaltkasten montiert und die Hart-PVC-Platten, die den Kasten deckten, wieder angeschraubt. Und auf der anderen Seite, bei den United Airlines, war sogar eine Art Schaltzentrale, wo man Anschlüsse für die Überwachungskameras im C-Bereich gebündelt hatte.
Was also zuerst? Karl Roser hatte sich längst entschieden: Die Stromsperrung für die Klinik gehörte zu seiner »Operationsphase zwei«. Er würde mit einem Paukenschlag beginnen. Mit den Kameras...
Er setzte den Werkzeugkasten auf die Leiterplattform, öffnete, suchte sich die passenden Schlüssel heraus und begann die Schrauben zu lösen. Er war jetzt vollkommen ruhig, selbst sein Herz schlug wie immer. Zehn Minuten zuvor, als er den Flughafen betrat, war alles anders gewesen. Da hatte er Mühe gehabt, seine Hände zu kontrollieren. Doch jetzt? Irgendwie war es, als habe er eine letzte, endgültige Grenze überschritten. Ein Zurück gab es nicht mehr. Und genau dieser Gedanke war es, der ihm seine Konzentrationsfähigkeit und den inneren Frieden zurückgab.
Es war wie immer: Er tat, was zu tun war...
Mit einer Zange hob er die Platte ab und deponierte sie neben

sich. Da lagen sie, die ersten Kabel. Lagen da wie Nervenbahnen. Ihr Anblick gab ihm einen neuen Impuls der Entschlossenheit und Tatkraft.

Er drehte sich ein wenig und sah Köpfe, so viele Köpfe... dort drüben aus dem Gewühl lösten sich zwei Uniformen. Kampfanzüge waren das. Bundesgrenzschutz. Mit Maschinenpistolen.

Jetzt wurde es interessant...

Ganz ruhig schraubte Karl Roser weiter. Was würden sie schon sehen? Einen Elektriker, der wie alle auf dem Airport beschäftigten Handwerker den Arbeitsanzug der Hausangestellten trug. Und an seiner Brusttasche baumelte, hübsch in Plastik gepreßt, der ID-Ausweis der Airportgesellschaft. Die Fälschung des Sicherheitsvermerks auf dem Ausweis hatte sich als verhältnismäßig einfach erwiesen; da brauchte nur ein Datum geändert zu werden. Kitzliger war es, eine falsche Bescheinigung des Sonderauftrags herzustellen. Karl Roser schaffte es durch eine Kopie des Auftrags, bei dem sein Sohn Werner den schweren Unfall erlitten hatte. Wieviel Mühe, wie viele Anrufe und welche Bettelei – »Schließlich sind wir alte Kollegen; gebt doch wenigstens dem Jungen eine Chance!« – hatte es gekostet, damals den Auftrag für seinen Sohn im zentralen Planungsbüro herauszuschinden!

Die Typen vom Bundesgrenzschutz kamen näher. Sie legten die Köpfe schief und blickten hoch. Auch das noch! Na, jetzt wollen wir mal sehen...

»Hören Sie, Meister«, sagte der größere mit dem Winkel auf dem Oberarm, »können wir uns Ihren Auftrag angucken? Sie wissen ja, wie's ist.«

Und ob er wußte, wie's ist!

Er brachte sogar ein Grinsen zustande, griff in die Hosentasche und kam die Leiter ein paar Stufen herab.

»Hier, bitte...«

Und nun spürte er, wie seine Handflächen feucht wurden.

Der Streifenführer warf einen kurzen Blick darauf. »Okay«, nickte er. »Na dann – und fallen Sie uns nicht runter da oben. Oder können Sie fliegen?«

Der andere lachte. Hielten das noch für einen Witz, die Herren. Werden sich wundern, wozu so eine Leiter gut sein kann. Bis die nächste Streife kam, war er hier weg – falls ihm nicht noch der Flughafenschutzdienst dazwischenpfuschte.

Flughafenschutzdienst, Bundesgrenzschutz, Polizei, Zoll – zweitausend bewaffnete Affen sorgten hier für die »Sicherheit«. Selbst Panzer hatten sie da draußen stehen. Und er montierte gerade seelenruhig einen kleinen Zünder in ihre Kameraschaltung. Und brauchte noch nicht einmal das Amonal, den Plastiksprengstoff.

Der würde später kommen. Dann, wenn's richtig rundging. Dann würden hier die Fetzen fliegen!

Aber für die paar Drähtchen hier reichte ein Zünder...

»Lassen Sie mal sehen...« Chefarzt Dr. Fritz Hansen drückte vorsichtig tastend drei Finger in das Fleisch des großen, grauhaarigen Mannes, der vor ihm auf dem Tisch lag. »Tut das auch weh?«

Friedhelm Brunner, Bereichsleiter des Frankfurter Flughafenschutzdienstes, gab ein undeutliches Brummen von sich und schloß die Augen.

»Und wenn Sie sich jetzt wieder ein wenig auf die Seite drehen, so... Hier? Das?«

Brunner stöhnte leise.

»Nun ja«, sagte Hansen, »ein ganz hübsches Hämatom haben Sie hier. Aber nicht weiter schlimm. Es ist halt eine Rippenprellung. Aber an den Nieren ist nichts; das würde nach hinten ausstrahlen.«

Brunner zuckte mit den Achseln.

»Setzen Sie sich auf, ich will mir nochmals den Rücken ansehen...« Hansen tastete weiter und begegnete dabei Lukrezia

Bonellis Blick. Er lächelte ihr zu. Als Brunner hereinkam, hatte sie sich als erste um ihn gekümmert, und so arbeiteten sie nun zusammen.

Lukrezia? – »Luzi« sagte Oberpfleger Wullemann zu ihr, und Hansen erinnerte sich jetzt, wie schön er den Namen »Lukrezia« einst gefunden und wie andächtig er ihn manchmal vor sich hin gedacht hatte. Dabei, Wullemann hatte schon recht: Luzi paßte besser zu ihr. Luzi, die Nette und Rücksichtsvolle, die es umsichtig immer so einrichtete, daß sie nicht gemeinsam den Dienst versehen mußten.

»Alles in Ordnung!« Hansen tätschelte liebevoll Brunners muskulösen und behaarten Rücken: »Jetzt noch der Finger... Oh je, ganz schön geschwollen. Das müßten wir schienen. Scheint zwar kein Bruch drin, wir werden das noch nachchecken müssen, aber so eine Stauchung stört die Gewebeversorgung, und das kann dann zu Komplikationen führen. Soll ich Sie dienstfrei schreiben?«

»Na, Sie sind gut«, knurrte Brunner. »Wer macht dann meinen Job?«

»Sie scheinen genau so ein Idiot zu sein wie ich.«

»Mit Sicherheit der größere, Herr Doktor.«

»Und wo haben Sie sich das alles eingesammelt?«

»Wo?!« Der giftige Blick, den Brunner zur Tür warf, galt dem ganzen Airport. »Sind Sie Fußballfan, Doktor?«

Hansen schüttelte den Kopf.

»Ich aber. Und das werde ich mir in Zukunft wohl abschminken. Wissen Sie, was mir heute wieder mal aufgegangen ist? Daß die Menschheit aus drei Gruppen besteht: erstens den Totalidioten, zweitens denen, die sie zu Idioten machen und davon profitieren, und drittens den paar Volltrotteln, die dann den ganzen Scheiß der anderen aufwischen dürfen.«

»Schön gesagt, Herr Brunner...« Hansen grinste. »Ich bin auch ständig am Wischen. Aber lassen wir die Philosophie... was ist passiert?«

»HSV gegen Frankfurt – das ist passiert! Ein Freundschaftsspiel. »Freundschaft« groß geschrieben. Die haben sich schon im Stadion gekloppt. Dann brach so ein Haufen heulender Derwische in die Abflughalle Inland ein. Und was machten sie? Schmissen mit Bierdosen um sich und schnappten sich gleich mal ein Mädchen, wollten der an den Rock, zogen ihr die Bluse aus. War dazu noch eine Stewardeß, eine kleine Siamesin von der Thai-Airways... Wir haben sie wieder rausgeholt. Und die schlimmsten Brüder sitzen im Knast. Aber bis es soweit war – na!« Er grinste schief. »Sie sehen es ja.«

»Ich sehe und wiederhole: Ich kann Sie dienstfrei schreiben, Herr Brunner. Und das mit bestem Gewissen.«

Statt zu antworten, griff Brunner nach seiner Jacke. Gerade, als er sie vom Stuhl ziehen wollte, meldete sich das Funkgerät, das noch unter seinem Hemd verborgen lag. Es war ein kräftiges Summen.

»Da sehen Sie's ja!« Er zog den Mund schief und nahm den Apparat: »Brunner! – Ja. Wo? – Okay. Verstanden. Ich komme...«

Er hob leicht die Hand und lächelte bekümmert: »Tschüs, Doktor. Ich muß... Und auch noch aufs Vorfeld. Da draußen, das sage ich ihnen, braut sich vielleicht ein Wetter zusammen! Haben Sie's noch nicht gesehen?«

»Ich? – Ich hab' doch noch nicht mal Zeit, durchs Fenster zu gucken, Herr Brunner.«

»Na, dann wischen Sie mal weiter!« sagte Brunner. »Und vielen Dank auch...«

Die Tür schloß sich. Zu spät fiel Hansen ein, daß er noch etwas mit Brunner besprechen wollte. Was war das gleich gewesen? Ach ja, diese üble Geschichte mit den Moniereisen. Unfall in Halle fünf. Der Junge, das Opfer, lag noch immer in der Krise. Hansen hatte sich schon dreimal erkundigt. Aber immerhin, es ging aufwärts mit ihm... Blieb die Drohung, die sein Vater ausgestoßen hatte: »Ich werde den ganzen Laden hier hochgehen lassen...«

Nun, trotz des Kinnhakens, den er sich bei dieser Geschichte auch noch einfangen mußte: Die Ankündigung war ja wohl nicht ernst zu nehmen. Was brauchte er Brunner damit zu belästigen? Der hatte genug um die Ohren.

Hansen ging nun doch zum Fenster und blickte hinaus in das Unwetter.

Die Männer, die arbeiteten, hielten ihre Mützen fest. Ihre Hosenbeine flatterten. Staubfahnen trieben über den Beton und wirbelten Papierfetzen vor sich her.

Der Orkan kam von Nordosten. Im Lagezentrum des Meteorologischen Dienstes hatte man das Vorrücken des Tiefdruckgebiets schon lange beobachtet: fast konzentrische Ringe, die sich von der Ostsee über Berlin und Leipzig in Richtung Frankreich bewegten, und zwar in einem beachtlichen Tempo. Vom Wetteramt Halle waren Sturmgeschwindigkeiten von 120 bis 130 Kilometer gemeldet worden, und das bedeutete erheblichen Trouble.

Für 16 Uhr rechnete man mit dem Eintreffen der Wetterfront, also ausgerechnet dann, wenn die Flugbewegungen ihre Spitzenwerte erreichten und die Leute im Tower sich mit dem Abflug und der Landung von einigen Dutzend Maschinen abzuplagen hatten. Die Hälfte davon waren Langstreckenflüge, die traditionell Vorrangbehandlung genossen.

Falls der Orkan seine Wucht nicht verminderte und Gebirgshindernisse wie Harz, Thüringer Wald oder die Rhön ihn nicht abbremsten, stand Ärger ins Haus: Umleitungen, Verspätungen, Probleme bei Landungen und Starts. Das könnte den gleichmäßigen Puls der technologischen Monsterorganisation Airport, die sich mit ihren armähnlichen, langen Flugsteigen wie eine Betonkrake ins Land schob, durcheinanderbringen.

»Jetzt geht's los!« sagte Brunner draußen zu seinen Leuten Rabe und Scholz.

Der Himmel hatte sich zu tiefem Grau verdüstert. Gewaltige fahle Wolkenberge schoben sich über Hochspannungsleitungen und Gebäude. Die fröhlichen Farben der Luftfahrtgesellschaften an den Leitwerken, das strahlende Silber der großen Maschinen – es wirkte jäh schmutzig und stumpf. Auf den Besucherterrassen rannten letzte einsame Gestalten, nach vorn gebeugt, die Hüte festhaltend, in den Schutz des Gebäudes.

Die Staubpartikel, die von den Böen gegen Brunners Gesicht geschleudert wurden, brannten wie Nadelstiche. Und dazu noch das verdammte, schmerzhafte Tuckern in seinem geschwollenen Finger, die Stiche in seinem Brustkorb…

Asylantenabschiebung! – Mein Gott, wie er diese Aufträge haßte! Und jetzt auch noch dieses Scheißwetter.

Asylanten? Aus allen Ländern hatten sie die schon hier gehabt. Indonesier, Libanesen, Palästinenser, Südamerikaner, Inder, Yugos, Tschechen, Kubaner. In letzter Zeit sogar Russen und Ukrainer.

Heute war es also ein »Bimbo«, um den es ging. Das hatten sie durchgegeben. Ein Afrikaner aus Nigeria…

Was macht man mit einem Nigerianer, der ausrastet? dachte Brunner, während die Sohlen seiner Schuhe durch Wasserströme platschten und der Regen ihm den Nacken peitschte.

»Das ist drüben bei B 42!« rief einer von der Streife. »Gleich unter der Transithalle, in der Nähe des Bustransfers.«

Es war schon nicht mehr Regen – Hagel war das! Ein Nigerianer im Hagel… Tausende von armen Schweinen gab's, die wie Postpakete aus dem D-Mark- und Speckparadies ins Elend zurückbefördert wurden.

Aber auch einer, dachte Brunner, der uns nicht länger auf der Tasche liegen wird…

Wie man's auch nahm, ein Scheißjob blieb's. Sollten doch die Oberstempler mit ihren Bürokratenlöchern die Leute in die Flugzeuge packen! Aber die machten sich den Arsch nicht naß.

»Mehr rechts! Zum Bustransfer!« Rabe mußte brüllen, und

trotzdem konnte sich seine Stimme in dem Gewitteraufruhr kaum behaupten. Scholz, der zweite Mann der Streife, rannte voraus und verschwand im Regen.

»Der Nigerianer hat dem Polizisten einfach die Pistole abgenommen?« schrie Brunner und war schon ziemlich außer Atem. »Wie hat er das geschafft?«

»Keine Ahnung, Chef! Muß 'ne ganz schöne Flasche gewesen sein, der Kollege.«

»Na, wir werden ja sehen. Der ganze Bockmist geht uns sowieso nichts an. Wir sind Werkschutz, und das ist Polizeisache. Was heißt denn hier überhaupt Verstärkung? Wozu brauchen die uns?«

»Da fragen Sie mich zuviel, Chef!« schrie Rabe durch den Aufruhr zurück. »Geht's noch?«

»Muß ja!«

Ein Blitz, ein einziges blauweißes Feuergeäder überzog den Himmel. Nun der Donner – und schon kam ein neuer Regenschauer. Und wie!

Das war ein Regen, wie er ihn mit den Stammesbrüdern in Zaranda beim Antilopentanz getanzt hatte, bis der Himmel endlich ein Einsehen hatte und seine Wolken schickte…

Namdi hatte sich in die hinterste Ecke des blauen Lastwagens gedrückt. Hagel knallte jetzt auf die Plane. Der Nigerianer saß auf einer Kiste. Nach der Aufschrift handelte es sich um einen Werkzeugkasten. Werkzeuge für was? – Das war nicht wichtig. Nichts war wichtig. Nur das Ding in seiner Hand, die Pistole, war wichtig! Eine 9-mm-Automatik mit einem Zwölfermagazin.

Namdi kannte sich damit aus. Ehe ihn die frommen Padres nach Kano in die Ingenieurschule geschickt hatten, war er zum Militär befohlen worden. Aber dort schmissen sie ihn bald wieder raus, weil er zum Stamm der Ibos gehörte. Auch die Schule mußte er vor der Prüfung verlassen. Und dann hatte im Hafen von Lagos seine große Flucht als blinder Pas-

sagier begonnen. Neue Häfen, Gendarmen, manchmal Gefängnis. Dann Spanien, wo er mit seinem Vetter Schmuck auf den Landmärkten verkaufte. Und wieder weiter, denn die Polizei saß ihm im Nacken: Frankreich, die Schweiz. Schließlich Deutschland, von dem sie alle träumten und das dem Nigerianer Namdi für zwei lange, ruhige Jahre wie eine Burg erschien. Er hatte Anna getroffen. Sie nahm ihn auf, und sie liebte ihn, und alles schien wunderschön...
Bis sie sagte: »Sie haben deinen Antrag endgültig abgelehnt. Sie werden dich abholen, Namdi. Ich kann's auch nicht ändern...«
Letzte Woche war das, in ihrer kleinen Wohnung in Mannheim. Er hatte es nicht geglaubt, konnte es nicht glauben. Aber sie kamen. Und dort drüben wartete das Flugzeug nach Lagos. Und wartete noch immer. Die anderen saßen schon drin, und die Polizei stand noch draußen...
Sollen sie dich doch umbringen! Er hatte es gedacht, als der Regen losbrach und er den Polizisten ansprang, ihm die Pistole aus der Hand riß, in die verblüfften, nassen Gesichter der Beamten sah und losrannte.
Jetzt nahm er die Pistole, drehte sie in der Hand und blickte in das bösartige schwarze Loch im Stahl. Nein, du nicht! Die anderen sollen es. Es tut nicht weh. Es sind so viele gestorben. Warum nicht ich? Aber diese Polizisten sollen es tun...
Namdi lehnte sich zurück und schloß die Augen. Er lauschte. Alle suchen sie dich. Wenn Anna nur hier wäre... Aber sie hatte ja keine Zeit gehabt. Und warum auch? Sollte sie mit ansehen, wie er, einem Stück Schlachtvieh gleich, ins Flugzeug geführt würde? Sie hätte geweint. Oder die Männer in den Uniformen beschimpft, so wie es seine Mutter getan hatte, als sie den Vater holten. Sicher hätte sie das. Und dann wäre Anna womöglich auch noch in einen Polizeiwagen gekommen, wie er zuvor... Anna! Liebe, liebe Anna...
Er spürte, wie das Zittern zurückkam, ein Zittern tief in ihm.

Es erfaßte seinen Körper, die Hände und kroch den Rücken hoch bis in den Kiefer. Namdi biß die Zähne zusammen. Das nicht!

Seine Hände, diese bebenden, zitternden Hände strichen über das Hemd. Klatschnaß war es. Er fröstelte. Die Brieftasche? – Hier! Er klappte sie auf, aber es war viel zu dunkel, um Annas Gesicht auf der Fotografie zu erkennen. Es war eine schöne Fotografie. Ein Straßenfotograf hatte sie von ihnen geschossen, als sie das Heidelberger Schloß besuchten. Und Anna lachte so hinreißend.

Er hätte dieses wunderschöne Lachen jetzt gern gesehen. Es hätte ihm neue Kraft gegeben.

Durch den Regen drang jetzt das hohe Singen eines anlaufenden Düsentriebwerks. Nun fiel das zweite ein, das dritte, das vierte...

Vielleicht war es die Maschine nach Lagos? Wegen eines Namdi Sokoto würde sie nicht warten. Deutsche Maschinen starteten pünktlich, wie deutsche Züge. Vielleicht...

Namdi fuhr hoch. Da war jemand am Wagen, unter dessen Plane er saß. Ja, ganz deutlich. Und nun hörte er auch eine Stimme, vernahm Schritte.

Namdi Sokoto setzte sich steil auf. Und als habe ihn eine Geisterhand berührt, waren auch das Zittern und seine Angst verschwunden. Ja, ganz ruhig war er nun.

Kommt, dachte er, kommt nur – und hob die Pistole.

Und sie kamen.

Die Plane wurde zurückgeschlagen. Was Namdi als erstes sah, war ein junges, nasses und entgeistertes Gesicht unter einer Schirmmütze.

Das Gesicht verschwand wieder, doch nun traf ihn der harte, gleißende Strahl eines Handscheinwerfers. Traf ihn so schmerzend, daß er die Lider schließen mußte.

»Kommen Sie da heraus!« Dies war keine junge Stimme, sondern die Stimme eines älteren Mannes, der genau wußte, was er sagte. »Verstehen Sie deutsch, Herr Sokoto?«

Die Pistole in Namdis Hand zuckte. Doch der Lauf behielt seine Richtung. »Ja«, sagte er, »ich schon. Ein bißchen. Genug.«

»Na schön«, sagte die Stimme. »Das heißt, schön ist eigentlich gar nichts. Und was hier läuft, Herr Sokoto – Sie können es mir glauben! – finde ich genauso beschissen wie Sie. Aber wir beide werden nichts daran ändern. Deshalb, bitte, seien Sie vernünftig…«

Namdi fühlte, wie der Zorn in ihm hochkroch. Sie redeten ja immer so. Sagten immer das gleiche. Daß sie nichts »dafür« könnten. Sie hatten den Mund voll mit dem Gras der Lügen, damit man nicht erkannte, was für Raubtiere sie waren.

»Also?« sagte die Stimme.

Das Licht, das fast seine Lider durchdrang und seine Augen in einen roten Nebel hüllte, wurde schwächer. Namdi sah auf. Die Plane war zurückgeschlagen, und er sah einen breitschultrigen, grauhaarigen Mann. Beide Arme hatte er auf die Wagenplatte gestemmt und war unbewaffnet – zumindest hielt er seine Waffe nicht in der Hand, sondern nur den Scheinwerfer, dessen Lichtfokus er in die Mitte des Wagens leitete.

»Also?«

»Also was?«

»Das fragen Sie? Sehen Sie, Herr Sokoto, das Ding da in Ihrer Hand, diese Kanone, gehört schließlich nicht Ihnen. Sie haben sie einem meiner Kollegen abgenommen. Deshalb, seien Sie so freundlich und legen Sie sie genau dorthin, wo ich gerade hinleuchte. Sie können sie auch werfen. Bitte.«

Namdi rührte sich nicht. Er versuchte ruhig zu atmen, seine Gedanken zu sammeln. »Und Sie?« sagte er dann. »Sie keine Angst haben?«

»Ach, Herr Sokoto, was nützt Ihnen da schon eine Antwort? Was ändert es, wenn ich Ihnen erkläre, daß ich vielleicht genausoviel Angst habe wie Sie? Aber sehen Sie… ich habe auch Angst um Sie. Hier stehen nämlich im Kreis lauter

Männer, die zwar keine Pistolen, dafür aber Maschinenwaffen haben. Und wenn wir beide oder einer von uns, Sie oder ich, jetzt nur den kleinsten Fehler machen, dann geht's los. Dann schießen die. Die schießen nicht nur den Wagen, die schießen auch Sie zusammen wie ein Sieb.«

Namdi Sokoto nickte wie jemand, der ganz genau die Antwort erhalten hat, die er erwartete.

»Dann sollen sie es tun«, sagte er.

»Nein, das sollen sie nicht. Es liegt an Ihnen.«

»Es sind Feiglinge«, sagte Namdi. »Feiglinge und Lügner... Sie sich Mühe gemacht, mein Herr... Ich danke Ihnen... Recht herzlichen Dank.«

Und dann ging alles sehr schnell. Zu schnell, als daß Brunner reagieren konnte. Namdi Sokoto spreizte die Beine, hob das linke Knie an, drückte den Lauf der Waffe gegen seinen Oberschenkel, schloß die Augen und zog den Abzug durch.

Die Wucht des Geschosses riß ihn von seiner Kiste. Die Pistole flog klirrend auf den Wagenboden und schlitterte Brunner entgegen. Namdi Sokoto aber lag und hielt stöhnend die Wunde umklammert, während im Licht der Lampe die Blutlache größer und größer wurde.

»Verdammter, elender Mist!« fluchte Brunner und schwang sich in den Wagen. »Eine schöne Bescherung, Herr Sokoto! Tut's sehr weh?«

Welch dämliche Frage, dachte er im selben Augenblick.

Er drehte sich um und brüllte: »Staubinde! Hat einer von euch 'ne Staubinde dabei?!«

Die Infusion lief von der Minute an, als der junge Arzt Fred Wicke mit dem Notarztwagen am Flugsteig B 42 eingetroffen war.

Und verdammt notwendig war's auch: Der arme Hund hier hatte literweise Blut verloren.

Dr. Hansen entfernte die Kompressen, die Wicke angelegt hatte: Da haben wir's also. Der Nigerianer muß die Pistole direkt aufs Fleisch gesetzt haben. Das ganze Wundgebiet ist verschmaucht.

»Schußwunde auf der Innenseite des Oberschenkels, etwa zehn Zentimeter oberhalb des Kniegelenks«, sagte er, als diktiere er ein Protokoll. »Transversaler Kanal. Ausschuß – ja, hier. Nicht mal so wild!« Hansen hatte viel größere Ausschußwunden erlebt, faustgroße sogar, häßliche Krater. Zum Beispiel bei diesem Polizisten, den die Hannovergangster angeschossen hatten...

Eine 9-mm-Dienstpistole, hatte Brunner ihm erklärt. Ein Geschoß aus dieser Waffe entwickelt eine gewaltige kinetische Energie. Ob es bei dem Mann hier den Knochen miterwischt hatte, werden wir auf der Aufnahme sehen...

»Gib mir mal die Knopfsonde, Britte. – Gut. Und jetzt die Pinzette.«

Er begann mit der Untersuchung und spürte die leichte, unwillkürliche Muskelspannung des Verletzten, als er die Pinzette in die Ausschußöffnung einführte, weil sich dort irgend etwas Helles zeigte. Ein Knochen? Ein Splitter vielleicht...

Er richtete sich auf und betrachtete den dunklen, langgestreckten, im Licht schimmernden Körper des Patienten auf dem OP-Tisch. Trotz der Beatmungsmaske konnte er sehen, daß der rechte Mundwinkel leicht nach oben gezogen war und dem Gesicht des Afrikaners den Ausdruck eines leichten, fast ironischen Lächelns verlieh. Es war ein gutgeschnittenes Gesicht, bei Gott. Es hatte Hansen von Anfang an beeindruckt, dieses lange, fast edle Gesicht, auf dem eine steinerne Ruhe lag, obwohl der Mann doch nicht nur die Angst des gehetzten Wildes, sondern auch üble Schmerzen empfinden mußte.

Er berührte leicht den Rippenbogen: »Hören Sie mich?«

»Kann er doch nicht«, meldete sich Dr. Maier-Blobel, die Anästhesistin. »Ich habe ihm genügend gegeben.«

»Ist ja gut, Berta. Was macht der Druck?«

»Fast wieder normal.«

»Ich glaube, wir sollten ihn ein wenig senken. Es muß bei ihm die Femoralis erwischt haben, die Hauptarterie, die das Bein versorgt. Ich werde sie jetzt schließen. Und dann muß er ab in die Klinik. Dort sollen sie ihn weiterversorgen. Sind die Röntgenbilder gemacht?«

»Ja.«

»Das wichtigste ist, daß es schnell geht. Wenn er dort ist, müssen sie ihm als erstes die Femoralis flicken und die Durchblutung wieder freigeben. Mehr als eineinhalb Stunden sind da nicht drin. Also, los! Britte, das Skalpell...«

Hansen schnitt das von den Hitzegasen der Waffe blau und schwärzlich verbrannte Gewebe heraus und ging tiefer, bis er, bläulich schimmernd und blaß, den von der Kugel durchschlagenen Gefäßstumpf erkennen konnte. Er blutete noch immer. Auch die Druckmanschette hatte nur eine annähernde Abdrosselung der Blutversorgung bewirken können. Die kleinen diffusen Blutungen hier konnte er leicht mit dem Druck des Stieltupfers stillen.

»Die Overhold-Klemme.« Er lächelte Britte zu, die bereits das Instrument in der Hand hatte. Machte sich, das Mädchen, schlug sich tapfer – trotzdem, irgendwas gefiel ihm nicht. Er mußte mal mit ihr reden... Was einem alles durch den Kopf ging in solchen Sekunden!

Er faßte die zwei, drei mittleren Gefäße an ihrer Basis und unterband sie mit Catgutfäden. Schneller! Der Mann brauchte einen Gefäßchirurgen. Verdammt! Er mußte sogar noch umstechen! – Jetzt rausschälen. Endlich, da haben wir die Femoralis frei. Klemm sie an der Seite an. Vorsicht...

»Hier brauch ich die Pott-Klemme... Danke.«

»Jetzt! Catgut. Nadel. Wir machen eine fortlaufende Naht.«

Was noch? Die Zeit – Herrgott, dauerte doch länger, als er gedacht hatte. Diathermie? Nein, mit den Metallclips geht's einfacher und schneller...

»Clips!« sagte er und schloß noch zwei kleinere Gefäße, die bluten konnten. So, dachte er, raus mit ihm! Ist wie beim Stafettenlauf. Und den hier werden wir gewinnen – kein Problem. Und außerdem kommt der Mann den Kollegen im Klinikum einigermaßen gut vorbereitet auf den Tisch...
Er richtete sich auf und sah Wullemann an, der gerade den OP betrat. »Ab mit ihm, Fritze!«

Vor Hansen auf dem Schreibtisch lag ein Foto.
Er nahm es hoch und betrachtete es: Das Bild zeigte eine jüngere Frau, er schätzte sie auf etwa fünfunddreißig. Sie trug ein breites, blaues Band um den Kopf, das die vielen rotbraunen Locken zusammenband. Und sie blickte genau in die Kamera und lächelte...
Das zweite Gesicht, das über die Schulter der Frau blickte, war dunkel, fast schwarz. Es war das Gesicht, das er kannte – das Gesicht eben aus dem OP. Und im Hintergrund sah man die Silhouette des Heidelberger Schlosses.
Hansen dachte an die Szene von vorhin, an die grauen Flekken auf Sokotos Wangen, den flehenden Blick der dunklen Augen des Nigerianers, an die Worte: »Herr Doktor, in meinem Hemd... ein Foto. Bitte! Sie nehmen... Steht Telefonnummer darauf. Frau Anna Schmidt. Mannheim. Bitte anrufen...«
Hansen hatte es versprochen.
Er drehte die Fotografie um. Hier – tatsächlich, da stand es in feinen, wie gestochenen Großbuchstaben: ANNA SCHMIDT, MANNHEIM-KÄFERTAL. Dazu die Straße und die Nummer.
Er nahm den Apparat und wählte. Es dauerte lange, das Freizeichen quäkte. Schließlich, er wollte schon auflegen, vernahm er doch eine schüchterne Stimme, die Stimme eines sehr jungen Mädchens: »Bitte... Wer ist denn da?«
»Oh? Ein Freund von Namdi Sokoto.«
»Namdi? ...von Namdi?«

»Ja. – Und wie heißt du?«

»Bärbel.«

»Hör mal, Bärbel: Ist die Mami da? Kann ich sie mal sprechen?«

Er vernahm unterdrückte Geräusche, verwaschene Stimmen, und da war sie, die Mami: »Schmidt.«

»Frau Schmidt! Hier spricht die Airport-Klinik. Hansen.«

Ein tiefer Atemzug, und nun ein leises, gepreßtes: »Ja?«

»Frau Schmidt, es ist leider Gottes mit Herrn Sokoto etwas passiert.«

»Ja?!«

»Herr Sokoto... er... erlitt eine Schußverletzung. Er hat sie sich selbst beigebracht. Ich bin der behandelnde Arzt. Er hat mich gebeten, Sie anzurufen und es Ihnen mitzuteilen.«

Eine lange Pause entstand, unterbrochen von kurzen, nervösen Atemzügen. Schließlich sagte sie: »Und das Flugzeug?«

»Wie bitte?«

»Das verdammte Flugzeug?!« Sie schrie es beinahe. »Hat es ihn denn nicht mitgenommen?«

»Aber wie denn, Frau Schmidt? Ich versuche Ihnen doch gerade zu erklären...«

»Dann ist er also noch immer hier?«

»Natürlich. Er liegt in der Rotkreuz-Klinik. Ich kann Ihnen die Adresse geben...«

»Das brauchen Sie nicht. Die will ich nicht. Hören Sie mal: Rufen Sie ihn doch an! Sie wissen ja, wo Sie ihn hingeschafft haben. Sagen Sie ihm... sagen Sie, ich kann nicht mehr... Und sagen Sie dazu noch, ich will auch nicht mehr. Sonst versteht er das nicht... Der versteht ja gar nichts, überhaupt nichts...«

»Aber Frau Schmidt, Sie können doch zumindest...«

»Gar nichts kann ich, gar nichts werd' ich... Sie verstehen mich auch nicht. Niemand versteht es, was das heißt – diese ganzen Schikanen, der ganze Ärger. Er ist ein lieber Kerl, ja, aber ich steh' das nicht durch! Und überhaupt, woher soll ich denn das Geld nehmen? Ich hab' zwei Kinder. Ich kann den Kerl doch nicht auch noch die ganze Zeit durchschleppen! Ja, wie stellt ihr euch das eigentlich alles vor?!«

Ein wildes Schluchzen war das letzte, was Hansen hörte. Dann hatte sie aufgelegt.

Er griff sich eine Zigarette. Das war inzwischen einfach geworden. Er brauchte dazu nur den Deckel des kleinen Holzkästchens auf der rechten Seite des Schreibtisches zu öffnen. Das Kästchen war wunderschön geschnitzt. Kleine Frauenfiguren in weiten Schleiern tanzten darauf. Dazu sah man Lotusblumen und Palmen und sogar Elefanten. Evi hatte es ihm aus Indien mitgebracht.

ER IST EIN LIEBER KERL, ABER ICH STEH' DAS NICHT DURCH…

In dieser Situation? Wieso versuchte diese Frau nicht wenigstens zu helfen? Verdammter Egoismus! – Nein, auch sie hat ihre eigene Geschichte, und die kennst du nicht. Vergiß die Sache. Sei endlich vernünftig, und das heißt nur eines: Denk an die Dinge, die du selber zu tun hast! Oder denk wenigstens an was Angenehmes. Es gibt schließlich sogar noch was Angenehmes, das du zu tun hast…

DAS VERDAMMTE FLUGZEUG, HAT ES IHN DENN NICHT MITGENOMMEN?

Hansen stand auf und drückte die angerauchte Zigarette im Aschenbecher zu Tode. Rosen wolltest du kaufen! Und eine Dose Kaviar. Auch wenn das Zeug sauteuer ist und Evi nicht viel davon hält, weil sie die kleinen schwarzen oder roten Kügelchen ständig in der ersten Klasse servieren muß. – Du magst sie. Na also…

Und um achtzehn Uhr fünf wird sie landen. LH 449. Aus Houston.

ICH KANN DEN KERL DOCH NICHT AUCH NOCH DURCHSCHLEPPEN…

Evi ist das Thema – konzentrier dich! Da gab's doch eine

Schwierigkeit? Richtig, bei der Einsatzplanung. Ein Austausch in der Servicecrew. Und deshalb, hatte sie gesagt, könnte es möglich sein, daß es vielleicht gar nicht der Flug 449 wird, sondern womöglich der Flug 437 am nächsten Tag... »Aber das abzuchecken, Fritz, ist ganz kinderleicht.« Da brauche er nur eine dieser superklugen LH-Nummern anzurufen, die sie ihm hinterlassen hatte.

Und wo ist der verdammte Scheißzettel wieder?

Hansen zerrte die Schublade auf und wühlte. Briefe. Jede Menge Aufschriebe. Eine Packung Plastikrasierapparate. Was tun die eigentlich hier? – Und da, ja, auch noch auf die Rückseite einer Visitenkarte gekritzelt, da hast du sie...

WAS WOLLT IHR DENN EIGENTLICH NOCH ALLES VON MIR?! Die Frau hatte es richtiggehend ins Telefon geschrien. Nichts, Frau Schmidt. Aber vielleicht gibt es da jemand, der es erwartet hätte...

Hansen tippte die neue Nummer der Lufthansa.

»Dienststelle vierzehn«, meldete sich eine kühle Frauenstimme. »Wie bitte? Wer? – Ach so... Einen Augenblick, Herr Doktor.«

Fritz Hansen vernahm sanftes Computerklappern, dann wieder den einzigartig unverwechselbaren, sicher noch patentierten LH-Singsang: »Ja, die Evi Borges wurde ausgetauscht. Sie kommt morgen mit dem LH-437-Flug. Ankunftszeit...«

»Ich weiß schon«, sagte Hansen. »Zehn Uhr fünfundfünfzig.« Und legte auf.

Sein Kreuz schmerzte.

Er blieb sitzen und betrachtete seine kurzgeschnittenen Chirurgenfingernägel und die vom vielen Waschen mit den antiseptischen Lösungen rosa aufgequollene Haut, stand dann doch auf, verließ sein Zimmer – und traf drei Meter vor seiner Tür auf einen großen, leicht humpelnden Mann.

»Sagen Sie jetzt bloß nicht zu mir«, grinste Brunner vom Flughafenschutzdienst, »ich hätte Ihnen ›gerade noch gefehlt‹!«

»Doch«, erwiderte Hansen erbittert, »das sage ich.«

»Hab ich's mir doch gedacht.«

Hansen stieß erneut die Tür auf und wies auf den Besucherstuhl. »Bitte, Sie können sich setzen, aber ich bleibe stehen.
Ich weiß ja, was jetzt kommt: Wir müssen diesen Namdi Sokoto aus Afrika in Gewahrsam nehmen. Stimmt's? – Aber
nicht hier, Herr Brunner. Ich hab' unseren Freund schon wei-
terspediert. Fahren Sie mal ins Rotkreuz-Krankenhaus, wenn
Sie schon nicht anders können.«

»Ach, Doktor...« Brunner schloß die Augen. »Mir tut das arme Schwein genauso leid wie Ihnen.«

Nun setzte Hansen sich doch: »Ich habe gerade mit seiner
Freundin telefoniert. Eine Frau namens Anna Schmidt. Hier
– hier haben Sie sie.« Er schob Brunner das Foto über die
Tischplatte. »Sehen Sie sie sich an. Die hat mich gleich erst
mal angebrüllt. Und wissen Sie, wieso? Weil der Flieger ihn
nicht mitgenommen hat, nach Lagos oder wo immer er herkam.«

»Ja nun, so ist das wohl, Doktor...«

»So ist was? So sind wir, Brunner. Wir!! Soll ich Ihnen was
sagen? Bei uns Ärzten gibt's einen Spruch, den beten wir
uns ständig vor, damit wir bei der Arbeit die größten Fehler
vermeiden. Er lautet: Man kann nicht jedes Leiden mitleiden,
jeden Tod mitsterben... Ist ja auch völlig in Ordnung. Nur
könnte man noch dazusetzen, Brunner: Man kann nicht jedes Schicksal miterleben wollen. – Richtig. Auch in Ordnung. Aber ein bißchen Mitgefühl und persönliche Anteilnahme sollte man sich doch noch erhalten, finden Sie
nicht?«

Brunner sagte keinen Ton. Er saß nur da und starrte den Arzt
an. Selbst seine Augen waren grau. Hansen stellte es zum ersten Mal fest.

»Versuchen sollte man es wenigstens, Herr Brunner. Das jedenfalls ist meine Meinung. Wenn wir es nur versuchen würden, ab und zu wenigstens, sähe es hier ganz anders aus.«

Brunner schwieg weiter, und Hansen griff schon wieder nach einem dieser verdammten Glimmstengel.

»Geben Sie mir auch eine?« fragte Brunner. »Übrigens, ich komme wegen etwas anderem. Ich hätte jetzt doch ganz gerne meinen Finger geschient. Der tut nämlich ganz verdammt weh.«

»Na, dann lassen Sie mal sehen...«

»Hübsche Augen hast du... Wie sagt man: kornblumenblau? Was nehmen wir zuerst? Das linke Auge – oder das rechte? Eine deiner Kornblumen wirst du verlieren. Es ist nichts als ein kurzer Stich.«

Sie fuhr hoch. Die Stimme war wieder bei ihr: die Stimme des fremden Monsters, des Mafia-Verbindungsmannes Radonic. Manchmal flüsterte sie ihr sogar bei der Arbeit zu, dann drang sie erneut in die Träume ein. Leise, heiser, drohend.

Als am Abend das Gewitter nochmal über Frankfurt hereingebrochen war, hatte Britte Happel die Jalousien ihrer Wohnung heruntergelassen und Tabletten genommen, um schlafen zu können. Es war ihr freier Tag nach einer Woche Nachtdienst. Doch die Mistpillen halfen nichts. Sie nahm immer mehr davon, immer stärkere. Und am Tag brauchte sie all ihre Kraft und all ihren Willen, um durchzuhalten. Selbst dann zitterten die Hände manchmal bei der Arbeit. Hansen hatte es vielleicht bemerkt, die anderen nicht; die sagten nie etwas.

Britte setzte sich auf, schwang die Beine über die Bettkante und preßte die Handballen gegen die schmerzenden Schläfen.

»Nur ein Stich?!« hatte das Schwein gesagt. Sie hatte das Gefühl, als habe sie Dutzende, Hunderte von Stichen empfangen.

Mühsam stand sie auf, versuchte mit zwei, drei taumelnden Schritten ihr Gleichgewicht zurückzugewinnen, ging zum

Fenster, zog die Jalousie hoch: Regen. Nicht mehr so stark wie zuvor, doch noch immer das gleiche nasse, trostlose Grau. Die Autos fuhren mit eingeschalteten Scheinwerfern. Britte blickte auf ihre Uhr: Sieben.

Sie ging in die Küche, um sich ein Mineralwasser zu holen. Im Korridor kam sie am Spiegel vorbei und sah sich an: War sie das tatsächlich selbst? Geschwollene Augen, das Haar stumpf und strähnig, der Mund schlaff.

Sie holte die Flasche aus dem Kühlschrank und trank wie eine Verdurstende. Auf den Kacheln, neben dem Eisschrank, standen weitere Flaschen. Leere Weinflaschen. Es war immer so: Hatte sie Nachtdienst, ließ Elli in der gemeinsamen Wohnung die Puppen tanzen. Und Ewald, dieses »einzigartige, unvergleichliche Miststück von Mann«, verbrachte dann jede Nacht mit ihr, denn nicht wahr, in seiner Dachbude ist es halt so eng, und nicht mal 'nen Hifi hat er da! … Ewald begann mit Tschaikowsky und endete stets mit Soul. Einmal hatte Britte es erlebt. Und konnte nicht mehr schlafen von dem Krach, den sie machten.

Jetzt zitterte ihre Hand schon wieder. Nein, sie würde keine Tablette nehmen. Das Mineralwasser half wenigstens etwas. Zum Teufel mit Ewald. Elli mit eingeschlossen. Zum Teufel auch mit Rolf Gräfe. Und Hubert Lawinsky? Wie hatte Radonic gesagt: »Da kann er hundertmal Purser sein und durch die Welt gondeln – vor uns kann sich keiner verstecken…« Hubert hatte der Teufel schon geholt.

Ja, zum Teufel mit allen Männern…

Es läutete. Wieso? Der Uhr nach müßte es Elli sein. Vielleicht hatte sie den Schlüssel vergessen.

Sie ging zur Tür, trug nur ihren Slip und ein T-Shirt. Irgendeiner Eingebung folgend drückte sie das runde Metallblättchen am Spion zurück und sah hinaus. Was sie sah, war ein vom Regen schwarz gefärbter Trenchcoat und darüber der Teil eines männlichen Gesichtes. Und dieser Mund – das war doch… das konnte ja gar nicht sein?

Im Bad riß sie sich ihren blauen Frotteemantel vom Haken und schlüpfte hastig hinein. Hansen? Der Chef? Was suchte der hier? Wenn er es ist und sieht mich so, in dieser Verfassung...

Sie zog trotzdem die Tür auf. Es war wirklich Hansen, die Haare klatschnaß, so daß sie ganz dunkel und glatt um seinen Kopf lagen. Im Gesicht ein halb betretenes, halb munteres Lachen.

»Herr Doktor!«

»Jawohl. Persönlich. Staunste – was, Mädchen?«

Britte schnürte den Gürtel des Bademantels eng um die Taille. »Ich... ich bin gerade erst aufgestanden... Ich wollte ein bißchen schlafen. Sie wissen ja, wie das so ist an den freien Tagen. Und außerdem dieses schreckliche Gewitter.«

»Kann man sagen: Schreckliches Gewitter. Der ganze Tag war's.«

Hansen blickte an ihrer Schulter vorbei in den Korridor.

»Hübsch hast du's hier. Prima Tapete. So lustig.«

Sie nickte.

»Darf ich reinkommen?«

Sie trat zögernd zwei Schritte zurück. »Ich bin ein bißchen... na, ich bin noch gar nicht so richtig auf der Welt. Außerdem seh' ich aus wie 'ne Vogelscheuche.«

»Du? Kannst du ja gar nicht.« Hansen ging weiter, ging an ihr vorbei, streckte den Kopf ins Wohnzimmer, dann in die geöffnete Küchentür, drehte sich um und zeigte plötzlich ein betretenes, ernstes Gesicht. Das Gesicht eines Menschen, dem zu Bewußtsein kommt, daß er sich im Grunde unmöglich benimmt.

»Ich stör' dich?«

»Aber nein.«

»Komm, lassen wir die Floskeln. Natürlich störe ich, und du kannst mich auch rauswerfen. Weißt du: Ich wollte einfach mal nach dir schauen. Ich hatte die Idee, daß es vielleicht ganz gut sein könnte.«

Sie sah ihn nur an. Sie fühlte schon wieder, wie diese elenden Tränen in ihre Augen zu steigen versuchten.

»Ich hab' mir auch freigenommen. Evi ist in Houston stekkengeblieben. Da sagte ich mir: Was willst du zu Hause in deiner Wohnung? Warum fährst du nicht zum Abendessen mal nach Sachsenhausen? Da wohnt doch Britte, in der Schongauerstraße. Und dort, gleich um die Ecke, ist ja mein Lieblingsgrieche. Also schaust du bei ihr vorbei und fragst, ob sie nicht mitkommen will.«

Sie blieb noch immer stumm.

»Na, was hältst du davon?«

Er duzte sie die ganze Zeit. Das tat er normalerweise nie; nur bei der Arbeit. Warum eigentlich jetzt? Nicht aus Vorgesetztenarroganz, dazu war er nicht der Typ.

Die Tränen drängten aus ihren Augen, und sie konnte nicht mehr dagegen ankämpfen.

Sie drehte sich um und wollte in ihr Zimmer, blieb aber dann doch stehen, lehnte sich an die Wand und sagte: »Ich bin hysterisch, Doktor. Ich weiß.«

»Es gibt für alles Gründe, Britte. Das hat mit Hysterie nichts zu tun.«

»Ja... Ich bin deshalb hysterisch geworden, weil's noch jemanden gibt, der sich über mich Gedanken macht.«

»Aber Mädchen...«

»Und weil Sie das sind.«

»Sei nicht ungerecht, Britte! Nicht nur ich. Auch Fritz Wullemann hat mir gesagt, wir müssen uns um dich kümmern. Und wenn du nichts dagegen hast...«

Nun schluchzte sie, preßte die Hände gegen die Augenballen, als könne sie alles zurückdrängen, was sie quälte.

»Britte«, sagte er weich. »Ich geh' jetzt runter ins ›Athen‹. Und dort warte ich auf dich. Die haben einen prima Retsina. Und Quarktaschen. Und irgendso 'n Zeug, das man in Weinblätter einwickelt. Ich warte dort. Und du fängst jetzt nicht damit an, deine Haare zu waschen und dich sonst irgendwie aufzumachen. Du kannst ja diesen Zopf flechten, das ja. Der steht dir immer so gut. Und dann kommst du einfach so. – Abgemacht?«

Sie nickte.

»Das ist ja nicht zu fassen! Der wollte mit der Schere deine Augen...?«

Britte nickte. Doch jetzt, wo sie das ungläubige Gesicht Hansens sah, wurde auch ihr diese Szene vollkommen unwirklich. Radonic, Hubert Lawinsky... in ihrem Bewußtsein wurden sie Figuren aus einem Horrorfilm, waren keine Menschen aus Fleisch und Blut mehr.

»Ein Sadist«, stöhnte Hansen.

»Ich weiß das nicht so genau, Herr Doktor.«

»Nein? Aber er hat...«

»Er hat vielleicht nur eine Schau abgezogen, denke ich manchmal. Denn für ihn war das alles nichts als eine Art Routine.«

»Na, um Gottes willen...«

»Routine, die zu seinem Job gehört, meine ich. Er wollte wissen, wo Lawinsky steckt, weil der elftausend Dollar von dem südamerikanischen Mafiageld geklaut hatte. Da ich es diesem Radonic nicht sagte, wollte er es aus mir herausquetschen. Mit seinen Mitteln. Er war nun mal ein Professioneller, ein Mafioso oder sowas – obwohl man die sich ja immer ganz anders vorstellt. Der sah eigentlich eher aus wie ein verfetteter Musikprofessor. Aber er wußte, was er tat. Das wußte er ganz genau. Er hat mir sogar noch zum Abschied gute Ratschläge gegeben. Ich soll die Finger von Lawinsky lassen, denn den würden sie umbringen. Das haben sie dann wohl auch getan...«

»Woher weißt du das?«

»Ich habe einen seiner Kollegen getroffen, der ebenfalls Purser bei der australischen Fluglinie ›Qantas‹ ist. Der sagte es mir – das heißt, er wollte es mir zartfühlend und ganz schonend beibringen; doch schon als er die erste Bemerkung machte, wußte ich, was passiert war.«

»Und wie ist es passiert?«

»Seine Eltern haben irgendwo bei Brisbane ein Landhaus. Er hat mir oft davon erzählt. Er hat bei der ›Qantas‹ wohl Urlaub genommen. Und dann machte er den Fehler, dorthin zu fahren.«

»Sie haben ihn umgelegt?«

Britte schüttelte den Kopf. Es war das erste Mal, daß sie mit einem Menschen über diese Sache sprach. Und das Gute daran: Es machte ihr nicht einmal Schwierigkeiten. Sie erzählte, als habe sie das alles in einer Zeitung gelesen. »Ein Unfall, Herr Dr. Hansen. Er kam in einer Kurve von der Fahrbahn ab und fiel in eine Schlucht. Der Wagen explodierte. Hubert Lawinsky war sofort tot. Wirklich ein Unfall? Für mich war das nicht...«

Hansen schwieg. Sie hatten gegessen, hatten den Retsina dazu getrunken, und nun waren sie beim Metaxa. Er spürte, wie sich die Wärme des Cognacs in seinem Körper ausbreitete und seine Stirn erhitzte. Um ihn herum saßen viele Menschen, der Laden war gerammelt voll. Gäste, Gelächter, griechische Musik. Auf den Tischen brannten Kerzen. Alle schienen fröhlich und zufrieden. – Nur sie beide, Britte und er, saßen wie auf einer Insel... Herrgott, was hatte sie alles durchgemacht.

Er griff voller Anteilnahme nach ihrem Handgelenk und ließ es nicht mehr los: »Warum, zum Teufel, hast du nie einen Ton davon erzählt?«

»Wem?« fragte sie einfach.

»Rolf zum Beispiel...«

Ein Kellner kam an den Tisch: »Darf ich den Herrschaften noch einen Retsina bringen?«

Britte schüttelte den Kopf.

»Aber bringen Sie mir noch einen Metaxa«, sagte Hansen und lächelte: »Ich bin sowieso mit dem Taxi da... Also, nun sag schon: Warum nicht Rolf?«

»Warum nicht Rolf, warum nicht Rolf?« wiederholte sie ungeduldig. »Ja, wie denn? Rolf hat sich geweigert, mit mir zu sprechen. Nicht mal sehen wollte er mich. Soll ich in die Universitätsklinik rennen und ihm das in die Ohren schreien?«

Hansens Zeigefinger drückte ein Stück Weißbrot zusammen. Es knirschte und wölbte sich an den Enden auf. Der Kellner brachte den Cognac.

»Unser Freund Doktor Rolf Gräfe ist ein Idiot«, sagte er. »Oder, was schlimmer ist: ein gottverdammter Betonkopf. Er igelt sich in seine Sturheit buchstäblich ein, verletzt seine Freunde, leidet darunter und ist dann nochmals doppelt stur. Das ist Rolf.«

»Er ist einsam«, verteidigte sie ihn. »Und er kommt mit dieser Stadt nicht zurecht. Er hat sie immer gehaßt. So wie ich…«

»Wirklich?« Hansen runzelte die Stirn. »Haben Sie schon mal daran gedacht, wieder in Ihre Heimat zurückzukehren? Freudenstadt ist das, nicht wahr?«

»Freudenstadt – ja…« Sie wich der intensiven Frage in seinen Augen aus. Die ganze Zeit hat er dich jetzt geduzt, und nun, wo es für ihn anscheinend um ein sachliches Problem geht, fängt er mit dem Sie an. Und in der Klinik? Da läuft's genau umgekehrt: Erst fängt er mit dem Sie des Chefs an, um dann im OP den Kumpel zu spielen.

»Waren Sie schon mal in Freudenstadt?« fragte sie.

»Einmal. Durchgefahren.«

»Sie müßten mit dem Zug ankommen. Da fahren Sie durch den Schwarzwald und dann von oben in einen Kessel, und unten, da liegt es, so richtig niedlich. Alles Kirchen, ein Kloster, Fachwerkhäuser…« Ein Schatten ging über ihre Augen; so, als blättere sie im Geiste die Seiten eines längst vergessenen Buches durch, um darin eine besonders schöne Stelle zu finden. »So hübsch eigentlich, daß man daran ersticken kann. Die Schwarzwaldberge ringsherum sind einfach zu hoch. Und ich...«, sie zögerte. »Eigentlich wollte ich immer nach Tübingen. Tübingen, das war mein Traum. Nicht Frankfurt.«

»Studieren?«

»Ja. Aber es hat nicht gereicht. Das Abitur schon, aber nicht das Geld meiner Eltern. Wir sind vier Geschwister. Ich sollte Beamtin werden. Na, da bin ich lieber nach Frankfurt... 'ne tolle Idee war das nicht. Was suche ich eigentlich in Frankfurt?« Ihre Stimme schwankte wieder wie zu Beginn. »Was suche ich überhaupt? Ich bin doch zu nichts zu gebrauchen.«
Zum zweiten Mal griff er nach ihrem Handgelenk. »Britte! Sagen Sie das nicht noch mal! Was hielten Sie davon, es noch einmal in Angriff zu nehmen. Ich meine Tübingen – das Studium?«

Sie wollte ihm die Hand entziehen, er hielt sie fest.

»Wie alt sind Sie?«

»Vierundzwanzig.«

»Na also!«

»Kommen Sie, Doktor, was soll denn das? Sie meinen es ja gar nicht so. Sie wollen mich jetzt nur besänftigen. Eine Art Therapie, und das ist ja auch richtig. Im Grunde gehöre ich wohl schon längst zum Psychiater...«

»Jetzt ist Schluß, Britte! Hören Sie mir mal ernsthaft zu. In einer Krise stecken wir alle hin und wieder. Und auch in der berühmten Sinn-des-Lebens-Krise... Nein, lassen Sie mich ausreden, verdammt noch mal! Ich habe Sie beobachtet. Ich beobachte Sie schon seit Wochen. Und ich weiß, was Sie bringen. Das ist exzellent. Und von Ihrem Engagement will ich gar nicht erst anfangen. Sie haben's einfach in sich, und Sie könnten noch besser sein, wenn Sie mit dieser dämlichen Tablettenlutscherei wieder aufhören würden.«

»Das haben Sie gemerkt?«

»Na klar hab' ich das. Deshalb wollte ich auch heute mit Ihnen reden. Ich bin doch nicht blind, Britte. Aber das ist jetzt nicht das eigentliche Thema. Das Thema ist Ihre Zukunft...

Halten Sie durch, Britte. Das ist kein Sprücheklopfen. Wenn Sie noch eine Weile bei der Stange bleiben, dann verspreche ich Ihnen, daß ich alles dransetzen werde, um Sie an der Uni unterzubringen.«

»Und das... das meinen Sie im Ernst?«

»Natürlich meine ich das im Ernst. Dazu kennen Sie mich doch schließlich lange genug. Nehmen Sie den Kopf endlich wieder hoch! Hübsch genug ist er ja. Es gibt nicht den klitzekleinsten Grund, ihn hängenzulassen!«

»Gib noch mehr Kontrast auf den Bildschirm, Walter! – Ja, so. So ist's richtig. Siehst du da drüben, an der Seilschranke, bei Condor... Der Typ in der Jacke, der mit dem weißen Hut, das ist er.«

Schichtführer Lübbe nahm in der Zentrale des Frankfurter Flughafenschutzdienstes das Kommandomikrofon an den Mund. Dabei ließ er die Monitorbilder an der Wand nicht aus den Augen, die von den Kameras zu ihm heraufgesandt wurden. Na, diesmal wird's klappen. Todsicher wird's klappen.

»Hier Delta eins. Hörst du mich?«

»Delta vier. Ja.«

»Hör mal, du stehst doch an Punkt vierzehn?«

»Richtig.«

»So, und wenn du dich jetzt seitlich zu den Anzeigetafeln stellst, dann hast du genau die beiden Lufthansa-Schalter und den Condor-Schalter der Information vor dir.«

»Ja.«

»Siehst du diesen Itakertyp dort drüben? Den mit dem weißen Hut? Er trägt eine weiße Windjacke und Jeans. Zirka vierzig Jahre alt – das heißt, soweit ich das von hier schätzen kann. Vielleicht auch jünger.«

»Den seh' ich. – Zugriff?«

»Nein. Nur im Notfall. Du wartest, bis die Leute vom K.K. 26 bei dir eintreffen. Die sind bereits in Trab und müssen jede

Sekunde bei dir auftauchen. Aber geh noch näher ran, geh ziemlich nah an ihn ran. Den Hut schnappen wir als letztes. Seine beiden Kollegen bereiten gerade eine neue Aktion vor, und wenn das anläuft und wir schon jetzt dazwischengehen, dann merken die was. Und diesmal muß es hinhauen, hörst du, muß! – Ende.«

»Ende«, kam es zurück.

Lübbe seufzte. Zum wievielten Mal lief das heute? Zum vierten, nein, schon zum fünften Mal. Weiß der Teufel, was diesen Sommer los ist. Schon die ganzen Jahre zuvor hatten sie Klauerei bis zum Stehkragen. Aber nun? Wie die Heuschrekken, nein, wie die Ameisen überschwemmten die Ganoven den Airport. Aus allen Ecken kamen sie, angelockt von der Glitzer-D-Mark oder dem angeblich unbeschränkten Reichtum der Deutschen... Jede Menge Russen seit neuestem, Türken, Griechen, selbst Bulgaren hatten sie schon geschnappt, und dazu natürlich die Stammcrews aus Andalusien und Italien. Na, die dort drüben, das schienen zwei Italiener? Arbeiteten mit der armseligen AAA-Masche: anrempeln – abgreifen – abhauen...

Aber das, dachte Lübbe grimmig, nicht mehr lange. Sein Blick glitt an der Wand der Bildschirme entlang bis zum ersten Monitor in der obersten Reihe. Da! Bereich 12, da waren sie – nein, waren gewesen.

»Sind die beiden Italiener nicht mehr im Bild?«

»Nein. Aber Losek und Hans Herbst könnten zulangen. Die haben eine alte Dame auf dem Korn.«

»Na dann – viel Glück! Und...«

Der Satz blieb Lübbe im Hals stecken. Ungläubig, mit weit geöffneten Augen, starrte er auf die Bildschirme. Die ganze Reihe, ein ganzer Block, der gesamte C-Bereich – nichts als ein grausam widerwärtiges, schwarzweißes Schneeflimmern!

»Was ist denn das, Herrgott noch mal?!«

»Störung!« schrie Walter.

»Was heißt denn Störung? Was soll denn das?«

»Stromausfall.«

Lübbe fluchte nochmals. Das Licht brannte doch noch! Waren denn alle bescheuert? Und außerdem: Für den Fall, daß die Versorgung des Flughafens von außen ausfiel, sprang das Airporteigene Kraftwerk an. Und wenn es selbst dann noch eine Störung gab – die wichtigsten Nervenzentren der Airportorganisation hingen darüber hinaus noch an einer Notversorgung. Dazu gehörte auch das Schutzdienstzentrum. Es war an alles gedacht.

»Das«, flüsterte Lübbe, »das gibt's nicht. Das kann es einfach nicht geben. Und ausgerechnet jetzt! Wir hatten sie doch beinahe schon in der Tasche...«

Er steckte das Kommandomikrofon zornig in die Halterung und drehte sich um und sah Brunner dort durch die Tür stürmen. Einen Friedhelm Brunner, den er noch nie so verblüfft gesehen hatte wie in dieser Sekunde.

»Na ja, Chef – Feierabend, was?«

»Es muß 'ne Leitung sein.«

»Aber die werden doch regelmäßig gecheckt?«

»Trotzdem«, sagte Brunner.

»Dann ist es nicht nur eine Leitung, dann sind es ganz schön viele.«

Und so war es. Die Störungssucher des Hausdienstes fanden es eine halbe Stunde später heraus: Der Schaden wurde hinter einer Wandverkleidung südlich des Ibero-Büros entdeckt. Als sie den Deckel eines Schaltkastens abnahmen, fanden sie ihn von dunklen Hitzespuren überzogen, und innen entdeckten sie schwarzverschmorte Kabel, die zum Teil sogar zerrissen waren.

»Was ist denn das?« Der Werkmeister schüttelte ratlos den Kopf.

»Ein Kurzer. Was denn sonst?«

»Ein Kurzer bei 'ner Kamerazuführung? Das ist doch sowas wie 'ne Antenne.«

»Vielleicht haben sie irgendwo einen Verstärker?« In Elektro-

nik waren sie beide nicht besonders sattelfest. Und das ausge-
glühte Metallröhrchen der Zündhülse hatten sie sowieso
übersehen. Es war beim Abnehmen des Schaltkastendeckels
über den Kastenrand gerutscht und nach unten zwischen
Wand und Verkleidung gefallen.

Sie machten sich wieder an die Arbeit. Es dauerte keine dreißig Minuten, dann war der Schaden behoben, und oben an
der Monitorwand zeigten sich wieder die gewohnten Bilder.

»Na also! Doch nur eine Störung.«

An diesen erleichterten Stoßseufzer erinnerte sich Friedhelm
Brunner drei Stunden später. Eine Sekretärin der Flugplatz-
leitung brachte ihm ein Kuvert: »*An die Direktion der Frankfurter Airport-AG*«, stand in Computerschrift darauf. »*Dringend!!!*«

Brunner überflog die Hausmitteilung, die angeheftet war.
Das Kuvert war bereits geöffnet worden. Er zog ein zusam-
mengefaltetes DIN-A4-Blatt heraus. Es war in derselben
Computerschrift geschrieben wie die Adresse. Er begann zu
lesen:

»SEHR GEEHRTE HERREN,

WAS HEUTE MIT IHREN ÜBERWACHUNGSKAMERAS
PASSIERTE, WAR NICHTS ALS EIN KLEINER TESTLAUF.
SIE WISSEN SELBST, DASS ES BEDEUTEND LOHNENDE-
RE UND WICHTIGERE ZIELOBJEKTE AUF DEM AIR-
PORT GIBT, ALS IHRE LÄCHERLICHEN FERNSEH-
AUGEN.

SIE WERDEN BALD WIEDER VON MIR HÖREN. INZWI-
SCHEN WERDEN SIE ALLERDINGS ERLEBT HABEN,
WAS AUF DEM FRANKFURTER FLUGHAFEN ALLES GE-
SCHEHEN KANN. ICH EMPFEHLE IHNEN: ERINNERN
SIE SICH AN DEN 18. JUNI…

Ypsilon.«

Die Besprechung mit dem Chefredakteur fand im Anschluß
an die Vormittags-Nachrichtenkonferenz statt. Und schon

dort, am großen Tisch, vor der ganzen Redaktion, hatte Rüdiger seinen Knüller gelandet: eine Quittung. Groß als Dia auf die Leinwand geworfen und ausgestellt von der Finanzabteilung der SÜBA.

Eine Quittung über satte 84 000 D-Mark, also beinahe hunderttausend Mäuse! Und darauf die Empfängerunterschrift, klar und deutlich, wie gestochen: *Martin Reinbacher, Staatssekretär.*

Sogar Haupt, der Chef der Redaktionsabteilung Politik, hatte gestaunt: »Wo haben Sie denn das Ding her?«

»Großes Dienstgeheimnis, Herr Haupt«, hatte Rüdiger gesagt. »Aber damit haben wir Reinbacher am Kanthaken. Da kommt er nicht raus.«

Rüdiger schielte dabei zum Kopfende hinüber, wo Chefredakteur Hensche saß. Der machte, wie immer in solchen Momenten, den großen Mandarin und nuckelte an seiner Pfeife.

»Reinbacher wird natürlich sagen«, fuhr Rüdiger fort, »er habe die vierundachtzigtausend an die Partei abgeliefert. Aber damit kommt er nicht durch. Die werden ihn nicht decken… Und ich habe klare Beweise dafür, daß das ganze Material für den Pool- und Saunaanbau in der Honnefer Villa des Herrn Staatssekretärs von der SÜBA stammt. Wir haben nicht nur die Palettenaufschriften; Margot Hoffmann schoß auch jede Menge Fotos davon.«

»Und die wollen Sie jetzt bringen? Wie stellen Sie sich das vor?« fragte Haupt.

»Das besprechen wir anschließend«, sagte Hensche. »In meinem Büro. Rüdiger Göttner und ich. Sie haben ja jetzt genug zu tun, Herr Haupt.«

Es war so ziemlich der einzige Satz, den der Chefredakteur bei der Konferenz abgesondert hatte.

Auch jetzt, im Chefbüro, die Tasse Kaffee vor sich, die ihm Frau Kemp, seine Sekretärin, gebracht hatte, zeigte er sich nicht besonders gesprächig, sondern wiederholte nur Haupts

Frage: »Na, Rüdiger? Und wie stellen Sie sich den Ablauf vor?«

Rauchwolken. Paff-paff-paff...

Rüdiger Göttner rutschte auf dem Sessel weit nach vorne. In dem dämlichen Ding sackst du glatt ab, dachte er; dabei brauchst du jetzt Durchblick wie nie. Powern, das war die einzige Chance. Er sah die Schlagzeile vor sich:

»STAATSSEKRETÄR IN KORRUPTIONSSKANDAL VERWICKELT! – Von Rüdiger Göttner.«

Seite eins, jawohl, der Aufmacher womöglich. Seine Chance war's – der Durchbruch!

»Angriff«, sagte er. »Kein Einzelinterview, Herr Hensche. Nichts Privates. Angriff vor den anderen. Auf dem Markt gewissermaßen. Auf der Agora.«

»Agora?« Hensche lächelte amüsiert. »Jetzt kommen Sie mir auch noch mit griechischer Bildung, Rüdiger? Überfordern Sie sich da nicht?«

»Vielleicht sollte ich einiges klarstellen, was meine Wenigkeit angeht, Herr Hensche... Aber nicht heute. Sache ist jedenfalls: Martin Reinbacher fliegt morgen nach Rom. Zu den Agrarverhandlungen. Und da er in Frankfurt für einen Tag unterbricht, fällt für die liebe hessische Presse eine Pressekonferenz im Airport ab. Und zwar in der Senatorlounge. Beginn sechzehn Uhr.«

»Und da wollen Sie...?«

»Was ich will, ist folgendes: Erstens bei ihm einen Schock erzielen. Zweitens die Reaktion darauf dokumentieren. Und das geht immer am besten vor großem Publikum.«

»Dokumentieren heißt fotografieren?«

»Genau.«

»Und die Fotos schießt natürlich Ihre Freundin, die Hoffmann?«

»Vielleicht ist Margot Hoffmann meine Freundin, Herr Hensche – sicher aber ist sie die reaktionsschnellste Fotoreporterin im ganzen Stall.«

Hensche lächelte noch immer: »Und wie wollen Sie ihn erreichen, den Schock?«

»Ich hab die Quittung. Und ein paar interessante Briefchen. Und Margot hat mir das ganze Material auf 18/36 vergrößert, schön groß aufgeblasen, damit es selbst ein halb Blinder lesen kann. Ich kann es rumzeigen, ich kann es ihm unter die Nase halten.«

»Können vielleicht. Aber das werden Sie nicht tun, Rüdiger. Wissen Sie, warum? Weil das Theater ist! Schmierenkomödie. Nicht Journalismus. Und schon gar kein Stil.«

Rüdiger Göttner nagte an seiner Unterlippe. Mist! Bei sich hatte er die Szene, nein, den Szeneneffekt ein dutzendmal durchgespielt. Aber jetzt beschlichen ihn nicht nur Zweifel, vielmehr erkannte er: Der Alte hat recht.

»Ich werde mir etwas anderes einfallen lassen, Herr Hensche.«

»Schon besser. Tun Sie das.«

Hensche sah auf seine Uhr.

»Ich könnte zum Beispiel zunächst mit Fragen beginnen...«

Der Chefredakteur lehnte sich zurück und zeigte sein berühmt-berüchtigtes Lächeln: »Hören Sie zu, Rüdiger! Ich habe einen Verleger. Den Satz kennen Sie ja. Also wissen Sie auch, was er bedeutet. Wenn Sie Ihr Spiel mit Ihren Karten spielen wollen – für mich ist das in Ordnung. Aber falls es die falschen Karten sind, sind Sie dran, nicht ich.«

»Das ist mir klar.«

»Na schön. Also will ich's mir gar nicht anhören. So kommen Sie auch nicht in die Versuchung, sich auf mich zu berufen. Ist auch das klar?«

»Ja.«

Rüdiger Göttner wollte grinsen. Im allgemeinen gelang ihm das schnell und leicht. Diesmal allerdings schaffte er es nur unter Schwierigkeiten...

Zeit hatten sie noch, genug Zeit. Als Rüdigers roter verbeulter BMW in die Auffahrt glitt, fing es schon wieder an zu nieseln. So war's seit Tagen, seit diesem dämlichen Gewitter. Es regnete, hörte auf, fing wieder an. Und die Welt sah so aus, wie sie es vermutlich war: verschmiert, grau, dreckig.

»Wo willst du denn jetzt hin?« fragte Fotoreporterin Margot. »Die Parkhauseinfahrt ist dort drüben.«

»Wirst du gleich sehen, Mädchen.«

Er steuerte den BMW mit Schwung in eine Garageneinfahrt. Es war die Einfahrt zu den Personalgaragen der Flughafen-AG.

»Guckste, was?«

Margot nickte. »Die schmeißen dich auch gleich wieder raus.«

»Von wegen! Ich hab' Herberts Stellplatz. Und damit du nicht fragen mußt, sag' ich's dir gleich: Herbert ist hier Ingenieur und obendrein mein Schwager. Herbert haßt seine Karre, denn er ist dazu auch noch ein Grüner. Und welcher Grüne leidet schon, wenn er seinen Wagen in der Werkstatt hat? Dort steht er nämlich schon seit drei Monaten; 'ne verrostete Ente. Herbert fährt unterdessen mit dem Fahrrad und ist glücklich. Und ich hab' seinen Parkplatz und bin's auch. Kapiert?«

Sie nickte. Es war ihr egal. Dieser verrückte Hund von Rüdiger kam ihr sowieso ständig mit seinen einmaligen Rüdiger-Göttner-Tricks. Man gewöhnte sich auch daran... Nur, wie er die Kiste wieder durchziehen wollte, war ihr noch nicht klar.

»Also?« sagte Margot. »Jetzt das Programm.«

Er fuhr den Wagen auf den Parkplatz, schnappte sich sein Tonbandgerät, schob ihr die Kameras zu und wartete geduldig, bis sie sie alle umgehängt hatte. Dann schloß er ab.

»Kein Programm, Margotsche. Zero. Null. Man muß die Dinge auf sich zukommen lassen. Kennst mich doch. Im Improvisieren bin ich Weltmeister. Wir halten es wie immer: Wenn ich an meine Nase fasse, drückst du auf den Knopf.«

»Okay.« – Und dann marschierte sie hinter ihm her dem Ausgang entgegen. Von dieser Garage hier war's nun wirklich ganz einfach, den Meeting-Point – das Herz des Flughafengewühls – zu erreichen.

»Wo ist denn diese Senatorlounge?« fragte sie.

»Warst du noch nie dort?«

Sie schüttelte den Kopf.

»Na, dann komm!« Er winkte. Es war ein lässiges Wedeln mit der abgeknickten Hand. Mit der anderen schob er sich die blonde Haartolle zurück, die immer die Tendenz hatte, sich hochzuwölben wie ein Hahnenkamm. In solchen Augenblikken mochte sie ihn wirklich. Man konnte über Rüdiger Göttner sagen, was man wollte: Für eine Schau war er immer gut. Und das machte das Leben mit ihm so interessant...

Noch immer ging er voraus, vornübergebeugt, mit langen, raumgreifenden Schritten, die Hände in den Taschen, die Schultern eingekrümmt und nach vorn geschoben. Als habe er einen Widerstand zu beseitigen. Als marschiere er gegen den Sturm.

Und Margot rannte hinterher und hielt die Kameras fest.

»He! – Rüdiger!« keuchte sie.

Sie befanden sich jetzt auf der Abflugebene am Flugsteig A der Inlandflüge. »A 2« las Margot. Und dann, tatsächlich, in ganz vornehmer Schrift: SENATORS-LOUNGE.

»Hast du den Presseausweis?«

Ja, den brauchten sie. Vor dem Eingang hatten sich zwei Männer des Bundesgrenzschutzes postiert. Daneben stand noch ein dritter, der indessen keine Uniform trug, sondern den verfetteten Körper in einen dunkelgrauen Nadelstreifen-Zweireiher verpackt hatte. Ein Bürokrat, Mitglied der Minister-Entourage. Wahrscheinlich einer von Reinbachers Referenten. Die nahmen's hier ja ganz schön genau!

Rüdiger Göttner zog den Presseausweis aus der Brusttasche.

Cool, ganz cool – das Wort war längst sein Arbeitsleitspruch geworden. Nun allerdings spürte er, wie ihm Nervosität und Erregung die Stirn heiß werden ließen.

Endlich! dachte er...

Drei Monate lang hatte Rüdiger Göttner den Fall verfolgt. In Bonn. Und in Pforzheim, wo die Zentrale der SÜBA saß. Er hatte mit Sekretärinnen geflirtet, Werkschutzleute bestochen, Anwälte oder Lkw-Fahrer besoffen geredet. Und dies alles, um nachzuweisen, daß es bei den Baustoffaufträgen für den Autobahnausbau der neuen Trasse nach Magdeburg nicht mit rechten Dingen zuging. Und daß sich Staatssekretär Martin Reinbacher, der dynamische Bonner Überflieger, von den Bevorzugten verwöhnen ließ.

Jetzt, jetzt endlich war's soweit! Jetzt, dachte Rüdiger Göttner, jetzt weiß ich genau, wie es den Fahndern am Ende der Jagd zumute ist; dann, wenn sie die Pistole entsichern, weil das Kommando »Zugriff« gegeben wurde.

»Nun komm schon«, zischte er Margot zu, hob den Presseausweis und wollte zwischen den beiden BGS-Wachen durch.

»Einen Augenblick bitte!« Einer der Beamten nahm ihm den Ausweis ab und reichte ihn dem Mann im grauen Zweireiher. Was sollte das Gedöns? Rüdiger warf einen Blick in die Lounge. Einen großen Bahnhof bekam er nicht. Vielleicht ein halbes Dutzend Kollegen. Und dort, er sah ihn: Reinbacher war größer und jünger, als er ihn nach den Fotos eingeschätzt hatte.

»Tut mir leid, Herr Göttner.« Der Zweireihertyp gab ihm den Presseausweis zurück. Er tat es mit ganz spitzen Fingern und arrogant hochgezogenen Brauen.

»Was tut Ihnen leid?«

»Wir können und werden Sie hier nicht reinlassen.«

»Sie werden was nicht?«

»Das haben Sie bereits vernommen.«

»Sie wollen... Sie wollen die Presse bei der Ausübung ihrer...«

»Nicht die Presse, Herr Göttner. – Sie! Sie ganz persönlich. Ihretwegen stehe ich sogar hier, um die Gäste zu kontrollieren. Und was die Ausübung Ihres Berufes angeht: Wir wissen inzwischen Bescheid, wie Sie den ausüben. Der Herr Staatssekretär läßt Ihre – hm – Ihre Machenschaften bereits seit einiger Zeit verfolgen. Sie haben auf unstatthafte Weise Sekretärinnen bedrängt und sich Korrespondenzen beschafft... Aber lassen wir's. Diese Fragen werden Sie alle noch von unserem Anwalt erklärt bekommen. Hier aber, um das auch klarzustellen, besitzen wir Hausrecht. Und das heißt...«

»Das heißt was?« Rüdiger Göttner berührte mit dem rechten Zeigefingernagel seine Nase – ein Zeichen für die Fotoreporterin – und starrte dabei aus schmalen, wutglitzernden Augen den anderen an.

Margot hatte schnell geschaltet. Wie immer. Das erste Blitzlicht flammte auf.

»Ihren Namen! Ich möchte sofort Ihren Namen.«

Wieder der Blitz.

»Aha! Den wollen Sie mir noch nicht mal geben? Gut, dann werde ich ihn mir von Herrn Reinbacher holen. Und das kann ich Ihnen auch schon sagen: Die Geschichte hier wird nicht nur den Presserat beschäftigen, sondern auch die Bundesregierung. Dafür sorge ich!«

Rüdiger Göttner hob den Ellbogen, um die beiden BGS-Typen, die sich nun wie eine Mauer vor ihm aufgebaut hatten, auseinanderzuschieben: »Lassen Sie mich durch!« Er spannte den Rücken, setzte seine ganze Kraft ein und betete dabei: Hoffentlich schießt die Margot wieder... Ja! Gut. Sehr gut!

»Lassen Sie den Quatsch«, sagte einer der Männer. Blond war er und jung und trug einen winzigen Bart auf der Oberlippe. »Ich warne Sie!«

»Ja, von wegen«, keuchte Göttner und setzte den rechten Fußballen auf, um sich noch mehr Schub zu verleihen. Wer wird sich denn von einem solchen Scheißbullen abschmettern lassen? Er doch nicht!

Doch dann wurde ihm der Fuß plötzlich weggeschlagen. Er fühlte, wie er stürzte, spürte den heftigen Aufprall; den Schmerz, der wie eine sengendheiße Flamme war und vom Arm zum Herzen stach. Der Ellbogen... Himmelherrgott noch mal, schon wieder das Gelenk... Wie in Kitzbühel... Oh Gott! Oh Scheiße, tut das vielleicht weh...

Er schrie auf. Und dann jammerte er: »Mein Arm... Seid Ihr denn verrückt geworden?! Oh – au, mein Arm!«

»Sie wollten es doch so«, sagte der BGS-Mann.

Ellbogen, Speiche auch noch – die Röntgenaufnahmen, die ihm der junge Arzt der Airport-Klinik gezeigt hatte, bewiesen es: eine Doppelfraktur. Es hatte gleich beide Unterarmknochen erwischt.

Rüdiger Göttner fühlte sich zerschlagen und leergebrannt. Und es war weniger der Schmerz, auch nicht die Analgetika, die sie ihm gegeben hatten – es war Zorn.

WENN SIE DIE FALSCHE KARTE ERWISCHEN, GÖTTNER, SIND SIE DRAN...

Vielleicht war es die falsche Karte gewesen, okay, aber dran? Nein, eine Niederlage war das noch lange nicht. Er würde das Gesindel mit Anzeigen zudecken. Er würde einen Artikel schreiben – was heißt schreiben, diktieren mußte er ihn ja. Jedenfalls würde das ein Artikel werden, der sich gewaschen hatte. Margot hatte er bereits mit dem BMW in die Redaktion geschickt, um den Chef heiß zu machen. Und wenn dieses Affentheater hier in der Klinik vorbei sein würde – so ein kaputter Arm machte sich in der Redaktion ja auch nicht übel. Zumindest war er ein Beweis für seinen Einsatzwillen. Wenn dies also vorbei war, dann würde er...

Die Tür ging auf. Die Schwester kam mit der Armschiene.

»Schwester, Moment mal...«

Er verstummte schon wieder. Himmelarsch, dieses Mädchen

kennst du doch? Schwarze Haare. Und hübsch, wo man hinsah. Dunkle, tiefe Italieneraugen, dazu diese Unterlippe! Von der hast du doch schon mal geträumt. Aber wann denn? Richtig: Der Presseball vor zwei Jahren! Heute hatte sie züchtiges, frischgestärktes Weiß am Leib, aber damals, Mannomann: Korsage, Netzstrümpfe, Strapse. Und mit diesen Strapsen hat sie dich vollkommen verrückt gemacht. Ließ sich auch ohne weiteres anbaggern. Und du hattest schon vom Schnellfick des Jahrhunderts geträumt, aber anschließend im Wagen war's bereits vorbei.

»Auf dem Liegesitz?« hatte sie gelacht. »Ich doch nicht! Was ich brauche, ist ein breites Bett.«

Damit konnte er damals nicht dienen, weil schon Margot in seinem Bett gelegen hatte und auf ihn wartete.

Und jetzt? – Jetzt stand diese Schöne einfach da und lächelte und sagte: »Noch immer ziemlich stürmisch, was? Komisch, du änderst dich auch gar nicht. Aber manchmal geht's halt schief. Jetzt gib mal her!«

»Mein Lichtblick«, sagte Göttner. »Gestern, heute, morgen.«

»Ruhighalten!«

Seine Hand wurde kalt, in seinen Armarterien schossen tausende winzige Wasserflöhe hin und her, um ihn zu quälen. Er spürte, wie ihm der Schweiß auf die Stirn trat. Es tat schon höllisch weh, aber dann sah er die langen Wimpern und den dunklen Flaum auf ihrer Oberlippe und versuchte verzweifelt, sich abzulenken. Klasse ist sie, verdammt hübsch sogar. Dieser zarte, fast unsichtbare Flaum wuchs sicher auch an ihrem Nacken und in der Linie, die ihr Rückgrat bildete... Sie hatte wunderschöne, schneeweiße Schenkel gezeigt, damals...

»Au!«

»Ja – au! Jetzt sind wir schon fertig, Rüdiger. Nicht wahr, Rüdiger? Das war's doch?«

Er nickte. »Und du?«

»Lukrezia. – Komisch. Ich bilde mir immer ein, so einen Namen vergißt man nicht.«

»Den Namen vielleicht«, sagte er. »Ein Mädchen wie dich? Ausgeschlossen!«

Es half tatsächlich. Der Schmerz wollte ihn wieder anfallen, aber er brauchte ja nur in ihre Augen zu schauen, nur ein wenig zu flirten.

»Was ist passiert?« Sie deutete auf die Schiene. »Gefallen?«

»Gefallen worden. Die haben mich einfach umgebügelt. Wie ist das? Trinkst du mit mir eine Tasse Kaffee? Draußen? Ich erzähl's dir. Aber falls du ein besseres Thema hast, ist's mir auch lieber.«

Eine zögernde Falte entstand über ihrer Nase. »Na gut, aber keinen Kaffee. Macht mich noch nervöser als ich ohnehin schon bin. Und genau das kann man sich in diesem Laden hier nicht leisten.«

»Hört sich aber nicht besonders begeistert an?«

Sie gab keine Antwort. Sie sah ihn nur an.

Rüdiger Göttner stand auf, als er sie kommen sah. Und schon fing der Arm an, ihm wieder Schwierigkeiten zu machen. Er trug ihn in einer Tuchschlinge: dunkelgrau und schauerlich. Er mußte sich was Schickeres zulegen. Er winkte ihr mit der linken Hand. Lukrezia hatte sich die schwarzen Haare gekämmt, weich und schimmernd fielen sie ihr über die Schultern. Und so, in ihren Jeans und der stahlblauen, breitschultrigen Bluse fand er sie viel aufregender als mit ihrer Straps-Sexy-Schau beim Presseball.

Das sagte er ihr auch und erzielte lediglich ein desinteressiertes: »So, meinst du?«

Der Kellner kam. »Martini«, sagte sie. »Und bitte ohne Eis, mit viel Wasser.« Sie nahm Platz und deutete auf seinen Arm: »Also? Wie ist das gekommen?«

Er berichtete ihr von seiner Auseinandersetzung mit den Leuten des Staatssekretärs Reinbacher und spürte, wie bei jedem Wort sein Zorn und mit dem Zorn diese elenden kleinen Wasserflöhe zurückkamen, die heiß durch sein Fleisch kribbelten. »Du kannst es ruhig wissen«, sagte er grimmig zum Schluß, »das geht morgen sowieso raus. Dann ist der ehrenwerte Herr Staatssekretär so gut wie tot. Das ist er schon jetzt – er weiß es nur noch nicht.«

»So?« sagte sie nur und nippte an ihrem Martini.

Ihr Desinteresse ärgerte ihn. »Du kümmerst dich wohl nicht viel um Politik?«

»Wenn das Politik sein soll, daß einer achtzigtausend oder wieviel Mark verschiebt? Da laufen hier ganz andere Dinge...«

»Hier? Wieso denn hier? Auf dem Airport?«

Wieder griff sie nach ihrem Glas, und jetzt wußte er auch, was ihr Gesicht so aufregend machte: die passend abgestimmte Form der Augen und des Mundes. Mandelförmig. Zwei dunkle Mandeln die Augen; eine große, feuchtglänzende rote Mandel der Mund. Er fing ihren abschätzenden Blick ein. Sie wollte sich interessant machen. Na, um so besser.

»Also, zier dich nicht, Lukrezia. Erzähl!«

Lukrezia ließ den süß-herben Geschmack des Martinis auf ihrer Zunge zergehen. Sie überlegte. Doch nicht lange. Der Typ – nun ja, sie kannte die Sorte. Rüdigers liefen zu Hunderten herum und machten sie an. Aber immerhin, er war Reporter, und das hieß, er kannte Gott und die Welt. Nein, er war nicht uninteressant, gar nicht...

Und daß er übel aussah, konnte man auch nicht behaupten.

»Ich hab' die Sensation da im Haus. Da brauch' ich noch nicht mal vor die Tür. Bei uns in der Klinik sitzt seit zwei Stunden die Polizei.«

»Ach ja?«

Sie überhörte den ironischen Unterton. »Erinnerst du dich, daß 1985 gleich dort drüben eine Bombe explodierte?«

»19. Juni 85«, sagte er. »Halle B. Und ob ich mich erinnere! Drei Menschen mußten damals dran glauben.«

»Ja, und jetzt geht's wieder um so etwas. Ich habe vorhin mitangehört, wie Brunner, einer der Sicherheitschefs, mit Dr.

Hansen darüber gesprochen hat. Es handelte sich um einen Drohbrief. Ein kleines Attentat ist schon verübt worden. Ich hab' das nicht so genau verstanden. Aber jetzt soll die ganz große Bombe platzen.«

Göttner fuhr hoch. Und daß er dabei den Arm anschlug, war ihm auch egal. »Was sagst du da? Ist das dein Ernst?«

Da saß sie auf ihrem Kaffeehausstühlchen, süffelte ihren Martini, lächelte mit ihren Mandelaugen – und sprach von Bomben? Von Bomben und Attentaten! Nichts weniger...

Und er dachte noch immer an Hensche und an Margot, an Reinbacher, das korrupte Schwein, an die beiden Bundesgrenzschutzleute und an diesen verfetteten, jungen Typ im grauen Zweireiher: »Der Herr Staatssekretär läßt Ihre Machenschaften bereits seit einiger Zeit verfolgen.«

Und jetzt auch noch eine Bombe? Wenn Hensche das erfährt! Wenn das wahr ist... Ein glatter Aufmacher!

Was, Herrgott noch mal, was ist das eigentlich für ein Tag?!

»Was für eine Bombe?« Er hatte plötzlich Mühe zu sprechen. »Und der Drohbrief? Von wo kommt der? Hat er einen Absender? Ist ein Name genannt worden?«

»Nun, das ist so – oder vielmehr scheint es so zu sein... Kannst du mir mal Feuer geben?«

Sie hielt eine Zigarette in der Hand. Er beugte sich nach vorne, um ihr Feuer zu geben.

»Ja?« sagte er. »Also los! Nun red doch.«

»Wir hatten vor vier oder fünf Wochen einen ziemlich üblen Fall.«

Warum ließ sie sich bloß soviel Zeit, verdammt noch mal?

»Damals passierte in Halle fünf ein Unglück. Ein junger Elektriker montierte irgendwas, und dann kam so ein Elektrokarren und durchbohrte ihm mit einer Ladung Baueisen den Rücken und die Brust.«

»Schlimm?«

»Na was. Buchstäblich aufgespießt wurde der.«

»Um Gottes willen!«

»Richtig! Um Gottes willen! ...So war's auch. Aber der Junge kam durch. Sie schafften ihn ins Rotkreuz-Krankenhaus. Dann aber gab's Komplikationen. Er fing sich eine gewaltige Infektion ein, ein Nierenversagen kam dazu, er mußte an die Dialyse und so weiter... Jedenfalls sah es aus, als würde er jeden Tag abkratzen. Sein Vater machte einen Riesenaufstand; kann man ja auch verstehen. Aber das ganz Üble daran war: Er machte uns, also Chefarzt Dr. Hansen und alle anderen, die seinen Sohn operiert hatten, für die Infektion verantwortlich.«

»Und was ist bereits passiert? Was ist da schon explodiert hier?« Rüdiger Göttner versuchte, die Dinge in die Reihe zu bekommen, sich ein Bild zu machen aus dem, was Lucrezia sagte.

»Das weiß ich nicht. Ich habe bloß einen Teil des Gespräches mitbekommen. Und das auch nur deshalb, weil ich ins Archiv mußte und die Tür zur Bibliothek offenstand.«

»Wie hieß der Junge, der diese Eisen abbekam?«

»Roser. Werner Roser.«

»Ist dir bekannt, wo er liegt?«

»Ja«, nickte sie. »Rotkreuz-Krankenhaus. Wir haben ja zwei hier in Frankfurt. Es ist das RK in der Königswarter Straße.«

»Vielen Dank!« Friedhelm Brunner vom Flughafenschutzdienst nickte dem Sicherheitsbeamten zu, der ihm die Personalakte aus dem Archiv der Bauleitung gebracht hatte. Sie stammte noch aus den Unterlagen der Kontraktfirmen für den Flughafenausbau.

»Aber bitte!« Der Mann ging zur Tür. Nun waren Brunner und Chefarzt Dr. Hansen wieder allein.

»Roser, Karl«, las Brunner aus der Akte vor, »geboren, Moment... ja hier: 9. 8. 42. Ausbildung bei der Bundesluftwaffe, Jagdgeschwader vier. Und zwar als Systemtechniker. Feldwebel wurde er auch. Wenn er zweiundvierzig geboren ist, dann ist er heute über fünfzig. Also noch einer der alten Zwölf-Ender aus den Anfangszeiten. Hervorragende Beurteilung: Gutes Aufnahmevermögen. Pünktlicher und umsichtiger Arbeiter. Hoher Leistungsstandard. Was noch? Etwas introvertiert, steht hier. Und dann: Ende des Vertragsverhältnisses bei der Airport-Fertigstellung 1972. Da war's mit der Arbeit hier also vorbei. Der Flughafen war ja fertig. Das heißt, Moment mal: Die Firma Systemtechnik bekam noch ein paar Aufträge, und zwar einen im Jahr sechsundsiebzig, noch einen neunundsiebzig und einen weiteren im Jahr dreiundachtzig. Und jetzt wieder? Richtig: Firma Karl Roser System- und Meßtechnik. Schaltkasten in der Halle fünf.«

»Dort hat's seinen Jungen dann auch prompt erwischt«, sagte Hansen und stand auf. Es hielt ihn nicht länger im Sessel. Für diese Besprechung hatte er alles abgesagt. Wichtig genug war sie ja auch. Doch die Vorstellung, daß da ein Irrer herumlief, der zunächst die Überwachungskameras des Airports mit einem inzwischen entdeckten Relaiszünder außer Betrieb setzte – daß derselbe Mann unter Berufung auf dieses entsetzliche Palästinenserattentat vor sieben Jahren damit drohte, eine Bombe oder sonst etwas hochgehen zu lassen – und das, nachdem man hier in der Klinik alles drangesetzt hatte, seinen Jungen zu retten – es war einfach zu viel!

Brunners dicker Zeigefinger glitt über die Akte: »Introvertiert? Das heißt doch mehr oder weniger kommunikationsgestört? War er also schon vor zwanzig Jahren. In diesen zwanzig Jahren hat er wahrscheinlich zugelegt. Ich kenne solche Typen. Reden überhaupt nichts mehr, reden nur mit sich selbst. Das geht bei denen alles nach innen – und dann, eines Tages, macht es – peng! Die berühmte Implosion. Dreht durch!«

Er legte den Kopf schief: »Es tut mir leid, Doktor. Sie hätten es mir damals gleich sagen müssen.«

»Ach, Sie und Ihr Persönlichkeitsprofil.« Hansen wurde es

zuviel. »Und was heißt denn ›kommunikationsgestört‹? Mir hat er eine geschmiert. Soviel Kommunikationsbereitschaft brachte er immerhin noch auf.«

Brunner klappte seine Akte zu und zuckte die Schultern.

»Hören Sie, Brunner!« erregte sich Hansen weiter, »das sind doch alles nur Gedankenspielchen, die wir hier treiben. Weil ich zufällig durch Sie von dem Ausfall der Überwachungskameras erfuhr, sind wir doch überhaupt erst darauf gekommen. Wer sagt Ihnen denn, um Himmels willen, daß dieser Herr ›Ypsilon‹, der den Drohbrief unterzeichnet hat, überhaupt mit Roser identisch ist?«

»Niemand, Doktor.« Brunner ging zur Tür, drehte sich aber dann noch einmal um: »Wissen Sie, was wir Kriminalisten unter Prophylaxe verstehen? Übertreibung. – Übertreibende Hysterie oder Paranoia ... nennen Sie es, wie Sie wollen. Oder sagen Sie einfach: Man hat schon Pferde kotzen sehen. Und weil wir so sind und das ständig denken, kotzen vielleicht ein paar Pferde weniger, als sie könnten. Aber ob Herr Ypsilon und Herr Karl Roser was miteinander zu tun haben und ob es wirklich um seinen Sohn Werner Roser geht, das kann ich Ihnen vielleicht schon in einer Stunde erzählen. – Tschüs!«

Oben im Regal – die Hemden. Und alle noch so sauber auf Kante gepackt, wie mein Vater sie hingelegt hatte. Ich nehm' das blaue, der Rest kommt in den Koffer.

Werner Roser zog seine Schlafanzugjacke aus und spürte die Baumwolle des Hemdes kühl und frisch auf seiner Haut. Wie das gut tut. Er nahm Hemden, Wäsche und Socken und legte alles sorgfältig in den Koffer. Nun der Schlafanzug. Die Zeitungen läßt du hier, die Orangen auch, die verdammten Tabletten sowieso. Für den nächsten Patienten in diesem Zimmer des Rotkreuz-Krankenhauses zur Erinnerung.

Himmelarsch, und um fünf Uhr bist du draußen. Der Zwanziger auf dem Nachttisch reicht für ein Taxi. Und nach Hause? – Von wegen! Zuerst fährst du ins »Tivoli« zu Rosi und stellst dich vor: rundum erneuert. Aufrecht und mit neuem Dampf. Die wird staunen!

Er begann die Hemdknöpfe zu schließen. Zuvor strich er wie immer über die Narben. Es war zu einer Gewohnheit geworden – so, wie man manche Dinge berührt, um sich zu vergewissern, daß man auch selbst existiert. Dann setzte er sich doch noch mal aufs Bett, schob den Koffer zur Seite, nahm die Beine hoch und streckte sich aus: Drüben der Balkon. Einzelzimmer. Alles eins a… Die hatten ihn von Anfang an behandelt wie einen Luxuspatienten, und in ihren Augen, so bescheuert sind die Ärzte nun mal, war er's wohl auch. Ein interessanter Fall war er für sie. Einer auf Abruf. Und den »Abruf« wollten sie, mußten sie ja verhindern, obwohl es eine Menge gekostet und er doch gar keine Chance hatte. Im Bett hatte er gelegen wie ein weggeworfener Scheuerlappen, lag, ohne zu wissen wo und wem das Bett gehörte. Und durch die geöffnete Balkontür hatte er die Glocken die Zeit schlagen hören. Aber die hatten nicht so geklungen, wie er das von zu Hause kannte; vielmehr kamen die Töne buchstäblich herangeschwommen, merkwürdig langgezogen, verzerrt. Gedämpfte Klänge, die wie Ölschlieren im Wasser waren. Und wenn er Stimmen hörte, die Stimmen der Leute, die an seinem Bett standen, war es das gleiche: undeutlich. Alles verwaschen. Selbst die Konturen der Dinge waren es. Über die weiße Wand hatte er grünliches Wasser rinnen sehen, und der Krankenhauskalender mit seinen Bildchen und frommen Sprüchen war nichts als ein schwarzer fließender Fleck.

Aber jetzt! Heute? – Heute hatten sie ihm jede Menge Suppe und Fleisch serviert. Und sogar Salz war da drin. Phantastisch hatte es ihm geschmeckt. Und an die verdammten Dialyseschläuche dort unten im Keller mußte er auch nicht mehr.

»Mach's gut«, hatte die Assistentin gesagt und ihm die Hand

geschüttelt. »Und besuch mich mal, wenn's dir langweilig ist.«

Sie war nett, die Rosemarie. Spitze sogar. Aber besuchen – nie.

Werner Roser lächelte. Dann schwang er die Beine vom Bett, stand auf und ging hinaus auf den Balkon, um seine letzte Zigarette im Rotkreuz-Krankenhaus zu rauchen.

Als er zurückkkam, stand Stationsarzt Dr. Brügge in seinem Zimmer. Er war mager, klein, hatte semmelfarbenes Haar und eine Brille auf der Nase. Die Schwestern nannten ihn den »fliegenden Elefanten«, weil er so große Ohren hatte. Na, und man konnte ganz gut mit ihm auskommen.

»Ich hab' noch mal mit dem Chef geredet, Werner. Alles okay. Sie können abmarschieren.« Der »fliegende Elefant« sah sich um und staunte: »Schon gepackt? Jetzt haben Sie's eilig, was?«

»Und ob!«

»Ich kann Sie verstehen. War 'ne harte Zeit. Für uns übrigens auch.«

Werner Roser nickte. Er überlegte kurz, aber es war ja schließlich angebracht: »Danke, Doktor«, sagte er, »danke für alles.«

Der Stationsarzt lächelte. Dann wurde er ernst: »Da wär' noch etwas, Herr Roser. Ein paar Kontrollen sind für Sie noch fällig. Den Rest... nun, Sie können sich auch zu Hause therapieren. Dazu wär's allerdings ganz gut, wenn ich kurz mal mit einem Ihrer Angehörigen sprechen könnte. Die Diät, die Flüssigkeitsmengen, Medikamente... Also in Ihrer Situation sollte man schon ein bißchen kontrollieren, ob Sie auch brav sind und sich so verhalten, wie wir Ihnen das vorgebetet haben. Wie ist das denn? Ihr Vater war doch immer hier...«

»War«, sagte Werner.

Dr. Brügge zog fragend die Augenbrauen hoch, aber Werner Roser schwieg. Gleich nach dem Unglück und auch lange Zeit danach hatte sein Vater hier rumgesessen. Nicht nur einmal, oft zwei- oder dreimal am Tag. Richtig mitbekommen hatte er das gar nicht... doch, die Augen hatte er gefühlt. Irgendwie. Weil der Vater ihn die ganze Zeit nur anstarrte. Und oft redete er vor sich hin, ganz leise. Direkt zu ihm sagte er kaum etwas, aber wenn er glaubte, daß sein Sohn schlief, fing er an zu reden. Mit sich selbst. Wie ein Verrückter. »Ich bring' sie um...«, hatte er gesagt, »ich bring' sie alle um.« Das war damals, als Werner so getan hatte, als schliefe er; dann hatte er plötzlich die Augen geöffnet und gefragt: »Und wen? Wen, Papa?« Doch da war keine Antwort gekommen.

Sollte er das vielleicht jetzt dem Arzt sagen? Wieso? Und woher sollte er wissen, warum sich der Alte plötzlich nicht mehr sehen ließ? Dienstag vor einer Woche, ja, Dienstag war es das letzte Mal.

»Wenn ich Ihren Herrn Vater nicht mehr sehe«, meinte jetzt der Stationsarzt, »könnte ich eventuell mit Ihrer Mutter sprechen?«

Werner schüttelte den Kopf: »Die ist selber krank.«

Dr. Brügge seufzte. »Trotzdem! Irgendwie muß da was passieren. Der Chef hat es ausdrücklich verlangt. Schließlich haben wir, bei Gott, genug für Sie getan, finden Sie nicht?«

»Doch, doch, das...«

Er unterbrach sich, denn die Tür hatte sich geöffnet, und herein kam, ein leicht schiefes Grinsen auf dem Gesicht, sonst aber ungeheuer selbstsicher, ein langer, blonder Typ und sagte einfach: »Hallo!«

Dr. Brügge stand auf. Vielleicht hatte er etwas anderes zu tun; vielleicht fand er das Gespräch unergiebig, oder er wollte einfach nicht stören – jedenfalls ging er mit einem lächelnden »Wir sprechen nochmals darüber« aus dem Zimmer. Vielleicht auch, dachte Werner, vielleicht hatte Brügge den Typ hier wegen seiner Armschlinge für einen Krankenhausfreund gehalten. Stimmte aber nicht. Er hatte ihn noch nie gesehen. So musterte er ihn schweigend und abwartend.

»Sie sind Werner Roser, nicht?«

Werner nickte.

»Und ich dachte, Sie sind schwer krank. Dabei sind Sie am Packen.«

»Ich war schwer krank.«

»Na, dann kann ich ja gratulieren.«

»Was wollen Sie eigentlich?«

»Mein Name ist Göttner. Rüdiger Göttner. Rauchen Sie, Herr Roser?«

»Das hab' ich gerade. Kein Bedarf.«

»Darf ich?«

Er fischte mit der linken Hand in seiner Wildlederjacke herum, sündhaft teures Ding, Spitze. Alles, was recht ist. Auch das Seidenhemd, das er da anhatte. Und dann noch Designerjeans.

»Rüdiger Göttner?« Werner wußte damit nichts anzufangen.

»Ich komm' vom Express.«

Ein Reporter? Daß die mit solchem Kleinkram Mäuse machen, hatte er noch nicht gewußt. »Und?«

Göttner verzog das Gesicht, als habe er Schmerzen. »Bin da gefallen. Arm gebrochen. Könnten Sie mir mal helfen? Ist so 'ne Fummelei. Haben Sie vielleicht 'n Feuerzeug?«

Werner drehte das Rädchen seines Feuerzeugs und ließ die Flamme aufspringen.

»Danke.« Der Reporter nahm einen tiefen Zug, blies den Rauch durch die Nase und starrte dabei Werner unablässig durch den dünnen Schleier an. »Es handelt sich um eine sehr ernste Sache. Sehr ernst, glauben Sie mir; ich übertreibe selten. Und Sie sollten mir helfen. Und sich selber helfen. Vielleicht auch noch 'nem Haufen Leute, die womöglich bald hier ins Rotkreuz gefahren werden – falls sie nicht gleich auf dem Friedhof landen.«

»Was reden Sie denn da? Ich versteh' kein Wort.« Werner Roser setzte sich fassungslos wieder aufs Bett. Was zog denn der hier ab? Spinnt der?

»Es handelt sich um Ihren Vater, Herr Roser. Die Polizei hat bereits eine Untersuchung eingeleitet.«

»Das ist doch unmöglich, und wieso kommen Sie...«

»Jetzt hören Sie mir endlich zu! Ich sagte Ihnen ja, es ist eminent wichtig. Unter Umständen können wir beide dazu beitragen, Menschenleben zu retten. Sie und ich! Wie gesagt – die Polizei ist bereits hinter Ihrem Vater her. Er hat nämlich auf dem Flughafen ein kleineres Sprengstoffattentat verübt und dazu einen Drohbrief geschrieben, daß er jetzt das ganz große Ding starten will. Wissen Sie, wie so etwas aussieht? – Nein, da sind Sie wohl noch zu jung. Sie haben den Bombenanschlag 1985 nicht erlebt. Aber ich war draußen. Ich sage ihnen, da lagen die Fleischfetzen nur so rum.«

Werner schluckte. Für eine hoffnungsvolle Sekunde hatte er das alles noch für einen Witz gehalten, für irgendeinen Gag, den der Kerl da machen wollte, aber nun spürte er: Der meinte es ernst!

»Ja, aber... wieso?« stotterte er. »Warum...«

»Ja. Habe ich mich auch gefragt. Ich kann's mir nur so zusammenreimen, Herr Roser, daß Ihr Vater den Flugplatz, dort ist ja der Unfall passiert, und dann die Airport-Klinik... wie ich hörte, wurden Sie dort behandelt, und es ging Ihnen anschließend ziemlich schlecht...«

»Schlecht? – Saudreckig ging es mir.«

»Na eben! Daß er also Flugplatz und Airport-Klinik für Ihren Zustand verantwortlich gemacht hat.«

Werner fühlte, wie ihm das Blut aus dem Kopf in die Beine strömte. Die Narben begannen zu schmerzen. Was sagte der da? Wahnsinn war das doch alles! Der Alte...? – Und dann erinnerte er sich wieder: Das leise Gemurmel an seinem Bett. Die tiefe, abwesende, heisere Stimme seines Vaters, die immer das eine wiederholte: DIE WERDEN MICH KENNENLERNEN. ICH BRING' SIE UM. JA, DIE WERDEN ALLE NOCH DRAN GLAUBEN...

»Wie ist das, Herr Roser? Trauen Sie Ihrem Vater sowas zu?«

Werner wollte schlucken, doch woher den Speichel nehmen? Er sah hoch und sagte mühsam: »Was wollen Sie für 'ne Antwort? Was soll ich denn darauf sagen? Das ist doch alles verrückt. Attentat? Bombe?«

»Sie trauen es ihm also nicht zu?«

»Natürlich nicht.«

»Eine andere Frage: Hätte er die technischen Möglichkeiten, so etwas durchzuführen? Ich meine, zu einem Attentat gehören Zünder, Sprengstoff, vielleicht ein Sender, der die Detonation auslöst. Könnte das von ihm beschafft und eingebaut werden?«

»Was weiß ich? Könnte, würde... Logo, könnte er. Er war schließlich zwölf Jahre beim Bund. Da lernt man sowas, nicht? Und anschließend hat er auf dem Flughafen gearbeitet. Das Zeug beschaffen? Seine Kumpel hat er überall noch sitzen...«

Göttner nickte. Es war genau die Antwort, die er erwartet hatte.

»Aber er würde das doch nie tun«, fügte Werner hinzu.

»So? Meinen Sie?« Die Augen des Reporters, grüngraue Augen, wollten Werners Augen festhalten, sahen ihn suggestiv beschwörend an. »Wo ist Ihr Vater jetzt?«

»Was weiß ich?«

»Ist doch keine Antwort, Werner! Ich sage jetzt Werner zu Ihnen... zu dir! Damit kannst du mir doch nicht kommen. Ich hab's doch vorhin erklärt, und wir sind uns einig: Es geht darum, Menschen zu retten! Und vor allem auch deinen Vater. Denk dran, daß du vielleicht selbst mit in diese Scheiße hineingerätst, und das wäre nicht gerade sehr erfreulich – oder?«

»Wirklich, ich weiß es nicht. Glauben Sie mir's doch. Als ich hierher ins Rotkreuz gebracht wurde, und als es dann wirklich auf Spitz und Knopf stand, da hockte er jeden Tag im Zimmer. Dort, genau wo Sie jetzt sitzen. Auf dem gleichen Stuhl. Da konnte er gar nicht genug kriegen vom Krankenhaus. Nicht nur einmal, manchmal ist er dreimal kurz hintereinander hier aufgekreuzt.«

»Und jetzt?«

»Das ist es ja eben! Funkstille. Seit sechs Tagen. Nichts gehört, nichts gesehen. Nicht mal ein Anruf. Nur einmal von meiner Mutter. Ich hab' sie gar nicht nach ihm gefragt.«

Göttner schmiß seine Zigarette in den Aschenbecher, drückte sie noch nicht mal aus, guckte hinüber zum Fenster, drehte wieder den Kopf: »Werner, die Adresse!«

»Von mir zu Hause? Meine?«

»Welche sonst?«

Er sagte sie und mußte sie ihm auch noch aufschreiben. Na gut. Wenn er bloß endlich abzischt. Ein Attentat? Der Alte? – Ja, was denn noch?!

»Ich meld' mich wieder, Werner. Bald. Und falls es tatsächlich knallt, müssen wir noch über die Exklusivrechte reden. Ich meine damit den Artikel, den ich schreibe. Aber das alles später... Ich bin ja nachher wieder zurück. Jetzt hab' ich's eilig, verstehst du?«

Werner verstand überhaupt nichts.

Göttner aber war schon draußen.

Und keine Minute, nein, keine dreißig Sekunden waren verstrichen, seit hinter dem Reporter die Tür zugeklappt war – nicht mehr Zeit, als er brauchte, den Koffer auf dem Bett wieder zurechtzurücken und den Deckel zu öffnen – da klingelte es.

Telefon... Die Verwaltung vielleicht?

Werner hob ab.

Er hörte feines, metallisches Singen. Und dann ganz klar: »Werner?«

Er brachte keinen Ton heraus, konnte kaum atmen und sein Herz schlug jäh schneller.

»Werner, mein Junge... Wie geht's?«

»Vater?«

»Ich weiß schon, du hast dich gefragt, wo ich bin... ich... ich konnte nicht kommen. Ich mußte was erledigen. Glaub mir, es war wichtig. Aber ich hab' immer an dich gedacht... Werner, Junge, sag, wie geht's heute? Schmerzen?«

»Wie's mir geht? – Gut geht's mir!«

»Wirklich? Im Ernst?«

»Was heißt denn im Ernst? Und ob im Ernst! Ich bin am Packen hier. Hat's dir denn die Mutti nicht gesagt? Die hat doch vorgestern angerufen.«

Schweigen. Eine lange, eine endlose Pause... Es war, als sei plötzlich die Leitung zerschnitten worden. Aber Werner hörte ihn doch atmen. Ganz deutlich. Er hatte nicht aufgelegt, nein.

»He, Vater? Was ist denn?«

Und immer noch dieses Atmen.

Endlich: »Hab' ich das richtig verstanden? Am Packen, hast du gesagt?«

»Ja. Was denn sonst? Die haben mich entlassen. Als geheilt entlassen. Mir geht's ganz prima. Du, ich hab' schon wieder ein bißchen Salz ins Essen gekriegt. Und pinkeln kann ich; ich piss' wie ein Weltmeister. Die Nieren funktionieren prima, alles okay jetzt. Hat ja schließlich auch lang genug gedauert, findest du nicht?«

»Bitte?... Find' ich... find' ich was? Was hast du gesagt?«

Was war mit ihm los? Hatte er gesoffen? Tat er nie. Könnte es womöglich stimmen, was der Reporter...? Schön: Er war schon lange nicht mehr so richtig auf dem Teppich, die ganzen letzten Monate eigentlich, hatte einfach abgehoben, marschierte wie eine Maschine stundenlang durch den Grüneburg-Park – und reden zu Hause? Null. Da schloß er sich immer in die Werkstatt ein.

Aber was sollte er auch sonst? War ja kein Wunder bei dem Geschwätz und Gemeckere, das er in der Wohnung zu hören bekam. Aber es war nicht sie, es war nicht Mutti, oder sie war es nicht alleine. Daß keine Aufträge kamen, das war's. Daß sie ihn am Flughafen nicht nur rausgebolzt, sondern auch noch hängengelassen hatten, daran lag's. Das hatte er nie verwunden.

Und jetzt auch noch der Unfall von mir. Okay! – Aber Bomben? Der Alte montierte doch keine Bomben? Scheiß ist das. Bomben, da knallt's. Da fliegen die Fetzen. Da wird geschrien und gestorben. Da fließt Blut. Man kennt's doch aus der Glotze.

Der Alte mag manchmal bescheuert sein, aber er ist ja dein Vater. Er ist kein Mörder. Sowas machten doch nur diese dämlichen RAF-Ärsche, und selbst die haben's gesteckt. Aber doch nicht einer wie er!

»Bist du noch da, Vater? Was ist denn mit dir los, he? Und noch was: Da war gerade einer da. Deinetwegen. Und hör mal – ein Reporter! Der hat einen ganz verrückten Scheiß da an mich rangequasselt.«

»Werner, mein Junge… Werner…«

Die Stimme? Hat er doch 'ne Meise? Seine Stimme hat sich völlig verändert, klingt irgendwie krank… Dieses »Werner, mein Junge«: wie aus dem Grab; wie in einem der Horrorfilme, wo eine Tür quietscht und es dir aus einem dunklen Gewölbe entgegendröhnt: WERNER, MEIN JUNGE…

»Gesund? Du hast gerade gesagt, du bist gesund? So gesund, daß sie dich entlassen?«

»In 'ner Stunde bin ich zu Hause. Oder 'n bißchen später. Ich will noch bei Lotti vorbei.«

Diesmal sprach Vater Karl Roser nicht. Er atmete nur, aber immer lauter, und dieses laute Atmen wurde zu einem Geräusch, das wie ein Stöhnen klang. Ein erschreckendes, aufwühlendes, weinerliches Stöhnen… Ja, was war denn jetzt? Fing er auch noch am Telefon an zu flennen? Wieso? Weil es gut ausgegangen war? Aus Dankbarkeit oder sowas?

»Ist doch okay«, versuchte Werner zu trösten und zu beruhigen.

Aber es war nicht Dankbarkeit. Und es hatte auch nichts mit ihm zu tun. Gar nichts.

»Hör zu, Werner!« Jetzt konnte der Vater plötzlich reden. Kurz und abgehackt. Seine dämliche Kommandostimme. Der Herr Feldwebel. Und was er sagte, kam genau in dem Ton, mit dem er früher seine Rekruten gescheucht und später seinen Sohn während der Lehrlingsausbildung angeschissen hatte: »Du hörst jetzt auf jedes Wort, ist das klar? Und du merkst dir auch jedes Wort!«

»Was ist denn jetzt schon wieder?«

Aber er wußte es. Es stieg in ihm hoch, und so furchtbar es sein mochte, die Wahrheit konnte er nicht abwehren: Es war so, wie dieser Reporter gesagt hatte, Himmelarsch, der Göttner hat recht... Verflucht noch mal, mein Vater hat's getan!

»Werner! Du rufst jetzt sofort den Flughafen an! Die haben dort eine Polizei-Nummer. Die findest du schon raus. Du tust es sofort. Verstanden?«

Er hat's getan! Ich spinne... Das kann doch einfach nicht wahr sein.

»Und jetzt zweitens: Du sagst, was du durchgibst, ist eine Attentats-... nein, das ist eine Detonationswarnung. Du sagst, es handelt sich um einen Zeitzünder. Und um ein halbes Kilo verformbare Sprengmasse vom Typ ZD-4. Pioniermaterial. Verstanden?«

»Ja, ja. – Ja, bist du übergeschnappt?«

»Das ist jetzt nicht das Thema, Werner. Du hältst die Schnauze. Tu das, was ich dir sage. – Jetzt weiter: Sag ihnen, der Zünder ist leicht und gefahrlos zu entschärfen. Sie brauchen nur das Minus-Pol-Kabel zu kappen. Und nun das Wichtigste. Hast du 'nen Bleistift?«

»Brauch' ich doch nicht, Mann.«

»Doch! Den brauchst du. Nimm 'nen Bleistift.«

Gut. Er hatte zuvor 'ne Postkarte an Ulf geschrieben, seinen Baseballtrainer, und der Kugelschreiber lag noch auf dem Nachttisch. Er nahm ihn und langte sich auch noch den Taschenbuchkrimi, den Lotti ihm gebracht hatte, und riß das erste Blatt heraus.

»Hast du?«

»Ja.«

»Paß auf: Die Ladung befindet sich zwischen C 64 und C 65.«

»Was ist 'n das?«

»Flug-Gates natürlich. Was denn sonst? Es ist nicht schwer zu finden. Da ist eine Steigenberger-Reklame. Hörst du, Steigenberger? Hast du das aufgeschrieben?«

»Ja.«

»Und da, etwa zehn oder fünfzehn Meter entfernt in Richtung C 65, da steckt die Ladung. Hinter der Verkleidung. Hast du das?«

»Hinter der Verkleidung... Ja.«

»Wiederhol das.«

»Einen Scheiß werd' ich! Ich hab' alles. Und jetzt hör' du mal zu! Bist du eigentlich...«

Der Vater hörte nicht zu, sondern redete weiter: »Sag ihnen, das Ding ist auf siebzehn Uhr programmiert. Sie haben also von jetzt an noch vierzig Minuten Zeit. – Und das ist reichlich...«

Dann hängte er auf.

Werner Roser starrte auf den Hörer in seiner Hand. Dann ließ er ihn fallen, als habe er sich in diesem Augenblick die Finger daran verbrannt.

Nun aber sprang er auf und lief los, schob sich im Laufen das herausgerissene Buchblatt mit den Notizen in die Tasche, ließ die Tür offen, stieß draußen im Korridor gleich auf den Dikken mit dem Kehlkopfkrebs, der ihn aus weit aufgerissenen Augen ansah – protestieren konnte der nicht, hatte ja keine Stimme –, rannte weiter, merkte nicht einmal, daß er keine Schuhe an den Füßen hatte – und als er es merkte, war's ihm auch egal.

Polizei-Nummer? Flughafen...

Im Türrahmen der Teeküche stand eine der Jungschwestern.

»Was ist denn mit dir los?«

»Ich brauch' 'n Telefonbuch, Bärbel. Na, los schon, ihr habt doch eines?«

»Weiß ich doch nicht. Die schließen das immer weg. Und Schwester Telma ist gerade nicht hier.«

Telma, die Stationsschwester... Bruchbude!

»Scheiß-Bruchbude!«

»Sag mal, spinnst du eigentlich?«

Aber er lief schon weiter. Nochmals zwei Bademäntelärsche. Er schob sie einfach zur Seite...

»He!«

Und dann war er draußen bei den Aufzügen. Die liefen beide auf »besetzt«. Gut, die Treppe... Unten am Empfang lagen Telefonbücher wahrscheinlich massenweise rum.

Werner rutschte, fühlte plötzlich Stiche in der Brust, fing sich wieder.

»Auch noch barfuß!« schrie jemand hinter ihm her.

Ja, Blödmann! Auch noch barfuß. Wenn du wüßtest, warum – ohne Unterhosen würdest du laufen!

Er kam in die Halle. Sie war fast leer. – Aber die Lederjacke dort, die kennst du. Und diese Haarlocke auch? Da war ja noch Göttner, und der redete gerade auf das Aufnahmemädchen ein, schrie: »Ja, und das Taxi? Ist das noch nicht bald da?«

Jetzt war er genau der Richtige.

»Herr Göttner!« Er bekam kaum Luft. Und hatte wieder diese verdammten Stiche... »Herr Göttner!«

»Werner? Was ist denn passiert?«

»Sie waren kaum draußen, da hat er angerufen. – Er ist verrückt! Wirklich.«

»Und was heißt das?«

»Es ist so, wie Sie's gesagt haben, genau so. Und das Ding geht in dreißig oder vierzig Minuten hoch, hat er gesagt. Und er will, daß wir die Polizei benachrichtigen. Draußen am Flugplatz. Oben hatten sie kein Telefonbuch und deshalb...«

»Mein lieber Mann!« Göttner griff in die Brusttasche seiner Jacke, riß ein Notizbuch heraus und hörte dabei nicht auf, ihn anzustarren. »Das ist doch – na ja, unglaublich ist das. So wie... Moment... Hier! Hier hab' ich die Nummer: 69014.«

Göttner machte sich nicht die Mühe, hinüber zu den beiden Telefonzellen zu rennen. Er hatte bereits die Tür zu dem Glaskasten offen und schrie auf das Aufnahmemädchen ein. Sie schob ihm einen Apparat zu. Er wählte. »Komm her, Werner! Du erzählst jetzt alles, was er dir am Telefon sagte. Jedes Wort. Hörst du?«

»Ich hab's mir auch aufgeschrieben.«

»Na, um so besser. Los schon!«

Er gab Werner den Hörer.

»Heusch«, sagte eine Männerstimme. »Flughafenschutzdienst.«

Werner Rosers Alarm war um 16.24 Uhr eingetroffen und sofort ins Lagezentrum weitergegeben worden. Drei Minuten später, um 16.27 Uhr, gab Wolters, der Diensthabende, »Alarmstufe eins« bekannt.

Inzwischen waren weitere zehn Minuten vergangen. Mit stechenden Lungen und hämmerndem Herzen rannte Schutzdienstboß Brunner über die Treppe der Buszuführung am Flugsteigausgang C 65, um aufs Vorfeld zu gelangen, wo Hallbach und Ott landen mußten, die beiden Sprengstoffexperten des Landeskriminalamts.

Der ganze C-Bereich war inzwischen abgesperrt worden. Über seinem Kopf dröhnten noch immer die Lautsprecheransagen: »Infolge eines technischen Defekts sind wir gezwungen...« Um eine Panik zu vermeiden, Personal und Flugplatzbenutzer nicht aufzuscheuchen, war der Befehl ausgegeben worden, eventuelle Fragen mit dem Hinweis auf eine harmlose »technische Störung« zu beantworten.

Entscheidend kam es darauf an, die Leute zügig und ohne

Nervosität aus dem zweihundert Meter langen »C-Finger« zu entfernen. Das Flug- und Wartungspersonal aber wußte Bescheid. Trotzdem herrschte auf dem Vorfeld überraschende Ruhe. Die Anordnungen wurden schnell und umsichtig ausgeführt; überall waren die Grenzschutzbeamten ausgeschwärmt, um dafür zu sorgen. Catering- und Versorgungsfahrzeuge rollten ab. Zwei Schlepper zogen gerade einen Swiss-Air-Jumbo und eine DC 10 der Kuwait-Airlines langsam zum Stern, um sie aus dem Gefahrenbereich zu bringen.

Weiter unten, auf dem Vorfeld von B 42, stand eine russische Tupolev der ungarischen Luftlinie Malev. Die Hecktriebwerke spuckten Rauch aus, die Düsen begannen zu singen. Der Lufthansa-Airbus, der eben noch bei B 43 gewartet worden war, hatte bereits das Weite gesucht. Die Positionen des »C-Fingers« waren um diese Zeit ohnehin nicht besetzt.

Und der verdammte Hubschrauber ließ weiter auf sich warten? – Nein, da kam er...

Die Bell setzte ihre Kufen weniger als zwanzig Meter vor Brunner auf den ölbeschmierten Beton.

Die Türen flogen auf. Zwei Männer sprangen heraus und rannten gebückt auf ihn zu: die Feuerwerker. Sie trugen bereits ihre Arbeitskleidung; knielange, mit irgendwelchem resistenten Material gefüllte Westen, die im Falle einer Explosion den Körper schützen sollten.

Brunner fragte sich, wozu das gut sein sollte. Aber es sind immer die frommen Illusionen, von denen die Menschen im Wahnsinn aufrechterhalten werden. Der jüngere Feuerwerker, der mit der Werkzeugtasche, mußte Ott sein. Und der lange Hagere? Sicher Hallbach, bei den Terroristenbekämpfern schon seit langem eine Legende.

Der LKA-Pilot setzte noch eine Werkzeugkiste heraus, dann fing das Triebwerk wieder an zu pfeifen, und in einer steilen Kurve, mit knatternden Rotoren, zog der Polizeihubschrauber in den grauen Himmel.

Der kleinere Feuerwerker war jetzt heran. Er hatte schütteres blondes Haar und das flache, runde, Zutrauen erweckende Gesicht eines jungen Bauern: »Ott«, stellte er sich vor.
»Kommen Sie mit, Herr Ott. – Herr Hallbach?«
»Ja. Haben Sie schon lokalisieren können?«
Brunner schüttelte den Kopf. »Wir sind gerade dran.«

Greif, der Schäferhund, reagierte immer auf die gleiche Art. Sobald Hundeführer Walter Scheidt ihm die Worte: »Greif! – Riech! Jetzt!« zurief, lief ein Zittern über die schwarzschimmernde Zeichnung seines Rückens, die Ohren stellten sich steil auf, und der lange, geschwungene Schwanz machte drei oder vier rotierende Bewegungen – das Tier war in diesem Moment freudige, spannungsgeladene Konzentration. Der noble Schädel ging hoch, drehte sich seitlich, links, rechts, die lange Nase sog Luft ein und nahm Witterung.
Doch selbst für einen Greif war die neue Situation vertrackt. In erster Linie war er auf das Auffinden von Sprengstoffen in Gepäckstücken, Ladecontainern und Flugzeugverstecken trainiert. – Und nun? Ein endloser, korridorähnlicher Bau. In der Mitte das stählerne Personen-Förderband, das inzwischen abgeschaltet worden war. Die Wände – Beton, Glas, Kunststoffverschalungen. Der Boden schwarzer, mit Rundnoppen verstärkter Kunststoffbelag, der für Greif das flache Duftgemisch von Tausenden von Schuhsohlen ausströmte. Und außerdem: Wie sollte der Schäferhund herausfinden, was sich zwei, womöglich drei Meter über seinem Kopf in den Wänden verbarg?
Brunner beobachtete die Arbeit des Hundes und dachte erbittert: Dieser Scheißkerl von Roser! Hatte der doch tatsächlich alle Ausweise für den Zutritt zu den Flughafeneinrichtungen. Seine eigenen, von der Arbeit früher, und außerdem Kopien von den Papieren seines Jungen. Aber wenn die Kontrolle genauer hingesehen hätte, wäre trotzdem herausgekommen, daß da was nicht stimmte…

Feuerwerker Hallbach hatte tiefe Falten rechts und links der Mundwinkel. Die Haut über seinen Backenknochen wirkte gespannt. Aber er schien noch immer vollkommen ruhig und blickte nur ab und zu auf seine Armbanduhr, einen großen, flachen Hochleistungs-Chronometer. Den braucht er ja auch, dachte Brunner. Und: Was für ein Job!

»Noch zweiundzwanzig Minuten.«

Brunner nickte.

»Oder fünfzehn«, sagte Hallbach.

»Wieso?«

»Weil man das nie weiß. Weil Spinner nun mal spinnen. Und das am laufenden Meter. Können Sie mir glauben!«

Er glaubte es ihm. – Aber Greif dort, was war mit Greif?

ZIRKA ZEHN ODER FÜNFZEHN METER VON DER STEIGENBERGER-REKLAME IN RICHTUNG C 65. So hatte die Durchgabe gelautet.

Dort war nun die Steigenberger-Reklame. Sie leuchtete noch immer, leuchtete in Rot, Gold und Weiß: rot die Polster und Portieren einer Hotelhalle, weiß die Wände, golden wiederum die Lüster, Leuchten und die Verzierungen an den Säulen. Darüber aber stand:

STEIGENBERGER – EIN BEGRIFF FÜR EXKLUSIVE ERHOLUNG

Was denn sonst? Genau, was ich brauche! – Brunner setzte sich in Marsch. Keine zehn und schon gar keine fünfzehn Meter waren es, nein, noch nicht mal die Hälfte. Der Hund hatte zu hecheln begonnen, setzte sich nun auf die Hinterläufe, den Blick der bernsteinhellen Augen nach oben gerichtet, die Ohren ganz vorn – und dann sprang er, sprang aus dem Sitz. Brunner hatte noch nie erlebt, daß ein Hund so etwas kann und macht. Er sprang tatsächlich gegen die Wandverkleidung, richtete sich in seiner ganzen Länge auf und war damit so groß wie Scheidt, der Hundeführer, der jetzt abwehrend die rechte Hand gegen Brunner hob, damit das Tier in seiner Aufmerksamkeit nicht gestört wurde.

Brunner blieb stehen.

Auch die anderen hatten alle die Köpfe gedreht. Und in jedem Gesicht war derselbe Ausdruck gespannter Erwartung.

Greif begann zu bellen. Er kratzte bellend weiter und setzte sich wieder, um durchdringende, fiepende Laute auszustoßen und dann erneut gegen die Wand zu springen.

»Gut, Greif! Brav, Greif... Bist unser Größter!« Scheidt zog die Leine straff und nahm den Hund zurück.

»Hier!« sagte er und hob den Arm.

»Na, dann wollen wir mal«, nickte Feuerwerker Hallbach.

Sie brauchten nicht länger als fünf Minuten, um die erste Platte der Wandverkleidung abzuschrauben. Sie maß einsfünfzig auf einen Meter und war auf eine Leichtmetall-Tragekonstruktion geschraubt, die aus gitterförmigen U-Trägern bestand und auch die beleuchteten Kästen der Reklamevitrinen trug.

»Nichts.«

»Doch! Da ist was«, sagte der Hundeführer. »Entweder rechts oder links. Oder weiter oben?«

Hallbach steckte den Kopf in die Öffnung und suchte mit einem starken Handscheinwerfer das Innere der Konstruktion ab.

»Nichts«, sagte er. »Zumindest sehe ich nichts. Wir nehmen die nächste Platte. Die obere.«

Die Leiter wurde herangerollt und gesichert.

Brunner blickte auf die Uhr. Er tat es heimlich, um keine Nervosität zu provozieren. Noch 21 Minuten. Verdammt, ist wirklich Kino hier. Aber 21 Minuten müßten eigentlich reichen.

Er warf einen Blick durch eines der Fenster. Der Flugsteig B mit seinem sternförmigen Fingerende lag nun völlig verwaist bis auf die ungarische Tupolev-Maschine, die noch immer dort drüben mit gedrosselten Triebwerken vor B 42 stand. Falls es tatsächlich knallen sollte, passieren konnte ihr nichts. Die Distanz war zu groß.

An der Absperrung sah er nun einen langen, blonden Kerl in einer karamelfarbenen Lederjacke, der auf seine Leute einfuchtelte. Das Gesicht mit der komisch hochgewölbten Haartolle kannte er doch? Journalist, dachte er. Stimmt: »Express«. Wie hieß er noch? Götter oder so ähnlich. Nun kam auch noch einer der Beamten vom Bundesgrenzschutz angerannt.

»Herr Brunner, da ist…«

»Ja. Ich weiß. Götter vom ›Express‹.«

»Göttner heißt der, Herr Brunner. Er behauptet, er sei's gewesen, der veranlaßte, daß die Warnung sofort durchgegeben wurde.«

»Der?«

»Ja. Und nun will er hier rein. Können wir ihn durchlassen?«

»Sind Sie verrückt? – Nie!«

Wieder schielte Brunner auf die Uhr. 16.44 Uhr. Es war eigentlich wie bei einem Endspiel. Zuerst zog sich die Zeit wie Gummi – dann begann sie plötzlich zu schnurren.

»Er sagt, er habe Ihnen dringend etwas mitzuteilen.«

»Na gut.« Brunner seufzte.

Der Schäferhund fing schon wieder an zu fiepen. Die beiden LKA-Experten aber standen auf der Leiter und schraubten eine neue Platte ab.

»Wie wird es denen jetzt wohl zumute sein, verflixt nochmal?« dachte Brunner.

Natürlich hatte ihm dieser Saftsack von Journalist nichts »mitzuteilen«. Alles, was er von ihm erfuhr, war, daß Göttner im Rotkreuz-Krankenhaus Rosers Sohn die Polizei-Nummer gegeben hatte. Über den Tisch ziehen wollte der ihn. Ob nicht Fotos schießen könne? Und wedelte mit einer Kamera herum: »Habe ich für diesen Zweck am Kiosk gekauft. Bis meine Fotografin hier ist – na, Sie wissen ja…«

»Machen Sie Selbstportraits, damit es nicht umsonst war. Hier kommen Sie nicht durch. Keine Fotos. Das ist doch keine Veranstaltung.«

»He, Brunner! Schließlich haben Sie es mir zu verdanken…«

Brunner schüttelte den Kopf. Typen wie der verwechseln das ganze Leben mit einer Marktplatz-Kirmes. Selbst bei einer solchen Situation! – Er rannte zurück und sah im Laufen, daß die Maschine aus Ungarn nun doch ihren Platz verlassen hatte. Langsam rollte sie zwischen den beiden Flugsteigen B und C dem Flugfeld entgegen.

Sieht eigentlich aus wie eine 727, dachte er noch. Nur kleiner…

Und dann blieb Brunner stehen. Denn Greif und Scheidt kamen ihm entgegen. Scheidt tätschelte den muskulösen Hals des Schäferhundes, der stolz, mit hocherhobenem Kopf und hocherhobener Rute neben ihm herschritt.

»Das Ding ist gefunden«, sagte Scheidt und nickte seinem Hund zu: »Er hat's gefunden.«

»Wirklich?« Brunner sah zu den beiden Männern hinüber. Beide standen noch auf der Leiter, standen ganz oben. »Wie hat er das nur geschafft?« Brunner strich über Greifs Kopf.

»Da reichen ein paar Duftmoleküle, Herr Brunner. Wenn die nach Kerosin stinken, fängt er sie immer ein. – Aber jetzt sollen wir zurück in Deckung, hat der LKA-Mensch gesagt. Sie fangen an zu entschärfen.«

Der Gang hier? Flugsteig oder wie immer das heißt – weit war er. Weit, leer und doppelt so lang wie zuvor. Dort hinten, hinter der Absperrung, lauerten nur noch ein paar verlorene Figuren.

Horst Ott, der jüngere der Feuerwerker, drehte wieder den Kopf zur Leiter, betrachtete die Absätze seines Kollegen Hallbach und dachte: Ich mag weder fliegen noch Flieger… Ist mir irgendwie zu unsicher. Da fahr' ich lieber mit dem Auto in den Urlaub, als daß ich mich auf 'nem Airport mit Koffern abschleppe und in so 'nen Konservenvogel pressen lasse… Was brauche ich Mallorca oder die USA? Die Eifel ist mir lieber. Oder auch mal Schwarzwald. Schwarzwald ist eigentlich noch schöner...

»Gib mal die Flachzange, Ott!« wurde er aus seinen Gedanken gerissen. »Die Nummer drei.«

»Hier. – Wie sieht's denn aus, Herr Hallbach?«

»Gut! Das ist 'ne Anfängerschaltung. Ziemlich primitiv... Aber die Uhr hat sich verkantet, und ich komm' nicht so recht ran.«

»Und die Ladung?«

»Noch nicht mal 'n halbes Kilo. Das kriegen wir hin, ohne weiteres.«

Ohne weiteres? Was wäre denn das »weitere«? – Der hat vielleicht die Ruhe weg, der Hallbach. Kalt wie 'n Hering. Das letzte Mal, bei diesem Mafiading, eine Autoladung – da nimmt er einfach den Handschweißbrenner und schneidet sich bis auf drei Zentimeter an den Zünder ran... Und ich? Blut und Wasser hab' ich geschwitzt, konnte ja nicht weglaufen – was für 'ne Zitterpartie! Beinahe in die Hosen hätte ich geschissen... »Gibt sich«, sagte Hallbach zu sowas, »mit den Jahren...« Die Jahre hat er immerhin geschafft... Wie sagte es der Pfarrer, damals, bei Bennos Taufe? »Beten hilft, Herr Ott. Beten Sie: Herr, ich lege mein Leben in deine Hände, denn dort weiß ich es gut beschützt... Sie müssen es aber nicht nur beten, Herr Ott! Sie müssen es glauben, Wort um Wort.«

Einen Scheiß tu' ich! Wenn's knallt, gibt's keinen Herrn. Was ist das überhaupt für ein Job? Jedesmal spürst du, wie's dir aus den Achseln läuft und der Schweiß dir an den Rippen kitzelt.

»Ich komm' da einfach nicht ran«, kam die Stimme von oben. »So? – Ne, so auch nicht...«

Na, wie denn, Hallbach? Kommst nicht ran? Es eilt. Sind noch elf Minuten, bis die Post abgeht. Und wenn die Angabe nicht stimmt? – Muß ja. Er hat doch die Uhr vor sich. Er hätte es längst gesagt. Oder wäre selbst gerannt.

»Ott?«

»Ja, Herr Hallbach.«

»Steig auf der anderen Seite hoch, das heißt – Moment! Bring mir das Ding gleich mit.«

Das »Ding«. Sein »Ding«. Es war ein nach Hallbachs Angaben konstruierter Spezialschneider mit zwei langen, stahlharten Kunststoffblättern, die an jedem Punkt unter dem gleichen Druck standen. Dafür sorgte die Mechanik. Das »Ding« konnte beides: rasiermesserscharf trennen und zugleich isolieren. Wenn er es aber brauchte – hatte er die Kontakte nicht losbekommen? Es wurde haarig... Na gut: Das »Ding« hatte bisher immer funktioniert. Aber jedesmal, wenn Hallbach es benutzte, drückte er selbst beide Lider zu.

Ott fühlte ein Prickeln im Nacken. Dann spürte er Wärme. An der Innenfläche seiner Hand. Feuchte Wärme.

Er stieg hoch: »Hier!«

Hallbach nickte. Nun konnte Ott die U-Eisen sehen. Und die Uhr – so ein billiger Kaufhauswecker. Das Schwein hatte ihn mit grünem Isolierband festgeklebt. Da waren die Drähte, die zur Ladung führten: ein fahlbraunes Rechteck, nicht viel größer als seine Hand.

»Amonal?«

Hallbach schüttelte den Kopf. »Pioniermaterial. – Steig noch eine oder vielleicht zwei Stufen höher. Und dann kante die Uhr ein bißchen nach links. Das geht. Ich hab's probiert.«

Otts Herz schlug nun nicht mehr schnell, sondern erstaunlich ruhig, fast quälend langsam. Er schwitzte auch nicht länger. Er beobachtete seine Hände, kein Zittern drin. Er tat, was Hallbach ihm gesagt hatte, und spürte den Druck des Uhrengehäuses an seinen Fingerspitzen. Sie kribbelten.

Hallbach setzte das »Ding« an, drehte an der Einstellschraube, drehte ein wenig zu – noch eine Drehung...

In den Thrillerfilmen, in denen sie immer so 'ne dicke, runde, chromglänzende Atombombe entschärfen, stehen in solchen Augenblicken meist vier Mann rum. Jeder hat ein Kabel in der Hand. Und der fünfte zählt: »Drei-zwei-eins.« Und dann: »Jetzt!«

Hallbach drückte die Augen nicht zusammen.

Er schnitt.

Und sah dabei genau hin.

Stille. Nichts. – Nur ein leeres Gefühl im Magen und tausend Mäuse im Darm. Und dann endlich das Grinsen: »Na ja, Herr Hallbach. War ja eigentlich gar nicht so schlimm...«

Hallbach legte das »Ding« auf eine Leiterstufe und sah ihn versonnen an.

»Ist schon ein komischer Heini, dieser Attentäter!«

»Wie? – Wie bitte?« Horst Ott versuchte seine Stimme in Gewalt zu bekommen, damit sie genauso cool und ruhig klang wie die des Chefs.

»Überleg dir doch, Ott! Bis siebzehn Uhr war für den Flugsteig überhaupt keine Maschine angesagt. Gut, wenn da vielleicht irgendeine Figur vom Service oder von den Kollegen über das Förderband runtergegondelt wäre, die hätte es erwischt. Aber bei dem bißchen Sprengstoff hier drin, dazu noch unverdämmt, wäre es vielleicht nicht mal unbedingt tödlich...«

Und wir? dachte Ott. Wir wären doch in jedem Fall dran...

Es war der letzte Gedanke, den er dachte.

Was geschah, wie hätte er es begreifen können? Die Detonation nahmen seine Gehörnerven nicht mehr auf. Er erkannte nur noch eine Art Silbernebel, Wolken von in tausend Fragmente zersplitterndem Glas, und fühlte sich hochgehoben und durch die Luft geschleudert.

Auch den Aufprall spürte Horst Ott nicht. Er war sofort tot. Zwei seiner Nackenwirbel waren gebrochen...

Die Druckwelle der Explosion wirbelte die schwere Leiter wie ein Kinderspielzeug über das Personen-Förderband gegen die andere Wand des Flugsteigs. Feuerwerker Hallbach lag drei Meter weiter am Boden. Er versuchte sich aufzustützen und schüttelte dabei benommen den aus vielen Schnittwunden

blutenden Kopf. An der Absperrung am Zugang zum Flugsteig hörte man entsetzte Rufe, Stöhnen und Geschrei. Die
meisten der Männer, die dort standen, hatten sich bereits
beim Heranfauchen der Druckwelle und spätestens bei dem
infernalischen Krach der Detonation zu Boden geworfen. Nur
Brunner und Göttner, die sich instinktiv hinter dem Mauer-
vorsprung am Knick geduckt hatten, begriffen, was geschehen
war.
Die Explosion hatte nicht im Gebäude stattgefunden, sondern
draußen auf dem Vorfeld, zwischen Flugsteig B und Flugsteig C.
Brunner aber hatte es gesehen, ehe ihm die Stichflamme die
Augen schloß: Es war die ungarische Tupolev-Maschine.
Sie war in die Luft geflogen...
Die Tupolev 124 A war 32 Stunden vorher in Budapest Richtung Hamburg gestartet, um in Fuhlsbüttel eine größere
Ladung an Medikamenten und medizinischen Hilfsgütern
aufzunehmen. Norddeutsche katholische und evangelische
Kirchenorganisationen hatten dies alles in einer Gemein-
schaftsaktion für die durch den Bürgerkrieg betroffene Bevölkerung in Bosnien gesammelt und zur Verfügung gestellt.
Es handelte sich um einen Charterflug. Weder in Zagreb noch
in Ljubljana war ein geeignetes Flugzeug aufzutreiben gewesen, und so hatte sich der mit der Abwicklung der Operation
befaßte kroatische Regierungsbeauftragte Jan Maric mit seinem Hilfeersuchen an die »Hungarian Airlines Malev« ge-
wandt und dort für einen Freundschaftspreis die Flugzusage
erhalten.
Ehe die Maschine am Dienstag in aller Frühe startete, war
der größte Teil der Sitze ausgebaut worden, um Platz für
Tonnen von Medikamenten und medizinischen Geräten zu
schaffen.
Am Dienstag nachmittag belud dann eine Gruppe engagierter
und begeisterter Mitglieder der Jugendorganisation des Evan-

gelischen Hilfswerks die Tupolev, während Herr Maric und die ungarische Besatzung von einem freundlichen Oberkirchenrat bewirtet und zu einer Stadtrundfahrt durch Hamburg eingeladen wurden.

Später dann, gegen 21 Uhr, brachte ein Lkw noch eine weitere Fracht zu der Maschine. Wiederum waren es Kisten. Die einen trugen den Aufdruck des Deutschen Roten Kreuzes, andere wiesen als Absenderangabe den Namen einer namhaften pharmazeutischen Firma auf. Der Transport-Lkw gehörte zum Fuhrpark einer Hamburger internationalen Spedition. Und wie zuvor schon führte der Zoll seine Stichproben durch. Resultat: Medikamente.

Mag sein, daß es die Beamten angesichts von soviel ungebremster und begeisterter Hilfsbereitschaft nicht allzu genau nahmen. Die Folgen jedenfalls waren katastrophal. Wären die Zöllner streng nach Dienstvorschrift vorgegangen, hätten sie unter einer Schicht von pharmazeutischen Produkten einen anderen, höchst gefährlichen Fund gemacht: Panzerminen! Und die gleich zu Dutzenden. Panzerminen aus den Beständen der ehemaligen Nationalen Volksarmee der untergegangenen DDR.

Jeder dieser tellerförmigen Explosivkörper aus hochwertigem Stahl war so konstruiert, daß er einen sechzig oder siebzig Tonnen schweren Abraham- oder Tiger-Panzer zerreißen und außer Gefecht setzen konnte. Die Tupolev mußte gut hundert der teuflisch-brisanten Sprengkörper an Bord genommen haben. Dies ergaben die Untersuchungsberichte, die nach dem Unglück veröffentlicht wurden.

Die Maschine startete um 14.40 Uhr zu ihrem Flug nach Zagreb. Nach einer Stunde Flug allerdings würde sie in Frankfurt am Main eine Zwischenladung einschalten, um dort Mitglieder einer kroatischen Regierungskommission aufzunehmen, die sich zu einem Expertenaustausch in der Bundesrepublik befanden, sowie zwei Ärzte der Hilfsorganisation »Medizin ohne Grenzen«.

Das große, schwere Flugzeug mit den drei Triebwerken am Heck und dem charakteristischen, auf das Seitenleitwerk aufgesetzten Höhenruder verließ in Frankfurt den Standplatz B 42 erst nach viermaliger Aufforderung des Towers.

Zeugen sagten später, daß zwei Männer, nach den Pässen gleichfalls Kroaten, aber offensichtlich nicht zur Funktionärsdelegation gehörend, mit Frachtbändern und anderem Ladegeschirr an Bord gegangen wären.

Wie auch immer: Die Tupolev bewegte sich mit eigener Kraft zwischen den Flugsteigen hindurch und erreichte kurz vor 17 Uhr das sternförmige Ende des Flugsteigs B.

Auch hier waren inzwischen alle Positionen geräumt.

Wer immer in dieser infernalischen Inszenierung des Grauens die Regie führen mochte – für exaktes Timing war gesorgt.

Zur selben Minute nämlich näherte sich dem Stern aus westlicher Richtung einer der großen Gliederbusse der Flughafen-AG. »Sonderfahrt« stand auf dem Schild neben dem Fahrer.

Der Bus war bis auf den letzten Platz besetzt. Seine Passagiere waren 42 junge Männer und sieben Mädchen, Schüler einer Gewerbeschule aus Hameln in Westfalen. Dazu befanden sich noch zwei Lehrer, eine Lehrerin und der Rundfahrtbetreuer an Bord.

Die jungen Leute mochten ein wenig müde sein, aber sie waren bester Laune. Zwei Stunden waren sie nun bereits auf dem Riesengelände unterwegs, hatten Cola und Würstchen bekommen, waren in Flugzeuge geklettert, standen stumm und überwältigt in den riesigen Lufthansa-Werfthallen, hörten sich Vorträge über Navigationssysteme, Flugkontrolle, Anflugsbefeuerung und Landekurssender an, betrachteten Radarschirme und was sich auf Rollbahnen, Start- und Landebahnen so abspielte. Sie waren sogar bei der Platzfeuerwehr, im Frachtzentrum und im Luftpostgebäude gewesen.

Nun ging das Sightseeing seinem Ende zu – und nun trafen sich Flugzeug und Bus zu einem tragischen, letzten, tödlichen Rendezvous...

Der Ablauf des Geschehens wurde, als alles vorüber war, aus Tausenden von Zeugenaussagen mosaikartig zusammengesetzt. Wer immer es miterlebte, er erlebte es anders.

Die exakteste Beschreibung lieferte wohl Sven Bergström, ein junger schwedischer Speditionskaufmann, der sich um die kritische Siebzehn-Uhr-Zeit im Büro eines Frachtagenten gegenüber des Sterns befand. Trotz des verhangenen Tages trug Bergström eine Brille mit getönten Gläsern, so daß er die Augen vor dem Explosionsblitz nicht zu schließen brauchte. Außerdem stand er etwas seitlich hinter einer Türleibung und duckte sich auch nicht instinktiv ab, wie es die meisten Zeugen beim Heranbrausen der Druckwelle taten; zum Beispiel all die Zeugen, die sich oben im Stern befanden, dessen Terrassen gleichfalls aus Vorsichtsgründen längst geräumt worden waren.

»Ich konnte ganz genau beobachten, wie die Tupolev in einen Rollweg einbiegen wollte, und wie zur selben Zeit ein großer Anhängerbus um den Stern bog. Das kam mir schon irgendwie komisch vor. Der Fahrer stoppte den Bus, um die Tupolev vorbeizulassen. Und dann kam der Krach. Eine lanzettförmige Stichflamme stieg in die Höhe und hörte gar nicht auf. Drumherum war ein roter Feuerball. Und um den Feuerball schwarze Kerosinwolken. Riesige Wolken. Riesig, fett und pilzförmig, so daß ich für einen verrückten Augenblick lang dachte: Das ist der Krieg, eine Atombombe hat eingeschlagen. Oder einer hat sie gezündet, und jetzt gehen wir alle hops. Natürlich war es keine Atombombe. Es war Feuer. Und das Feuer machte einen Irrsinnskrach. Das donnerte wie zehn Jumbo-Triebwerke auf Höchstleistung. Noch schlimmer aber war diese riesenhafte Wolke. Und die Menschen, die starben. Und dieser grauenhafte Trümmerhagel, der dann runterkam...«

Die monströse, feuerdurchwobene Wolke aus kugelförmigen Hitzegebilden stieg höher und höher. In ihrem Innern trug sie Tausende von Trümmerfragmenten, die dort oben ein gigantisches, grausiges Ballett zu tanzen schienen: Aluminium- und Metallteile, zerrissene Flugzeugsessel, Stoff- und Bespannungsfetzen und Reste von menschlichen Körpern.

Am unteren Rand des schrecklichen Pilzes aber, dort wo er das Vorfeld berührte und man nur noch die linke Fläche und den schlanken Bug der Maschine erkennen konnte, taumelten Gestalten aus dem fetten, schwarzen Rauchvorhang: Menschen, junge Menschen, mit ausgebreiteten Armen und brennenden Kleidern und Haaren.

Auch Friedhelm Brunner hatte die Katastrophe beobachtet. Er erkannte nichts als ein weißes, grelles Licht, dort, wo sich gerade die Tupolev noch bewegt hatte. Den Bus hatte er gar nicht gesehen.

Rüdiger Göttner wiederum hörte nur den Schlag, der sein Trommelfell zu zerfetzen drohte. Er warf sich zu Boden. Der Schmerz fuhr in seinen Arm, so heftig, so unerträglich, daß er zu schreien begann.

»Mein Arm! ...Gott verdammt noch mal, mein Arm!«

Brunner sah ihn nur an: Damit mußt du jetzt wohl alleine fertig werden, Junge... Er sagte es nicht. Er dachte es. Und er dachte daran, was Dr. Hansen und die Airport-Klinik wohl jetzt erwartete...

Alarmstufe eins!

Nachdem Rosers Attentatswarnung durchgegeben war, hatte Chefarzt Dr. Fritz Hansen veranlaßt, was der Katastrophen-Einsatzplan für diesen Fall vorsah: Die Teams standen bereit. Das zusätzliche Gerät, einschließlich der Brandschutzanzüge und Rauchmasken, war in die Notarztwagen geschafft worden. Auch die beiden gewaltigen Großraumfahrzeuge – wahre Technologiemonster, die jeweils bis zu 130 Verletzte zur Erstversorgung aufnehmen konnten – standen einsatzbereit.

Die Dauerverbindung mit der Katastrophenleitstelle FS 2 der Feuerwehr war gleichfalls hergestellt. Alles hatte geklappt. Wie auch nicht? Schließlich spielten sie Jahr um Jahr solche Fälle mit Routineübungen durch. Jeder Griff, jede Aktion war eingepaukt, so, wie es die Bundesanordnung »Not- und Katastrophenfall« vorsah.

Eine Routineübung, nur unter etwas realistischeren Vorgaben, darauf würde es hinauslaufen. Fritz Hansen war davon überzeugt.

Auch die kurze Schaltkonferenz, die der Einsatzleiter von FS 2, der diensthabende Polizeichef Oberkommissar Riedl sowie Schutzdienstboß Brunner mit ihm geführt hatten, bestärkte ihn darin. Man war sich in zwei Punkten einig geworden: Der Attentäter hatte den C-Bereich für seine Aktion gewählt, um auch die Klinik zu »bestrafen«. Schließlich befand sie sich knapp hundertfünfzig Meter weit von den Gates C 64 und C 65. Zum zweiten: Bei der massiven Gebäudekonstruktion und der Entfernung konnte die Klinik auch dann nicht von dem Anschlag in Mitleidenschaft gezogen werden, falls die Entschärfung der Bombe mißlang. Der Klinikbetrieb würde, nein, mußte aufrechterhalten bleiben.

Entsprechend lautete Hansens Anweisung: »Weitermachen. Business as usual...«

Die Türen blieben zwar verschlossen – auch die Notrufnummer 690-3000 wurde abgeschaltet, da sich durch den geräumten C-Bereich der Klinik ohnehin niemand nähern konnte –, doch gab es noch genügend Patienten zu versorgen. Zum Beispiel einen älteren Mann mit schlimmen Gallenkoliken, offensichtlich die Folge eines Gallengangverschlusses. Eigentlich hätte er sofort zur Weiterbehandlung transportiert werden müssen; doch ehe nicht Entwarnung kam, war das nicht möglich. So wurde er mit starken Schmerzmitteln ruhiggestellt und in ein Zimmer gebracht.

Dann war da eine Frau, die sich offensichtlich unter einem starken psychotischen, durch Hysterie oder eine Neurose ausgelösten Schub befand. Man hatte sie in hochgradigem Erregungszustand in einem Waschraum gefunden. Eine Schutzdienstbeamtin, die sie zu beruhigen versuchte, war von ihr in die Hand gebissen worden. Aus dem Strom verstörter und verwirrter Worte, die sie unter Tränen herauspreßte, vermochte niemand herauszufinden, was ihre Wahnvorstellungen ausgelöst hatte. Eine organische Hirnerkrankung schien nicht vorzuliegen, und so blieb Dr. Hansen angesichts der gespannten Situation auch in diesem Fall nichts anderes übrig, als die Frau mit starken Neuroleptika zu beruhigen und in einem der Krankenzimmer unterzubringen.

Oberpfleger Fritz Wullemann, den er hier hinzugezogen hatte, weil schon seine pure Anwesenheit auf seelisch belastete oder gestörte Menschen oft beruhigend wirkte, führte sie hinaus.

Hansen griff zum Telefon: »So. – Und was hätten wir jetzt?«

»Da ist noch dieser Junge mit den Asthmaanfällen. Und dann ein Wespenstich… Allergikerin. Sieht übel aus.«

Er sah auf seine Uhr. 16.50 Uhr.

»Ich muß mich im Augenblick freihalten. Sagen Sie dem Kollegen Honolka, er möge das bitte übernehmen.«

Die Tür öffnete sich. Fritz Wullemann kam zurück.

»Wie steht's?«

»Wie schon? Die Spritze hat im Jang anjefangen zu wirken. Ick hab' se richtig ins Bett schleppen müssen. Brauchte nich mal Händchen zu halten. Die iss jleich einjeschlafen. – Doktor? Was jetzt?«

Die letzten Worte konnte Hansen schon nicht mehr hören. Ein gewaltiger Höllenschlag schien in seinen Trommelfellen zu explodieren, ein Widerhall in seinem Schädel, ein Krachen im Raum, der Boden zitterte, die Wände schwankten.

Der Chefarzt war aufgesprungen, als habe ihn eine unheimliche Kraft hochkatapultiert. Nach einer Sekunde totaler Lähmung erhoben sich draußen Schreie und Angstrufe.

Und da war Fritz Wullemann, der ihn anstarrte und aussprach, was er selbst dachte: »Det war nich im Bau, Doktor. Det war uff 'm Platz. Und det war ooch mehr als 'ne kleene Bombe.«

Hansen rannte zum Fenster. Die Klinik lag geschützt in ihrem Innenhof, die Scheiben waren heil geblieben, doch der Flügel klemmte.

Er riß ihn auf.

Rauch. Eine riesige, schwarze Rauchwolke. Und nun, überall, auf Terrassen, Dächern, Zementplatten – sonderbare klatschende und scheppernde Geräusche. Dort, noch keine zehn Meter vor der Kühlerhaube des zweiten Notarztwagens, zitterte ein großes, silberglänzendes Stück Blech auf dem ölfleckigen Hof: Aluminium. Die Ränder brandgeschwärzt und verbogen.

»Oh heiliger Jesus«, stöhnte Wullemann.

»Raus, Fritz!«

Sie rannten. Als sie mit den anderen den Hof erreichten, war die Luft erfüllt von dem tosenden Donnern eines Brandes, durch das aus allen Richtungen das Heulen der Polizeisirenen und das Klirren des Feuerwehralarms drang.

Hansen und Wullemann liefen zum Notarztwagen eins, um ihre Einsatzpositionen einzunehmen. Die Mauervorsprünge, der Hof selbst... überall Trümmer. Die anderen drei Ärzte – Walter Hechter, der junge Fred Wicke und Olaf Honolka – waren bereits beim Wagen zwei. Sie alle, wie jeder der zwanzig Pfleger und Sanitäter, kannten ihre Plätze. Es gab nichts zu sagen. Der erste Krankentransporter preschte bereits an ihnen vorbei. Auch in den beiden Großraumfahrzeugen, diesen Ungetümen auf Rädern, mobilen Kliniken, ließen die Fahrer die schweren Dieselmotoren aufdröhnen.

»Na, los schon, Reisser«, rief Hansen, »gib endlich Gas!«

Der Wagen bog aus dem Hof. Dort vorn brannte es. Mußte gleich neben dem Stern sein. Auf den Rollwegen, den Abstellplätzen, selbst auf geparkten Fahrzeugen und Containern lagen verschieden große Trümmer. Manche waren winzig, nur splittergroß.

»Mann! – Um Himmels willen, paß auf!« schrie Wullemann. Der Fahrer riß den Notarztwagen in eine gefährliche Rechtskurve. Die Reifen kreischten.

Nun hatte es auch Hansen gesehen: Auf den verschmierten Zementplatten lag der Torso eines Menschen. Der Kopf fehlte. Arme und Beine waren abgerissen. Aus dem zerschmetterten Unterkörper floß das Blut...

»Ach, kommen Sie doch am besten um siebzehn Uhr bei mir vorbei«, hatte Professor Wollgiebel am Telefon gesagt...

Daß Dr. Rolf Gräfe bereits zehn Minuten vor dem Termin in Wollgiebels Vorzimmer saß, schien dem vielbeschäftigten Uni-Star der Orthopädie nichts auszumachen. Gräfe wurde sofort hereingebeten. Und warum? dachte Gräfe. Weil er ein schlechtes Gewissen hat. Was sonst? Am Anfang schien bei der Behandlung der Unfallfolgen noch alles glattzugehen, doch dann begannen die Komplikationen: Die Verschraubung der Knochenplatte löste sich bereits zum zweiten Mal, die Kallusbildung schien verzögert, das verdammte Bein fing wieder an zu schmerzen. Und er – nun, er hockte jetzt schon wieder in diesem dämlichen Chefzimmer und hatte die Wahl, die gerahmten Prominentenfotos mit Widmungen an der Wand anzustarren oder diesen beschissenen Befund, den der Herr Professor gerade mit vielen Röntgenaufnahmen am Leuchttisch vorführte.

Gräfe betrachtete den Rücken des Professors und den schmalen, noblen, weißhaarigen Ordinarius-Schädel.

Er ist einfach zu alt, das ist es. Ich hätte auf einem jüngeren Operateur bestehen müssen, aber dazu hatte ich ja nie die Chance.

Professor Wollgiebel drehte sich um: »Nun kommen Sie doch hierher!«

Und Gräfe humpelte zum Leuchttisch.

»Sehen Sie, hier, das kriegen wir hin. Drei, vier Wochen noch, nicht länger. Ich garantier' es Ihnen.«

»Drei, vier Wochen? Für mich ist das ziemlich unangenehm, Herr Professor.«

»Nicht nur für Sie, lieber Kollege, nicht nur für Sie...« Wollgiebel blickte ihn halb betrübt, halb vorwurfsvoll über seine Halbbrille an. »Sind die Beschwerden denn wirklich so schwer zu ertragen, Herr Gräfe?«

»Es sind nicht die Beschwerden. Es handelt sich um meine neue Stelle. Man hat mir in Göppingen die Übernahme einer chirurgischen Station angeboten. Und ich kann in voller Selbständigkeit arbeiten, was für mich besonders interessant ist. Ich wollte nächsten Montag dorthin. Zur Vorstellungstour. Die Leute warten auf mich.«

»Nun, angesichts der besonderen Umstände hat man doch sicher Verständnis? Das läßt sich doch verschieben?«

»Verschieben läßt sich alles, Herr Professor. Bloß...«

Er kam nicht weiter. Der kleine Lautsprecher auf Wollgiebels Schreibtisch knackte, und dann war die Stimme seiner Sekretärin zu hören: »Herr Professor! Es ist was ganz Wichtiges. Darf ich Sie einen Moment stören?«

Wollgiebel drückte auf den Intercom-Schalter. »Was ist denn?«

»Ein schreckliches Unglück am Flughafen, Herr Professor. Eine Großkatastrophe anscheinend. Da muß ein Flugzeug mitten im Gelände explodiert sein. Eine Bombe. Wir sollen uns bereithalten. Alle Kliniken sind alarmiert. Im Radio kommt gerade die Meldung durch.«

Die beiden Ärzte sahen sich an. Wollgiebel lief ohne ein weiteres Wort zur Tür. Gräfe humpelte, so gut es ging, hinter ihm her und biß die Zähne zusammen, um die Schmerzen zu unterdrücken.

Großkatastrophe? Was soll denn das?

Die Sekretärin schob ihm einen Stuhl zu. Er setzte sich

nicht. Mit vorgestrecktem Kopf und ungläubig aufgerissenen Augen lauschte er der Sprecherstimme aus dem Radiogerät:

...HANDELT ES SICH UM EINE MASCHINE DER UNGARISCHEN LUFTLINIE MALEV, DIE VON DER KROATISCHEN REGIERUNG ZUM TRANSPORT VON HILFSGÜTERN IN DAS KRISENGEBIET VON BOSNIEN UND MONTENEGRO GECHARTERT WORDEN WAR. NACH DEM UMFANG UND DER GEWALT DER EXPLOSION ZU URTEILEN, HATTE DAS FLUGZEUG JEDOCH NICHT NUR MEDIKAMENTE, SONDERN AUCH KRIEGSMATERIAL, VOR ALLEM SPRENGSTOFF AN BORD.

DIE EXPLOSION TÖTETE AUF DER STELLE DIE VIERKÖPFIGE BESATZUNG UND DIE PASSAGIERE, UNTER DENEN SICH NICHT NUR KROATEN, SONDERN AUCH ZWEI ÄRZTE DER ORGANISATION »MEDIZIN OHNE GRENZEN« BEFANDEN. SIE ZERSTÖRTE AUCH EINEN ZUFÄLLIG VORBEIKOMMENDEN OMNIBUS DER FRANKFURTER FLUGHAFEN-AG, IN DEM SICH NEUNUNDVIERZIG SCHÜLER DER GEWERBESCHULE HAMELN SOWIE DREI LEHRKRÄFTE DIESER SCHULE BEFANDEN. DIE ZAHL DER TODESOPFER UND VERLETZTEN UNTER DEN SCHÜLERN UND LEHRKRÄFTEN, DIE ZU EINER BESICHTIGUNGS-TOUR...

»Mein Gott«, flüsterte Wollgiebel, »lauter Kinder!«

...IST NOCH NICHT BEKANNT. ALLE KRANKENHÄUSER UND KLINIKEN DES RHEIN-MAIN-GEBIETS SIND WEGEN DER KATASTROPHE IN ALARMBEREITSCHAFT GESETZT WORDEN. DIE FEUERWEHR HAT DEN BRAND BEREITS UNTER KONTROLLE. DIE EINSATZKRÄFTE DES ROTEN KREUZES UND DER MEDIZINISCHEN HILFSORGANISATIONEN...

Der Radiosprecher redete weiter, und für Rolf Gräfe wurde jedes einzelne Wort zur Folter.

»Ein Taxi!« schrie er.

Die Frau hinter ihrem Schreibtisch starrte ihn verständnislos an.

»Ein Taxi, verdammt noch mal! Haben Sie nicht gehört? Besorgen Sie mir sofort ein Taxi.«

»Sie können doch nicht in diesem Zustand...«

»Und ob ich kann! Na, los schon. Machen Sie doch zu.«

»In solchen Situationen, wenn ein paar Dutzend unversorgter Schwerstverwundeter herumliegen und sie draußen immer mehr ankarren, möchtest du nichts als erst mal davonrennen. Und da du das ja nicht kannst, hast du das Gefühl, unterzugehen. Aber das gibt sich schon, wenn sie dir den ersten auf den Tisch legen...«

Das hatte Oberstabsarzt Jakob Hansen berichtet, Chef eines Frontlazaretts in Stalingrad.

Fritz Hansens Vater hatte nie viel vom Krieg erzählt. Er war ja auch bald nach seiner Entlassung aus russischer Gefangenschaft gestorben. Und Fritz hatte höflich zugehört; hatte auch versucht, sich das alles vorzustellen. Doch es war ihm nicht gelungen. Nun aber – oh ja! Nun sah er es. Und erinnerte sich an das, was sein Vater gesagt hatte. Erinnerte sich Wort um Wort:

»In solchen Situationen schlägt die Stunde der Wahrheit. Dann weißt du, mit wem du es zu tun hast. Nicht nur bei den anderen, auch bei dir selbst. Da lernst du dich kennen, mein Junge... Das Wichtigste ist eiserne Ruhe. Ganz klar und eiskalt die Situation analysieren, die Fälle nach ihren Möglichkeiten einteilen und sich dran halten. Alle kannst du nicht retten. Und die Zeit, die du an einen Todgeweihten verschwendest, nimmst du dem, der vielleicht durchkommen könnte. Du mußt handeln und denken wie eine Maschine. Und das ist man ja dann auch – nichts als eine Maschine...«

Nichts als eine Maschine?

Was bedeutete das?

Das Entsetzen zurückdrängen vor dem Anblick zerrissener

Körper, abgetrennter Gliedmaßen, von Hitze zerstörter, schwarzverbrannter, aufgedunsener junger Gesichter, aus denen die Augen verzweifelt um Hilfe flehen.

Sich eisern an die Regeln halten, die er für die Airport-Klinik ja selbst mitformuliert hatte.

Für diesen Fall, bei dem die Mehrzahl der Opfer schwerste thermische Verbrennungen erlitten hatte, war vorgesehen, das Großraumfahrzeug »Alpha« als Verbrennungs-Versorgungseinheit einzusetzen.

Doch die Explosionsopfer wiesen nicht nur die schrecklichsten Hautzerstörungen, sondern auch andere Verletzungen auf. Walter Hechter, der schon einige Kurse in der Versorgung von Verbrennungsopfern absolviert hatte, würde die Verantwortung im Wagen Alpha übernehmen. Er hatte zur Unterstützung Dorothee Öhlers, die neue Anästhesistin, bei sich, und außerdem noch die beste der OP-Schwestern, die »eiserne Tina«.

Olaf Honolka und der junge Fred Wicke wiederum sollten mit dem Rest des Teams im zweiten Großraumwagen »Beta« die Nichtverbrannten behandeln.

Chefarzt Dr. Fritz Hansen und Oberpfleger Wullemann nahmen sich sozusagen als »Springer« der schlimmsten Fälle in beiden Wagen an. Das verhalf Hansen zudem dazu, die Übersicht zu bewahren. Zunächst aber rannten sie noch zwischen den beißenden Rauchschwaden herum, um die Opfer zu versorgen und einzusammeln.

»Wissen Se, wat det iss, Doktor?« hustete Wullemann. »Dante iss det! Det schiere Inferno.«

Und das war es auch.

Hansens Augen tränten. Er nahm das Funkgerät hoch: »O_2-Masken bereitstellen! Alle. Wir brauchen jede Menge Sauerstoff. Die Leute sterben uns hier an Rauchvergiftung, ehe wir sie drin im Wagen haben.«

Er lief weiter. Seine Lungen stachen. Aus dem Gewoge der dunklen, beißenden Schleier kam das Stöhnen der Verletzten und der Sterbenden. Keine Schreie darunter, schwach nur noch die Stimmen – und doch ein wahrer Höllenchor.

Dann wurde es schlagartig hell um sie. Und auch das grausam röhrende Flammengeräusch war leise geworden. Die Schaumkanonen der Flughafenfeuerwehr begannen den Sieg davonzutragen.

Sie aber sahen! Und das Herz setzte ihnen aus.

»Oh Gott«, stöhnte Wullemann. »Sind Kinder. Sind doch alles Kinder...«

Links, seitlich, noch keine fünf Meter entfernt – das erste Opfer.

»Nein, Doktor... Oh Gott, oh Gott...«

Der liebe Gott half jetzt auch nicht weiter. Wann tat er das je in solchen Augenblicken? ... Aber der Anblick des verstümmelten und verbrannten Körpers dort auf dem blutbefleckten Beton war beinahe unerträglich. Von den Beinen des Mädchens existierten nur noch Stümpfe. Sie waren oberhalb des Knies abgetrennt. Und aus rohem Fleisch sah man die Knochen herausragen. Eine Jeansjacke hing in Fetzen um den Oberkörper. Das Gesicht schwarz wie Kohle – und darin die Augen! Das Mädchen lebte noch und blickte Hansen an, als er sich niederkniete, versuchte sogar den Kopf mit den vollkommen abgesengten Haaren hochzunehmen.

»Die Druckmanschetten, Fritz.« Er sagte es fast automatisch. »Dann Plasma.«

DAS WICHTIGSTE: GANZ KLAR UND KALT DIE SITUATION ANALYSIEREN...

Er schob mit den Fingerspitzen vorsichtig die Jeansfetzen zur Seite. Das Mädchen kämpfte um Luft, röchelte. Es fühlte keine Schmerzen, es befand sich im Schock. Dazu kam vermutlich eine Rauchvergiftung.

Fritz Wullemann hatte in fliegender Hast unterbunden und gleichzeitig am rechten Oberschenkel einen venösen Zugang für die Plasmainfusion geschaffen.

»Wir müssen sie intubieren, Fritz. Sauerstoff... Möglichst hier schon, wenn's geht.«

»Sani!« brüllte Wullemann. »Los, hier rüber! Sauerstoffmaske!«

Sie kamen angerannt. Einen Endotrachealtubus? Durch die Nase ging es nicht, sie war zugeschwollen. Aber auch Mund und Gaumen schienen geschädigt.

Hansen seufzte: der erste Fall, die erste Entscheidung. Hier fiel sie leicht. Gesicht und Oberarme wiesen zwar schwere Brandverletzungen zweiten und dritten Grades auf, dazu der Verletzungsschock – aber sie hatte trotzdem Chancen. Es lohnte, um sie zu kämpfen.

Er gab ein kreislaufstützendes Mittel in die Infusion.

»Bringt sie sofort auf den Tisch von ›Alpha‹«, schärfte Hansen den Sanitätern ein. »Und sagen Sie Dr. Hechter, er soll sofort einen Luftröhrenschnitt vornehmen. Sie läßt sich nur so intubieren. Es ist lebenswichtig für sie. Haben Sie verstanden?«

»Und ob, Herr Doktor!«

Die Sanis rannten los...

Der nächste – tot. Ein Junge... Oberkörper, Arme, Gesicht verbrannt. Nur die Haare schimmerten noch blond. Sein Schädel war eingedrückt.

Und wieder ein Opfer. Keine zehn Meter weiter. Hansen kauerte sich auf den Beton. Um ihn die Rufe der Sanitäter. Nun waren auch Bundesgrenzschutzbeamte aufgetaucht, um bei der Bergung mitzuarbeiten. Der Mann, der hier lag jedoch... Sein Alter war nicht mehr zu bestimmen. Jung jedenfalls war er nicht. Die schwarze leder-, fast krustenartige Hautschicht war kaum von der verbrannten Kleidung zu unterscheiden.

Hansen suchte die Halsschlagader: Lebte! – Noch...

Aber dies hier war eine vollständige dermale Verbrennung. Das Feuer hatte sich durch alle Hautschichten in die unteren Gewebebezirke durchgefressen. – Die Hautgefäße hier? Kein Blut, sie waren verstopft, thrombosiert... Er dachte an die alte

Grundregel: Nimm die Prozentzahl der Verbrennungsausdehnung und zähle die Lebensjahre hinzu. Falls die Summe eine Zahl über hundert ergibt, ist der Fall hoffnungslos.

Er war es.

»Bringen Sie ihn zu dem Großraumwagen mit den Verbrennungsfällen«, sagte er zu den beiden BGS-Männern, die mit ihrer Trage vor ihm standen. »Und sagen Sie dem Arzt nur eine Zahl: Vier. Verstanden?«

»Vier! – Jawohl.«

VIER. – Für derartige Katastrophen hatten sie vier Kategorien geschaffen: Erstens die Fälle, die sofortiges Handeln notwendig machten. Dann die Fälle, die nach einer Erstversorgung in die Kliniken abgeschoben werden konnten. Drittens Fälle, die nicht transportfähig waren und daher einer intensiven Versorgung bedurften. Schließlich die Kategorie vier: hoffnungslos... Das einzige, was noch getan werden konnte, war Linderung der Schmerzen.

Kategorie vier – ein Todesurteil? Nein. Er war nicht zu retten...

Er dachte es, als er der Trage nachsah und den schmerzenden Rücken streckte. Überall rannten die Retterpaare, mit den Tragen zwischen sich. Auch er mußte sofort zurück, um am OP-Tisch die notwendigsten Eingriffe zu machen.

Er begann wieder zu laufen, mäßigte dann seinen Schritt. EISERNE RUHE... Was nützt es, wenn du mit fliegendem Puls an einem der OP-Tische im Wagen stehst?

Und als er so ging, die Wracks und Trümmer sah und die ausgebrannte Maschine dort, deren gesamter Heckteil vollständig weggesprengt worden war, sowie den umgekippten Bus – da konnte er ungefähr rekonstruieren, was passiert sein mußte. Die gewaltige Detonation hatte den Bus zur Seite geschleudert und umgekippt. Doch den Brand hatte nicht das auslaufende Flugkerosin verursacht, wie er zunächst angenommen hatte, sondern das Benzin aus dem Bus-Tank. Und es mußte sich auch nicht gleich entzündet haben, denn die

Schiebetüren standen offen, und viele dieser armen jungen Menschen hatten sich noch ins Freie retten können, ehe das Höllenfeuer losbrach...

»Mensch, Doktor«, keuchte Fritz Wullemann neben ihm, »wann kommen denn bloß endlich die anderen?«

Ja, wann?! Wann endlich kamen andere Ärzte? Wann kam Hilfe? Gegen diesen Ansturm von Tod und Schmerz waren sie nichts als ein verlorener Haufen...

Die Zeit hatte ihre Bedeutung verloren. Sekunden, die sich ins Endlose zogen. Minuten, die wie Stunden wogen. – Am Wagen »Alpha«, dem Großraumfahrzeug, in dem man die Verbrennungsfälle versorgte, waren die Seitenwände ausgezogen und mit einem Segeltuchdach versehen worden. In dem so gewonnenen Raum standen die Liegen mit den Opfern. Die meisten waren bereits für den Transport in Metallfolie gehüllt. Helfer rannten an den Reihen entlang, kühlten die verbrannten Hautbezirke mit kaltem, sterilem Wasser, Eisbeuteln, Eiskompressen und bekämpften die Rauchvergiftung, die viele der Schüler erlitten hatten, mit Sauerstoffinhalationen. Sie legten Blasenkatheter und Magensonden, gaben die schweren Analgetika, um die unerträglichen Schmerzen nicht aufkommen zu lassen, und versuchten mit Ringer-Lactat-Lösungen und Plasmainfusionen die ständige Gefahr eines Verbrennungsschocks zu bannen.

Still war es hier. Aber vielleicht bildete Hansen sich die Stille auch nur ein. Nichts als unterdrückte Stimmen, Röcheln, geschlossene Augen, verbrannte Gesichter.

Innen, in einer der beiden Operationszellen, versorgte Walter Hechter gerade eine offene Rippenfraktur, denn ehe die Verletzten in eines der Verbrennungszentren gebracht werden konnten, mußte die wichtigste Primärversorgung geleistet sein. Er arbeitete schweigend, verbissen und geschickt. Lukrezia und Tina Zander halfen. Lukrezia liefen Tränen über die Wangen.

Himmelherrgott noch mal, wann kamen sie endlich?! Wann fuhren hier die ersten Klinik-Sankas auf?

Hansen lief hinüber zum »Beta«-Wagen. Auch hier dasselbe Bild: Sanitäter, die sich über Tragen knieten und Plasmabehälter hochhielten. Blutdurchtränkte Verbände. Aufgerissene, um Atem kämpfende Münder und stille, blasse, so unendlich junge Gesichter...

An zweien der drei Tische waren Fred Wicke und Olaf Honolka an der Arbeit. Fred Wicke nähte gerade mit raschen, umsichtigen Stichen eine gewaltige Rücken-Fleischwunde, tamponierte, ließ sich von Bärbel Rupert eine Drainage geben. Olaf Honolka aber...

Hansen kam im rechten Augenblick. »Sehen Sie sich das an, Herr Dr. Hansen! Ein stumpfes Bauchtrauma – und was für eines!«

Britte Happel, die ihm assistierte, hatte denselben Ausdruck ratloser Verzweiflung im Blick. Kornblumenauge – er dachte es plötzlich. Dabei war es doch so absurd in dieser Umgebung.

Eine akute lebensbedrohende Situation, ohne Zweifel. Der Bauchumfang dieses armen Jungen hatte gewaltig zugenommen. Als Hansen das Stethoskop ansetzte, waren deutlich Darmgeräusche zu vernehmen. Blutansammlung – sicher. Eine Pfortaderverletzung vielleicht?

Britte Happel hatte sich ohne ein Wort abgewandt und brachte das Lavage-Gerät. Er bewunderte sie in dieser Sekunde. Zweifellos war es angebracht, eine Kanüle einzuführen, die Flüssigkeit abzusaugen und so zu einer genaueren Diagnose zu kommen. Für alle anderen Untersuchungen fehlte die Zeit...

Eine zweite Hand legte sich neben die seine und betastete die gespannte, feuchte Haut des Jungen.

Fritz Hansen sah hoch. Er blickte in ein paar dunkle, konzentrierte Augen.

»Du?«

»Ja. – Ich!« Rolf Gräfe leistete sich ein leichtes Grinsen.
»Wundert dich das?«
Hansen schüttelte nur den Kopf. Und er erinnerte sich nicht,
je im Leben ein solches Gefühl von Wärme und Dankbarkeit
über das Auftauchen eines Menschen erlebt zu haben.
»Fritz – könnte eine Pfortader sein. Aber für mich ist das eine
Leberruptur. Bestimmt ist es das. Wir sollten sofort öffnen.
Auch die Lavage ist doch nur Zeitverlust.«
»Wir?«
»Ich«, sagte Rolf Gräfe.
»Damit?« Hansen blickte auf sein Gipsbein
»Ja. Damit. Wullemann, kannst du den Patienten rüber in die
sterile Zelle bringen?«
Wullemann nickte.
»Und Britte… ach, Britte! Würdest du mir helfen? Ich meine,
falls du mich als Arzt noch akzeptierst?«
Britte nickte, wollte etwas sagen, zögerte kurz, sagte es dann
doch und vor allen anderen: »Nicht nur als Arzt…«
»Na, dann ist doch alles bestens.«
Fritz Hansen fand das auch. Für diese einzige Sekunde wenig-
stens, für einen langen, schwebenden Augenblick des Glücks.
Sie schoben den jungen Patienten hinüber in die sterile Ope-
rationszelle. Der Tisch hier wurde bereits für die Aufnahme
des nächsten Verletzten vorbereitet.
Und dann sagte irgendeine Stimme plötzlich: »Sie kommen!
Endlich… sie kommen.«
Jetzt hörte es auch Fritz Hansen: das wilde, ferne Auf und Ab
unendlich vieler Sanka-Wagen-Sirenen.
»Los schon«, sagte er. »Der nächste…«

Weiß und schlank waren die Fischerboote. Und die Rümpfe
bis zur Wasserlinie meist grün gestrichen. Vorn am Bug hatten sie zwei schwarze Augen aufgemalt. Vielleicht zur Abwehr der bösen Meeresgeister.
Auf den rotbraunen und grauen Bergkuppen erhoben sich

Klöster und Kapellen. Es gab den Schatten der Schirmpinien und Olivenbäume, die sich an den verrücktesten Stellen festklammerten. Und es gab den weißrosa Schaumstreifen der Brandung. Und natürlich das Meer! Ein Meer von tiefem tintigen Blau, ewig und endlos. Und dort, wo sich seine Wogen an den Felsen brachen, schimmerte es wie Smaragd.

Das Paradies auf dem Werbeposter! Kein Zweifel. Doch der Wind, der die Haut streichelte, die Stille und der Gesang der Brandung waren echt.

Hansen konnte stundenlang auf seinem Handtuch liegen, die Sandalen unter den Hinterkopf geschoben. Nichts wünschen, vor allem nichts denken. Sich von der Brise das Meerwasser auf der Haut trocknen lassen.

Wie jedes Paradies war auch dies ein Paradies mit kleinen Fehlern. Am Ende der Bucht nämlich erhob sich der weiße Klotz eines Hotels. Zum Meer servierte man dort den Swimmingpool. In der Halle konnte man den Besuch von Kanzler Kohl bei Mitterand miterleben oder das letzte Bundesliga-Spiel; denn auf dem Dach, nicht wahr, waren Satellitenschüsseln montiert; und die fingen ein, was »Aktualität« genannt wurde.

Aber die Bucht war groß und das »Troja-Palace-Hotel« weit. Manchmal bekam Evi sehnsüchtige Augen; gelegentlich rafften sie sich dann gemeinsam auf, liefen durch den Sand oder wateten bis zu den Knöcheln im Schaumstreifen, kauften sich am Empfang des »Troja« deutsche Zeitungen, nahmen einen Drink und kehrten zurück zum alten Fischerhaus, der Bootsrampe und den vier Hühnern, die zwischen dem Ziehbrunnen und der Oleanderhecke herumpickten.

Und manchmal ging Evi auch ohne ihn zum »Troja«. Nicht weil sie Sehnsucht nach einer Hotelhalle empfand, sondern weil sie wußte, daß Hansen manchmal allein sein wollte und ihr Verständnis erwartete – ohne es auszusprechen.

Als sie an diesem Nachmittag zurückkam, sah sie nur sein Handtuch. Ein verwaister, roter Fleck auf weißem Sand. Sie blieb stehen? Wo war er selbst? Schließlich entdeckte sie ihn. Er saß auf einem der Felsen dicht an der Brandung. Gleich neben ihm schob sich der violette Schatten des Berghangs in die Höhe.

Er wirkte verloren und so allein, daß sich ihr das Herz zusammenzog. So, wie zu Beginn ihrer Reise... Er hatte von vornherein darauf bestanden, den Wagen zu nehmen: »Versteh doch, Evi, ich will und kann kein Flugzeug mehr sehen...« Drei Tage waren sie durch halb Europa gerollt. Außer einigen krampfhaften Versuchen, höflich oder aufgekratzt zu wirken, hatte er kaum etwas gesprochen. Schon gar nicht von dem, was hinter ihm lag.

Auch in der ersten Woche am Strand hatte sich nicht viel geändert.

»Vielleicht bin ich diesmal nicht der ideale Urlaubspartner, Evi. – Aber du wirst sehen, das gibt sich.«

In der dritten Nacht, ehe die Fähre sie nach Korfu übersetzte, hatten sie sich geliebt. – Und es gab sich.

Nun, als sie ihn dort oben bei den Felsen sah, verloren und einsam, war sie versucht, die Zeitung, die sie am Kiosk des »Troja« gekauft hatte, aus ihrer Strohtasche zu ziehen und einfach wegzuwerfen. Oder zu verbrennen. Sie unterließ es.

Sie zog das Hemd aus und rannte zur Brandung, warf sich in die Wellen, und die Kühle empfing sie wie eine vertraute Umarmung. Sie durchschnitt die gläserne, knisternde Stille des Wassers, durchbrach die Oberfläche, holte tief Luft und winkte.

Fritz winkte zurück.

Na also!

Sie legte sich auf den Rücken und ließ sich treiben. Und dann tat sie noch etwas: Sie öffnete den Verschluß der kleinen Kette, die sie um den Hals trug, hob sie an den Mund, küßte sie und ließ die Kette und das Amulett von Chris aus der Hand gleiten. Die Kette schimmerte noch einmal auf, ehe sie versank...

Als sie zum Ufer kam, suchten ihre Augen erneut nach Hansen. Ja, dort war er! Und er schien es sehr eilig zu haben. In großen Sätzen sprang er über die Felsen, kam nun über den Sand auf sie zu, begann zu laufen, rannte, rutschte aus und platschte mit rudernden Armen ins Wasser.

»Oh!«

Sie lachte auf ihn herab.

Aber er hatte ganz ehrfürchtige Augen: »Mensch, Evi, ich weiß überhaupt nicht, wie ich zu einer solchen Frau komme! Wie ich dich da sah – wie heißt's noch: Venus, die Schaumgeborene... Toll, zuzugucken, wie eine Evi Borges der Ägäis entsteigt...«

»Red keinen Quatsch.«

»Mein völliger Ernst! Schade, daß ich die Kamera nicht dabei hatte. Wär ein Spitzenbild geworden. Ein Vogue-Titel!«

Er lachte: braungebrannt, weiße Zähne, selbst das Haar beinahe weiß, so hatte es die Sonne ausgebleicht. Da hatte sie ihn also wieder, den alten Fritz!

Er faßte sie um die Taille, als sie gemeinsam zum Strand zurückliefen, und gab ihr selbst beim Rennen noch kleine Küsse auf Hals und Haar. Und die Wellen rauschten, wie Wellen nun mal zu rauschen haben. Und drüben, wo zwischen Gregors Haus und ihrer kleinen Fischerhütte der Brotofen stand, stieg ein dünner Faden Rauch in den blauen Himmel. Es war beinahe zuviel.

»Weißt du, was mir gerade klargeworden ist, Fritz? – Laß das... Hör mit der Fummelei auf.«

»Die sollen ruhig sehen, was ich an dir schätze. – Was ist dir klargeworden?«

»Daß ich ein neues Talent entwickelt habe. Das Talent zur Aussteigerin.«

»Wirklich?«

»Als ich dort drüben war, im ›Troja‹, und all die Figuren in ihren Liegestühlen sah, da sagte ich mir: Evi, das wär's doch! Nie mehr in ein Hotel müssen. Nur noch freiwillig oder zum

Zeitungkaufen. Nie mehr irgendwelchen Affen in einer Boeing den Kaffee servieren… Aber dafür Baden, Fische braten, Wein trinken. So wie gestern…«

»Richtig!« Er sah sie an, überwältigt vom Glücklichsein: »Nie mehr ein Hotel. Nie mehr ein Flugzeug. Nie mehr eine Klinik!«

Sie waren bei Evis Tragkorb angekommen. Sein Blick fiel auf die Zeitung.

»Willst du das wirklich lesen? Es ist die ›Frankfurter‹. Von gestern.«

»Von wollen kann keine Rede sein. Aber ich sollte… Steht was drin?«

Sie nickte.

»Und was?«

»Ich hab's nicht gelesen. Nur die Inhaltsangabe auf der ersten Seite.«

Er setzte sich neben den Korb, und sie kauerte sich neben ihn und ließ Sandkörner über die Handfläche rieseln.

Der Wind schlug gegen das Papier.

Es war eine Arbeit, die Zeitung zu bändigen. Und dann fand er den Artikel.

Er stand auf der Seite sechs im lokalen Teil. Seit der Frankfurter Airport-Katastrophe waren erst zwei Wochen vergangen, doch das Interesse der Menschen flachte bereits ab; die Nachrichten wanderten von den Frontseiten in den Innenteil

»Flugplatzattentäter begeht Selbstmord«, lautete die Überschrift.

Roser…? Der arme Hund. Hansen versuchte sich Rosers Gesicht zu vergegenwärtigen, dieses von Haß erstarrte Gesicht. Es gelang ihm nicht. Er erinnerte sich nur an den Mund; an zuckende Mundwinkel, in denen sich Speichelbläschen gebildet hatten.

»Der 49jährige Frankfurter Elektrotechniker Karl Roser, der sich in der vergangenen Woche als Urheber eines im letzten Augenblick vereitelten Bombenanschlages selbst der Polizei

stellte, hat in einer Zelle des Untersuchungsgefängnisses Selbstmord durch Erhängen verübt.

Die Vollzugsbeamten fanden den leblosen Körper Rosers bei ihrem Morgenrundgang. Zu den vielen merkwürdigen Begleitumständen der Frankfurter Flughafen-Katastrophe gehört es, daß zwei Beamte des Landeskriminalamtes gerade bei der Entschärfung des von Roser gelegten Sprengkörpers waren, als draußen vor den Flugsteigen B und C die ungarische Düsenmaschine explodierte. Einer der Beamten fand dabei den Tod.

Die Polizei schließt einen Zusammenhang zwischen den beiden Ereignissen als absolut unwahrscheinlich aus. Was die Auslösung der Tupolev-Detonation angeht, wird von der Pressestelle des Frankfurter Polizeipräsidiums der Leiter der Untersuchungskommission, Flughafen-Kriminaldirektor Alfred Meisel, zitiert:

DIE WAHRE URSACHE DIESES UNGLÜCKS, DEM 24 JUNGE MENSCHENLEBEN ZUM OPFER FIELEN, WIRD WOHL NIE ERGRÜNDET WERDEN KÖNNEN. UNTERSUCHUNGSTECHNISCH ZUMINDEST SCHEINT DIES AUSGESCHLOSSEN. OB ES SICH NUN UM SCHLAMPEREI HANDELTE – UNTER DEN DDR-SPRENGKÖRPERN KÖNNTE SICH JA EINE UNGESICHERTE MINE BEFUNDEN HABEN –, OB UM EIN UNSACHGEMÄSSES VORGEHEN BEIM STAUEN DER LADUNG, ODER OB DIE EXPLOSION SABOTAGE WAR – ES WIRD WOHL IM DUNKELN BLEIBEN MÜSSEN. ALS GESICHERT KÖNNEN NUR FOLGENDE URSACHEN GELTEN: KRIEG UND HASS, DIE NOCH IMMER MITTEN IN EUROPA DIE KÖPFE DER MENSCHEN VERWIRREN.

Roser jedenfalls hatte mit der Sache nichts zu tun. Er galt nach Aussagen seiner Angehörigen schon seit längerer Zeit als depressiv und zu unkontrollierten Handlungen fähig...«

Roser? Nein, ich will mich nicht an ihn erinnern, dachte Hansen – aber die Zahl bleibt:

VIERUNDZWANZIG...

Nein, gegen diese Zahl konnte Hansen sich nicht wehren. Und auch nicht gegen das, was sich damit verband, was sie für ihn bedeutete: Stöhnen, Flüstern, flehende Augen in verbrannten Gesichtern, das Klirren der Instrumente, das Blasebalggeräusch des Beatmers...

Vierundzwanzig!

Jeder dieser Menschen könnte neben dir sitzen, könnte über den Sand laufen, zum Fischen hinausfahren, sich ins Meer werfen, tauchen... Jeder.

»Es hätten mehr sterben können, Fritz«, hatte Rolf Gräfe gesagt, als er ihn vor der Abreise nach Korfu besuchte. »Viel mehr... Was willst du eigentlich? Es hat sich gelohnt, was wir taten. Und ob! – Und deshalb mach' ich auch weiter und bleib' euch erhalten...«

Hansen blickte über die Schaumstreifen am Strand.

Die Wellen kamen, gingen, kamen. Und jedesmal, wenn sie den Sand freigaben, bildeten sich kleine Deltas, in denen das Wasser zurückfloß, um sie dann wieder zu füllen...

Evi schwieg.

Er legte die Hand auf ihre Hand. Es war gut, sie zu spüren. Und dann fiel sein Blick auf ihren schmalen, gebräunten Nacken.

»Da fehlt was, Evi. Die Kette?«

»Es fehlt nichts...« Sie drehte sich ihm zu, lächelte. Und der Wind warf ihr die Haare über das Gesicht. »Ich brauche sie nicht länger.«

»Aber ich brauch' dich«, sagte er und legte den Arm um ihre Schultern...